KU
GESUNDHEITSMANAGEMENT
SONDERHEFT

Deutsche Kodierrichtlinien

Allgemeine und Spezielle Kodierrichtlinien für die Verschlüsselung von Krankheiten und Prozeduren

Version 2024

Kommentierung durch den MD Baden-Württemberg

Autoren: Eva-Maria Weber
Beate Waibel

Deutsche Krankenhausgesellschaft (DKG)
GKV-Spitzenverband
Verband der Privaten Krankenversicherung (PKV)
Institut für das Entgeltsystem im Krankenhaus (InEK GmbH)

Autorinnen für die Kommentierung:

Dr. med. Eva-Maria Weber ist seit Oktober 2016 Leiterin der Sozialmedizinischen Expertengruppe „Vergütung und Abrechnung“ (SEG 4) der MD-Gemeinschaft beim Medizinischen Dienst Baden-Württemberg. Sier ist Fachärztin für Frauenheilkunde und Geburtshilfe und Fachärztin für Transfusionsmedizin sowie MBA Health Care Management (Universität Bayreuth) mit den Zusatzbezeichnungen Sozialmedizin und Ärztliches Qualitätsmanagement. Seit 10/2016 arbeitet sie im Auftrag der Spitzenverbände der Krankenkassen beziehungsweise des GKV-Spitzenverbandes auf Bundesebene an der Entwicklung und Weiterentwicklung der Deutschen Kodierrichtlinien mit, davor seit 04/2006 im Bereich der ambulanten (vertragsärztlichen) Leistungserbrinngung und Vergütung.

Dr. med. Beate Waibel ist seit 2008 Fachreferatsleiterin Krankenhaus im Medizinischen Dienst Baden-Württemberg. Sie ist Fachärztin für Chirurgie mit den Zusatzbezeichnungen Sozialmedizin und Ärztliches Qualitätsmanagement und Betriebswirtin (VWA) mit dem Schwerpunkt Gesundheitsmanagement. Sie ist Mitglied der Sozialmedizinischen Expertengruppe „Vergütung und Abrechnung“ (SEG 4) der MD-Gemeinschaft und zuständig für die Erarbeitung und Umsetzung der Begutachtungsstandards für die Struktur- und Qualitätsprüfungen sowie die Prüfung stationärer Abrechnungen in Baden-Württemberg.

mgo fachverlage GmbH & Co. KG
E.-C.-Baumann-Str. 5, 95326 Kulmbach
www.ku-gesundheitsmanagement.de

KU-Sonderheft: **Deutsche Kodierrichtlinien**
Allgemeine und Spezielle Kodierrichtlinien
für die Verschlüsselung von Krankheiten und Prozeduren.
Version 2024
Originaltext mit Kommentierung durch den MD Baden-Württemberg

Stand: 23.10.2023
Eventuelle inhaltliche Änderungen der InEK nach Druck sind nicht berücksichtigt.

Titelfoto: Blue Planet Studio – stock.adobe.com
Druck: Appel & Klinger Druck und Medien GmbH, Schneckenlohe

ISBN 978-3-96474-735-8

EINLEITUNG
zu den Deutschen Kodierrichtlinien, Version 2024

Die Selbstverwaltungspartner (Deutsche Krankenhausgesellschaft, der GKV-Spitzenverband und der Verband der privaten Krankenversicherung) und das Institut für das Entgeltsystem im Krankenhaus (InEK GmbH) haben sich auf die Deutschen Kodierrichtlinien (DKR) für das Jahr 2024 unter Beteiligung von Bundesärztekammer und Deutschem Pflegerat verständigt. In den ersten Jahren der Überarbeitung stand primär eine zügige Verschlankung der komplexen Kodierrichtlinien im Vordergrund. Im Revisionsverfahren für die Version 2024 wurde eine weitere Konsolidierung im Sinne von Klarstellungen vorgenommen. Hinweise an die Selbstverwaltungspartner und das InEK wurden beraten und, sofern möglich, im Konsens in den DKR umgesetzt. Zudem wurden, wie in jedem Jahr, Anpassungen an die ICD-10-GM und den OPS in den Versionen 2024 sowie redaktionelle Änderungen vorgenommen.

Entscheidungen des Schlichtungsausschusses auf Bundesebene zur Klärung strittiger Kodier- und Abrechnungsfragen nach § 19 KHG (Krankenhausfinanzierungsgesetz) werden entweder in den bereits bestehenden Kodierrichtlinien oder in dem erstmals für die Version 2021 aufgenommenen Anhang C zitiert. Für das Jahr 2024 gilt dies für alle vom Schlichtungsausschuss getroffenen Entscheidungen, die bis zum 06.09.2023 veröffentlicht wurden, entsprechend.

Es kann bei Redaktionsschluss nicht ausgeschlossen werden, dass sich im Nachgang noch weitere Änderungen aus der Verabschiedung des G-DRG-Systems, der ICD-10-GM oder des OPS jeweils in den Versionen 2024 ergeben. Gegebenenfalls nachträglich notwendige Änderungen der DKR werden gesondert bekannt gegeben.

In gewohnter Weise werden zur besseren Übersichtlichkeit die erfolgten Änderungen am Rand durch Markierungen (senkrechte Balken) gekennzeichnet. Kodierrichtlinien, in denen Inhalte des Regelwerkes für die Version 2024 eine Modifizierung oder Ergänzung erfahren haben, werden in der fortlaufenden Nummerierung der DKR mit dem Buchstaben „w" gekennzeichnet. Darüber hinaus werden die wesentlichen Änderungen im Vergleich zur Vorversion im Anhang B zu den Kodierrichtlinien zusammenfassend dargestellt.

Danksagung

Die Deutsche Krankenhausgesellschaft, der GKV-Spitzenverband, der Verband der privaten Krankenversicherungen und das Institut für das Entgeltsystem im Krankenhaus (InEK GmbH) danken ganz herzlich Herrn Dr. Albrecht Zaiß, der die Überarbeitung der Deutschen Kodierrichtlinien unterstützt hat, sowie den Mitarbeitern des BfArM für die fachliche Begleitung.

Darüber hinaus danken wir allen Anwendern und Fachgesellschaften, die auch im Rahmen des Verfahrens zur Einbindung des medizinischen, wissenschaftlichen und weiteren Sachverstandes die Weiterentwicklung der Deutschen Kodierrichtlinien unterstützt haben.

Berlin, 2023

EINLEITUNG
zu den Deutschen Kodierrichtlinien, Version 2002

Im Rahmen des GKV Gesundheitsreformgesetzes 2000 vom 22.12.1999 wurde die Einführung eines durchgängig leistungsorientierten und pauschalierenden Entgeltsystems für die Vergütung von Krankenhausleistungen im § 17b des Krankenhausfinanzierungsgesetzes (KHG) geregelt. Am 27.06.2000 haben die Deutsche Krankenhausgesellschaft (DKG), die Spitzenverbände der Krankenkassen (GKV) und der Verband der privaten Krankenversicherung (PKV) – als zuständige Vertragspartner für die Einführung und Pflege des neuen Entgeltsystems – vereinbart, die australischen AR-DRGs (Australian Refined Diagnosis Related Groups) in der Version 4.1 als Grundlage für die Entwicklung eines deutschen DRG-Systems zu verwenden.

Da die Leistungsbeschreibung der DRGs neben anderen Kriterien im Wesentlichen über die Diagnosen- und Prozedurenklassifikationen erfolgt, müssen diese in der Lage sein, das vollständige Krankheits- und Leistungsspektrum in deutschen Krankenhäusern abzubilden. Aus diesem Grunde hat das Deutsche Institut für Medizinische Dokumentation und Information (DIMDI) im Auftrag des Bundesministeriums für Gesundheit (BMG) die amtlichen Klassifikationen überarbeitet und erstmals in ihrer neuen Fassung am 15.11.2000 bekannt gegeben. Mit Wirkung zum 01.01.2001 ist die neue Internationale Klassifikation der Krankheiten, 10. Revision, SGB-V-Ausgabe, Version 2.0 und der Operationenschlüssel nach § 301 SGB V, Version 2.0 anzuwenden. Am 16.08.2001 wurde der erneut überarbeitete Operationenschlüssel in der Version 2.1 durch das DIMDI bekannt gegeben. Dieser ist mit Wirkung zum 01.01.2002 anzuwenden.

Um die gesetzlich vorgegebene leistungsgerechte Vergütung der Krankenhäuser zu ermöglichen, ist es unerlässlich, dass vergleichbare Krankenhausfälle auch derselben DRG zugeordnet werden. Diese Forderung kann jedoch nur dann erfüllt werden, wenn Diagnosen- und Prozedurenklassifikationen in einheitlicher Weise angewendet werden. Kodierrichtlinien regeln und unterstützen diesen Prozess, um möglichst auch in schwierigen Fällen eine eindeutige Verschlüsselung zu ermöglichen.

Die Deutsche Krankenhausgesellschaft, die Spitzenverbände der Krankenkassen und der Verband der privaten Krankenversicherung haben daher in Anlehnung an bestehende australische Kodierregeln (ICD-10-AM, Australian Coding Standards, 1st Edition) die erste Gesamtfassung der „Allgemeinen und Speziellen Kodierrichtlinien“ erstellt. Diese sind bei der Verschlüsselung von Krankenhausfällen zu beachten. Sie beziehen sich auf die Verwendung der ICD-10-SGB-V, Version 2.0 und des OPS-301, Version 2.0 bis zum 31.12.2001 bzw. OPS-301 Version 2.1 ab dem 01.01.2002.

Die vollständigen Kodierrichtlinien gliedern sich in folgende Teile:

- Allgemeine Kodierrichtlinien
    - Allgemeine Kodierrichtlinien für Krankheiten
    - Allgemeine Kodierrichtlinien für Prozeduren
- Spezielle Kodierrichtlinien

Der erste Teil enthält allgemeine Richtlinien zur Kodierung von Diagnosen und Prozeduren. Es werden Begriffe wie Haupt- und Nebendiagnose definiert und Hinweise zur Verschlüsselung von Prozeduren gegeben. In den Speziellen Kodierrichtlinien werden besondere Fallkonstellationen beschrieben, die entweder der konkreten Festlegung dienen oder bei denen aus Gründen der DRG-Logik von den Allgemeinen Kodierrichtlinien abgewichen werden muss.

Für den Fall, dass zwischen den Hinweisen zur Benutzung der ICD-10 (Band 2 der WHO-Ausgabe) bzw. des OPS-301 und den Kodierrichtlinien Widersprüche bestehen, haben die Kodierrichtlinien Vorrang.

Die Kodierrichtlinien sind ein Regelwerk, das primär die Abrechnung mit DRGs unterstützt. Weiterhin tragen sie dazu bei, die notwendige Kodierqualität in den Krankenhäusern zu erzielen und gleiche Krankenhausfälle identisch zu verschlüsseln. Hierdurch gewinnt das Krankenhaus eine Grundlage für internes Management und Qualitätssicherung.

Die Berücksichtigung ausführlicher Kodierrichtlinien in deutschen Krankenhäusern ist neu und bedeutet für die dort tätigen Mitarbeiter eine erhebliche Umstellung. Für die Handhabung der Kodierrichtlinien ist eine entsprechende Schulung der Anwender in der Auswahl relevanter Informationen aus klinischen Krankenakten sowie den Grundregeln zur Benutzung des ICD-10-SGB-V und des OPS-301 erforderlich. Darüber hinaus muss die Anwendung der Kodierrichtlinien selbst erlernt werden. Insbesondere in denjenigen klinischen Bereichen, in denen bisher die Kodierung der Prozeduren eine untergeordnete Rolle spielte (z.B. konservativ medizinische Bereiche), muss das Krankenhauspersonal neben den Kodierrichtlinien auch intensiv in der Handhabung der amtlichen Klassifikationen geschult werden. Dabei sind die Hinweise für die Benutzung der Prozedurenkodes im OPS-301 von besonderer Bedeutung, weil an vielen Stellen die Kodierung zu Abrechnungszwecken eingeschränkt bzw. die Verwendung näher erläutert wird.

Die Kodierrichtlinien werden regelmäßig überarbeitet, um den medizinischen Fortschritt, Ergänzungen der klinischen Klassifikationen, Aktualisierungen des deutschen DRG-Systems und Kodiererfahrungen aus der klinischen Praxis zu berücksichtigen. Die Vertragspartner haben die Allgemeinen Kodierrichtlinien bereits im April 2001 zur Verfügung gestellt, weil die Bekanntgabe der neuen amtlichen Klassifikationen mit Wirkung zum 01.01.2001 durch das BMG mit einem erheblichen Schulungsbedarf zur Kodierung in Krankenhäusern einherging. Die herausgegebenen Allgemeinen Kodierrichtlinien sollten diese Maßnahmen sinnvoll unterstützen, sowie die Krankenhäuser bereits frühzeitig auf die Änderungen im Umgang mit den neuen Entgelten vorbereiten. In einem zweiten Schritt wurden nun die Speziellen Kodierrichtlinien fertig gestellt. Auch vor ihrer verbindlichen Einführung ist eine Übergangsfrist vorgesehen, die die Schulung und Umsetzung der Richtlinien in den Krankenhäusern ermöglichen soll.

Die australische Regierung hat ihre Kodierrichtlinien für die Anpassung in Deutschland zur Verfügung gestellt. Von der sprachlichen Übersetzung abgesehen, wurden Änderungen für Deutschland insbesondere immer dann vorgenommen, wenn die Erläuterungen in dem Regelwerk sich explizit auf die australischen Klassifikationssysteme bezogen – die sich von den deutschen unterscheiden – oder wenn unterschiedliche Versorgungs- oder Vergütungsstrukturen dies erforderten. Bei der Bearbeitung der Speziellen Kodierrichtlinien wurden darüber hinaus umfangreiche medizinische Erläuterungen gestrichen, da diese ausschließlich eine Unterstützung der in Australien für die Kodierung eingesetzten Berufsgruppe der Clinical Coder darstellen. Die Anpassung der Kodierrichtlinien für die Verschlüsselung von Prozeduren gestaltete sich auf Grund der strukturellen Unterschiede zwischen der deutschen und der australischen Prozedurenklassifikation äußerst schwierig.

Grundprinzip bei der Überarbeitung war, die Inhalte der Richtlinien insgesamt möglichst eng an die australischen Regeln anzulehnen, um zeitnah eine erste Fassung vorlegen zu können. Insofern sind diese Kodierrichtlinien lediglich als eine erste Grundlage anzusehen. Es ist davon auszugehen, dass mit der Entwicklung eigener deutscher DRGs die Kodierrichtlinien eine zunehmende Anpassung insbesondere bei den Speziellen Kodierrichtlinien erfahren werden.

Die Verantwortung für die Dokumentation von Diagnosen und Prozeduren, insbesondere der Hauptdiagnose, liegt beim behandelnden Arzt, unabhängig davon ob er selbst oder eine von ihm beauftragte Person die Verschlüsselung vornimmt.

Danksagung

Die Deutsche Krankenhausgesellschaft, die Spitzenverbände der Krankenkassen und der Verband der privaten Krankenversicherung danken für die Bereitstellung der Kodierrichtlinien der australischen Regierung, dem Commonwealth Department of Health and Aged Care (Canberra), dem National Centre for Classification in Health (Sydney), Faculty of Health Sciences, University of Sydney sowie allen an der Entwicklung der australischen Kodierregeln beteiligten Organisationen und Gremien. Darüber hinaus möchten sie sich ganz herzlich bei Herrn Dr. Zaiß, Universität Freiburg, und seinen Mitarbeitern bedanken, die die Selbstverwaltung bei der Anpassung der australischen Kodierregeln an deutsche Verhältnisse maßgeblich unterstützt haben. Außerdem wurde die Erstellung der Kodierrichtlinien dankenswerter Weise von Mitarbeitern des DIMDI fachlich begleitet.

Düsseldorf/Siegburg, 2001

Vorwort zur Kommentierung 2024

Mit der Version 2024 liegt wieder eine neue Überarbeitung der Deutschen Kodierrichtlinien vor. In dem diesjährigen Revisionsverfahren wurden die Kodierrichtlinien wie üblich redaktionell überarbeitet und an die Versionen 2024 von ICD-10-GM, OPS und aG-DRG angepasst. Die inhaltlichen Änderungen beschränkten sich auch bei der diesjährigen Überarbeitung auf einzelne Klarstellungen und Regelungen, durch die mögliche Konfliktpotenziale vermindert werden können. Dennoch gibt es zum Verständnis der Deutschen Kodierrichtlinien zu einzelnen Themen Interpre-tationsspielräume mit unterschiedlichen Auslegungen und Diskussionen zwischen den System-beteiligten. In der vorliegenden Version der Deutschen Kodierrichtlinien werden diese kritischen Problembereiche aufgegriffen und durch die Darstellung unserer Sichtweise mit kurzen, prägnanten Erläuterungen kommentiert; es war unser Anliegen, den Leser nicht zusätzlich mit ausführlichen Erläuterungen zu beschäftigen. Die Kommentierung wurde in die Originalausgabe der Deutschen Kodierrichtlinien integriert. Der Text der Deutschen Kodierrichtlinien Version 2024 ist vollständig und in unveränderter Form wiedergegeben; die dazu ergänzten Kommentare sind farbig hervorgehoben. Änderungen in den Kommentaren im Vergleich zum Vorjahr sind wie Änderungen in den Deutschen Kodierrichtlinien am Rand der gelb markierten Felder durch senkrechte Balken gekennzeichnet.

Die Kommentierung stellt weder eine Einführung in die Thematik noch eine didaktische Aufbereitung der komplexen Materie dar. Sie richtet sich ausdrücklich an erfahrene „Kodierer" und „Kodierprüfer". Übergeordnetes Ziel dieser Arbeit ist es, den Umgang mit den Kodierrichtlinien zu erleichtern und rasche Entscheidungen zu ermöglichen.

Wir greifen dafür auf die Erfahrungen mit sehr vielen Kodierprüfungen in unserem Medizinischen Dienst zurück. Wir bringen dabei auch unsere Erfahrungen aus der Entwicklung und Weiterentwicklung der Deutschen Kodierrichtlinien ein, an der wir auf der fachlichen Ebene im Auftrag des GKV-Spitzenverbands zusammen mit dessen Vertreterinnen und Vertretern mitarbeiten. Aus dieser engen Zusammenarbeit kennen wir die Auffassungen der Vertreterinnen und Vertreter des GKV-Spitzenverbands. Deren Auffassungen konnten daher bei der Kommentierung berücksichtigt werden.

Die Kommentare erheben weder den Anspruch auf Vollständigkeit noch stellen sie rechtsverbindliche Vorgaben dar. Gerne nehmen wir Anregungen in Form konkreter Änderungs- oder Ergänzungswünsche entgegen.

Der Anhang C wurde neu in die DKR 2021 aufgenommen. Dort sind die Entscheidungen des Schlichtungsausschusses Bund zu SEG 4–Kodierempfehlungen aufgefürt, welche für die geschilderten Einzelfallkonstellationen verbindliche Kodiervorgaben darstellen. Seit den DKR 2022 sind die Entscheidungen des Schlichtungsausschusses Bund an der thematisch passenden Textstelle oder im Anhang C zitiert. Dies hat jedoch keine Auswirkung auf die Wertigkeit und Aussage (Gültigkeit für die geschilderte Einzelfallkonstellation) der jeweiligen Entscheidung.

Wir bedanken uns bei allen Kolleginnen und Kollegen aus der Gemeinschaft der Medizinischen Dienste, aus den Krankenhäusern und insbesondere bei den Vertreterinnen und Vertretern des GKV-Spitzenverbandes, welche die vorliegende Kommentierung durch fachliche Anregungen weiterhin unterstützen.

Eva-Maria Weber Beate Waibel

INHALTSVERZEICHNIS

ABKÜRZUNGSVERZEICHNIS

Abkürzung	Bezeichnung
a.n.k.	anderenorts nicht klassifiziert
ABL	Abelson Murine Leukemia
Abs.	Absatz
AIDS	Acquired Immune(o) Deficiency Syndrome
AML	Akute myeloische Leukämie
AR-DRG	Australian Refined Diagnosis Related Group
AV	arteriovenös
B-BEP	Beatmungsstatus/Beatmungsentwöhnungspotential
BCG	Bacillus Calmette-Guérin
BCR	Breakpoint cluster region
bds.	beidseits (beidseitig)
BEP	Beatmungsentwöhnungspotential
BfArM	Bundesinstitut für Arzneimittel und Medizinprodukte (ehemals DIMDI, s. unten)
BGA	Blutgasanalyse
BGBl.	Bundesgesetzblatt
BPflV	Bundespflegesatzverordnung
BMG	Bundesministerium für Gesundheit
BRCA1	Breast Cancer 1 (Brustkrebsgen 1)
bzw.	beziehungsweise
Ca	Karzinom
CAD	Computer Aided Design
CAM	Computer Aided Manufacturing
CML	Chronisch myeloische Leukämie
CO2	Kohlenstoffdioxid
COVID-19	Coronavirus-Krankheit-2019 (coronavirus disease 2019)
CPAP	Kontinuierlicher positiver Atemwegsdruck
CT	Computertomographie
CTG	Cardiotokographie
CVVH	Kontinuierliche veno-venöse Hämofiltration (continous veno-venous hemofiltration)
d.h.	das heißt
dl	Deziliter
DIC	Disseminated Intravascular Coagulation
DIG	Disseminierte intravasale Gerinnung
DIMDI	Deutsches Institut für Medizinische Dokumentation und Information
DKG	Deutsche Krankenhausgesellschaft
DKR	Deutsche Kodierrichtlinie
DRG	Diagnosis Related Group
dto.	dito (gleichfalls)
ECLS	Extracorporeal Live Support
ECMO	Extracorporale Membranoxygenation (extracorporeal membrane oxygenation)
EDV	Elektronische Datenverarbeitung

Abkürzung	Bezeichnung
EKG	Elektrokardiogramm
ERCP	Endoskopisch retrograde Cholangiopankreatikographie
etc.	et cetera
Exkl.	Exklusiva
ff.	und folgende
FiO2	inspiratorische Sauerstofffraktion
FUFOX	5-FU, Folinsäure und Oxaliplatin
G-DRG	German Diagnosis Related Group
GERD	Gastroösophageale Refluxkrankheit
GFR	Glomeruläre Filtrationsrate
ggf.	gegebenenfalls
GI	gastrointestinal
GKV	Gesetzliche Krankenversicherung
GVHD	Graft-versus-host-Krankheit (Graft versus host Disease)
h	hora (Stunde)
HELLP	Haemolyses Elivated Liver enzyme levels Low Platelet count
HFNC	High flow nasal cannula
Hg	Quecksilber (lat. hydrargyrum)
HHFNC	Humidified high flow nasal cannula
HIE	Hypoxisch-ischämische Enzephalopathie
Hinw.	Hinweis
HIT	Heparininduzierte Thrombozytopenie
HIV	Humanes Immundefizienz-Virus
HLM	Herz-Lungen-Maschine
i. d. R.	in der Regel
ICD	Internationale Klassifikation der Krankheiten
ICD-10	Internationale Statistische Klassifikation der Krankheiten und verwandter Gesundheitsprobleme, 10. Revision
ICD-10-GM	Internationale Statistische Klassifikation der Krankheiten und verwandter Gesundheitsprobleme, 10. Revision, German Modification
ICPM	International Classification of Procedures in Medicine
InEK	Institut für das Entgeltsystem im Krankenhaus GmbH
Inkl.	Inklusiva
INR	International Normalized Ratio
i.V.m.	in Verbindung mit
KDE	Kodierempfehlung
KHEntgG	Krankenhausentgeltgesetz
KHG	Krankenhausfinanzierungsgesetz
KOF	Körperoberfläche
l	Liter
LMNL	Lower Motor Neuron Lesion
M.	Morbus
mbar	Millibar
mg	Milligramm
ml	Milliliter
min	Minute
mm	Millimeter
mmol	Millimol

Abkürzung	Bezeichnung
MRSA	Methicillin resistenter Staphylococcus aureus
MRT	Magnetresonanztomographie
NIV	Noninvasive ventilation (nichtinvasive Beatmung)
n.n.bez.	nicht näher bezeichnet
o.Ä.	oder Ähnliche
o.g.	oben genannten
o.n.A.	ohne nähere Angabe
O2	Sauerstoff
OGVD	Obere Grenzverweildauer
OPS	Operationen- und Prozedurenschlüssel
PaO2	arterieller Sauerstoffpartialdruck
pCO2	Kohlenstoffdioxidpartialdruck
pg	Pikogramm
pH	Potential des Wasserstoffs
pO2	Sauerstoffpartialdruck
PKV	Verband der privaten Krankenversicherung
RPGN	Rapid-progressive Glomerulonephritis (rapidly progressive Glomerulonephritis)
RTW	Rettungswagen
S.	Seite
s.	siehe
s.a.	siehe auch
s.o.	siehe oben
SAB	Schlichtungsausschuss auf Bundesebene (nach § 19 KHG)
SAPS	Simplified Acute Physiology Score
SARS-CoV-2	Schweres akutes respiratorisches Syndrom Coronavirus-2 (severe acute respiratory syndrom coronavirus 2)
SGB V	Sozialgesetzbuch V
SIB	Simultan integrierter Boost
SIRS	Systemisches inflammatorisches Response-Syndrom
sO2	Sauerstoffsättigung
SOFA	Sequential Organ Failure Assessment
SpO2	pulsoxymetrisch gemessene Sauerstoffsättigung
SSW	Schwangerschaftswoche
TAPP	transabdominal präperitoneal
u.a.	unter anderem
V.a.	Verdacht auf
WHO	Weltgesundheitsorganisation (World Health Organisation)
z.B.	zum Beispiel
Z.n.	Zustand nach

REDAKTIONELLE HINWEISE

I. Allgemeine Hinweise

Die Deutschen Kodierrichtlinien (DKR) sind nach folgenden Regeln gekennzeichnet:

1. Alle Kodierrichtlinien haben eine feste 4-stellige Kennzeichnung, z.B. D001, gefolgt von einem kleinen Buchstaben zur Kennzeichnung der jeweiligen Version. Alle Kodierrichtlinien der Version 2002 haben das Kennzeichen „a“. Kodierrichtlinien mit inhaltlichen Änderungen sind in der Version 2003 mit „b“, in Version 2004 mit „c“ usw. fortlaufend gekennzeichnet. Kodierrichtlinien mit inhaltlichen Änderungen in der Version 2024 tragen entsprechend den kleinen Buchstaben „w“ am Ende. Die 4-stellige Grundnummer ändert sich nicht. Bei Verweisen auf einzelne Kodierrichtlinien im Text wurde auf die Kennzeichnung der Version mit Kleinbuchstaben verzichtet.
2. Die Allgemeinen Kodierrichtlinien für Krankheiten beginnen mit „D“ gefolgt von einer 3-stelligen Zahl.
3. Die Allgemeinen Kodierrichtlinien für Prozeduren beginnen mit „P“ gefolgt von einer 3-stelligen Zahl.
4. Die Speziellen Kodierrichtlinien beginnen mit der 2-stelligen Kapitelnummer gefolgt von einer 2-stelligen Zahl.

In vielen Kodierrichtlinien werden Beispiele und/oder Listen mit ICD-10-GM- bzw. OPS-Kodes aufgeführt. Diese Beispiele bzw. Listen stellen jedoch keine abschließende Aufzählung bzw. Ausdifferenzierung aller zutreffenden Kodes dar. Um die genauen Kodes zu finden, sind in den jeweiligen Klassifikationen die Querverweise mit Inklusiva, Exklusiva sowie die Hinweise zu beachten.

II. Schlüsselnummern (Kodes)

In den Deutschen Kodierrichtlinien wird auf Schlüsselnummern (Kodes) aus der ICD-10-GM und dem OPS verwiesen. Diese Kodes sind **in unterschiedlicher Schreibweise** aufgeführt.

Die Kodierrichtlinien enthalten sowohl Kodieranweisungen, die sich auf einzelne (terminale) Schlüsselnummern beziehen, als auch auf hierarchisch übergeordnete Schlüsselnummern.

Zum Teil wird in den Kodierrichtlinien ausdrücklich darauf hingewiesen, dass eine Kategorie Subkategorien/-klassen besitzt, wobei diese näher beschrieben werden. An anderen Stellen wird durch Formulierungen wie „…ist mit einem Kode aus/einem Kode der Kategorie… zu verschlüsseln“ auf die Existenz von Subkategorien hingewiesen. In diesen Fällen gelten die betreffenden Kodieranweisungen für alle terminalen Kodes, die unter der angegebenen Kategorie klassifiziert sind.

Zur medizinischen Dokumentation ist immer der Kode für die spezifische Erkrankung bzw. Prozedur in der höchsten Differenziertheit (bis zur letzten Stelle des Kodes) zu verschlüsseln.

Die folgenden Tabellen präsentieren typische Beispielkodes.

Darstellung der Kodes in den Deutschen Kodierrichtlinien

1. ICD-10-GM

Beispielkode	Text (*kursiv*)	Die Kodierregel bezieht sich auf:
E10–E14	*Diabetes mellitus*	die Gruppe mit allen Subkategorien.
E10–E14, 4. Stelle „.5"	*Diabetes mellitus mit peripheren vaskulären Komplikationen*	die 4. Stellen einer Gruppe (hier 4. Stelle „.5"), einschließlich aller darunter klassifizierten Kodes.
E10–E14, 5. Stelle „1"	*Diabetes mellitus, als entgleist bezeichnet*	eine ausgewählte 5. Stelle bei den 4-Stellern „.2 - .6 sowie .8 und .9" (hier 5. Stelle „1").
E11.–	*Diabetes mellitus, Typ 2*	den Dreisteller mit allen darunter klassifizierten Kodes.
E11.5-	*Diabetes mellitus, Typ 2 mit peripheren vaskulären Komplikationen*	die Kategorie (Viersteller) mit allen darunter klassifizierten Kodes.
E11.x0	*Diabetes mellitus, Typ 2, nicht als entgleist bezeichnet*	die 5. Stelle eines Dreistellers (hier 5. Stelle „0").
I20.0	*Instabile Angina pectoris*	genau diesen Kode (endständiger Kode).
M23.2-	*Meniskusschädigung durch alten Riss oder alte Verletzung*	die Kategorie (Viersteller) mit allen darunter klassifizierten Kodes.
M23.2-[0-9]	*Meniskusschädigung durch alten Riss oder alte Verletzung*	die 5. Stellen eines Vierstellers; Teilweise werden die 5. Stellen in Listen für mehrere Kodes zusammengefasst. [0-9] weist in diesem Fall darauf hin, welche 5. Stellen sinnvoll zu kombinieren sind.
M23.2-[1,2]	*Meniskusschädigung durch alten Riss oder alte Verletzung*	zwei ausgewählte Fünfsteller (5. Stelle „1" und 5. Stelle „2"), die in Kombination mit dem angegeben Viersteller plausibel sind.

2. OPS

Beispielkode	Text (*kursiv*)	Die Kodierregel bezieht sich auf:
5-42	*Operationen am Ösophagus*	den Dreisteller und mit allen darunter klassifizierten endständigen Kodes (hier die Viersteller 5-420 bis 5-429 mit allen 5. und 6. Stellen).
5-420	*Inzision des Ösophagus*	den Viersteller und alle darunter klassifizierten endständigen Kodes mit 5. und 6. Stellen.
5-420.0	*Ösophagomyotomie*	den Fünfsteller und alle darunter klassifizierten endständigen Kodes.
5-420.00	*Ösophagomyotomie, offen chirurgisch abdominal*	genau diesen Kode (endständiger Kode).
5-420.0, .1, .2	*Inzision des Ösophagus*	drei bestimmte unter dem Viersteller (hier 5-420) klassifizierte Fünfsteller und Sechssteller.

III. Fallbeispiele

Die Deutschen Kodierrichtlinien enthalten Kodieranweisungen und passende Fallbeispiele, die zu ihrer Veranschaulichung dienen. In den Beispielen folgen der Beschreibung eines klinischen Falles die zu verwendenden Schlüsselnummern und die dazu gehörigen, kursiv gedruckten Texte der entsprechenden Klassifikation (ICD-10-GM bzw. OPS).

Während die ICD-Texte in der Regel originalgetreu aus der Klassifikation übernommen wurden, wurden die Texte für die OPS-Kodes teilweise geglättet, um redundante Informationen zu vermeiden und um dadurch sehr lange und unübersichtliche Texte zu kürzen. Sinngemäß enthalten diese jedoch in jedem Falle die volle Information des jeweiligen OPS-Kodes.

Viele Beispiele bilden die vollständige Kodierung eines stationären Falles mit sämtlichen anzugebenden Diagnosen- und Prozedurenkodes ab.

In anderen Fällen sind nur die Kodes aufgeführt, die im Zusammenhang mit der jeweiligen Kodierrichtlinie stehen; so können z.B. die Diagnosekodes in Beispielen fehlen, die die Kodierung bestimmter Prozeduren veranschaulichen, oder die Prozeduren fehlen in Beispielen, die die Zuweisung von Diagnosekodes demonstrieren.

In den Beispielen, in denen ICD-Kodes für „nicht näher bezeichnete" Diagnosen verwendet wurden, sind die im Beispieltext angegebenen Diagnosen nach den Regeln der ICD-10-GM korrekt verschlüsselt.

Bei den Diagnosenangaben wurde mit Ausnahme von Beispiel 2 in DKR D011 *Doppelkodierung* (Seite 28) und bei den Prozedurenangaben mit Ausnahme von Beispiel 4 in DKR P005 *Multiple Prozeduren/Prozeduren, unterschieden auf der Basis von Größe, Zeit oder Anzahl/Bilaterale Prozeduren* (Seite 62) und Beispiel 1 und 2 in DKR D011 *Doppelkodierung* auf die Angabe der Seitenlokalisationen verzichtet und die ICD-Kodes bzw. OPS-Kodes ohne die Zusatzkennzeichen (R=rechts, L=links, B=beidseitig) angegeben.

Die Darstellung der Beispiele für Mehrfachkodierung entspricht den Regeln der DKR D012 *Mehrfachkodierung* (Seite 29), d.h. zum Beispiel, dass primäre Kodes des Kreuz-Stern-Systems immer mit einem Kreuz, sekundäre Kodes des Kreuz-Stern-Systems immer mit einem Stern gekennzeichnet sind.

Mit einem Ausrufezeichen gekennzeichnete sekundäre Schlüsselnummern sind zum Teil optional, in anderen Fällen obligatorisch anzugeben. Optional anzugebende ICD-Schlüsselnummern sind in den Beispielen durch einen dunkleren Hintergrund gekennzeichnet.

Die notwendige Aufbereitung der Daten gemäß Datenübermittlungsvereinbarung nach § 301 SGB V wird ebenfalls in der DKR D012 *Mehrfachkodierung* (Seite 29) anhand von Beispielen veranschaulicht. Die in der Datenübermittlungsvereinbarung geregelte Datenstruktur sieht sowohl für die Hauptdiagnose als auch für jede Nebendiagnose jeweils ein Datenfeld Primärdiagnose und Sekundärdiagnose vor. Das Datenfeld Sekundärdiagnose ist für den jeweiligen Sekundär-Diagnoseschlüssel (Kodes mit „*“ oder „!“) vorgesehen.

Die zertifizierten Grouper werten nur die Diagnose aus dem Feld „Primärdiagnose der Hauptdiagnose“ als Hauptdiagnose. Alle anderen Diagnosen werden vom Grouper als Nebendiagnosen gewertet.

Es wird darauf hingewiesen, dass in der Darstellung der Beispiele der Kodierrichtlinien eine Unterscheidung nach Primär-Diagnoseschlüssel und Sekundär-Diagnoseschlüssel sowie eine Wiederholung von gleichen Kodes nicht vorgenommen wurde (s.a. Seite 29). Die Kodierrichtlinien regeln ausschließlich die Übertragung von Diagnosen und Prozeduren in die dafür vorgesehenen Kodes. EDV-technische Details werden hier nicht geregelt.

ALLGEMEINE KODIERRICHTLINIEN

ALLGEMEINE KODIERRICHTLINIEN FÜR KRANKHEITEN

Diese Kodierrichtlinien beziehen sich auf:

ICD-10-GM Systematisches Verzeichnis Version 2024 und

ICD-10-GM Alphabetisches Verzeichnis Version 2024

Die Deutschen Kodierrichtlinien beziehen sich aus Gründen der Übersichtlichkeit zumeist auf einen durchgängigen stationären Aufenthalt. Gleichwohl muss ein stationärer Aufenthalt nicht zwingend einem Abrechnungsfall gemäß Abrechnungsbestimmungen entsprechen. Bei einer Zusammenführung mehrerer Krankenhausaufenthalte zu einem Abrechnungsfall bzw. bei der Einbeziehung vor- oder nachstationärer Leistungen nach den geltenden Abrechnungsbestimmungen, sind sämtliche Diagnosen und Prozeduren auf den gesamten Abrechnungsfall zu beziehen. Das hat gegebenenfalls zur Folge, dass mehrere Prozeduren unter Addition der jeweiligen Mengenangaben zu einer Prozedur zusammenzuführen sind.

D001a Allgemeine Kodierrichtlinien

Die Auflistung der Diagnosen bzw. Prozeduren liegt in der Verantwortung des behandelnden Arztes. Obwohl Untersuchungsbefunde entscheidende Punkte im Kodierungsprozess sind, gibt es einige Krankheiten, die nicht immer durch Untersuchungsbefunde bestätigt werden. Zum Beispiel wird Morbus Crohn nicht immer durch eine Biopsie bestätigt.

Der behandelnde Arzt ist verantwortlich für

- die Bestätigung von Diagnosen, die verzeichnet sind, bei denen sich aber kein unterstützender Nachweis in der Krankenakte findet,

  und

- die Klärung von Diskrepanzen zwischen Untersuchungsbefunden und klinischer Dokumentation.

Die Bedeutung einer konsistenten, vollständigen Dokumentation in der Krankenakte kann nicht häufig genug betont werden. Ohne diese Art der Dokumentation ist die Anwendung aller Kodierrichtlinien eine schwierige, wenn nicht unmögliche Aufgabe.

Sich anbahnende oder drohende Krankheit

Wenn eine drohende oder sich anbahnende Krankheit in der Krankenakte dokumentiert, aber während des Krankenhausaufenthaltes nicht aufgetreten ist, muss in den ICD-10-Verzeichnissen (s.a. DKR D013 *Im Systematischen Verzeichnis verwendete formale Vereinbarungen* (Seite 39) und DKR D014 *Im Alphabetischen Verzeichnis verwendete formale Vereinbarungen* (Seite 43)) festgestellt werden, ob die Krankheit dort als sich „anbahnend" oder „drohend" unter dem Hauptbegriff oder eingerückten Unterbegriff aufgeführt ist. Wenn in den ICD-10-Verzeichnissen solch ein Eintrag existiert, dann ist die dort angegebene Schlüsselnummer zuzuordnen. Wenn solch ein Eintrag nicht existiert, dann wird die Krankheit, die als sich „anbahnend" oder „drohend" beschrieben wurde, nicht kodiert.

Beispiel 1

Ein Patient wird mit sich anbahnender Gangrän des Beins aufgenommen, die während des Krankenhausaufenthaltes aufgrund sofortiger Behandlung nicht auftritt.

Einen Eintrag „Gangrän, sich anbahnend oder drohend" gibt es in den ICD-10-Verzeichnissen nicht, und folglich ist dieser Fall anhand der zugrunde liegenden Krankheit zu kodieren, z.B. als Atherosklerose der Extremitätenarterien mit Ulzeration.

I70.24 ***Atherosklerose der Extremitätenarterien, Becken-Bein-Typ, mit Ulzeration***

Für wenige Diagnosen, die als „drohend" bezeichnet werden können, gibt die ICD-10 eine Kodierung vor, oder es finden sich entsprechende Hinweise in den ICD-10-Verzeichnissen. Für die Diagnose „Drohender Abort" zum Beispiel gibt es O20.0 *Drohender Abort*. Die Diagnose „drohender Infarkt" ist eingeschlossen in I20.0 *Instabile Angina pectoris*.

D002u Hauptdiagnose

Die Hauptdiagnose wird definiert als:

„Die Diagnose, die nach Analyse als diejenige festgestellt wurde, die hauptsächlich für die Veranlassung des stationären Krankenhausaufenthaltes des Patienten verantwortlich ist."

Der Begriff „nach Analyse" bezeichnet die Evaluation der Befunde am Ende des stationären Aufenthaltes, um diejenige Krankheit festzustellen, die hauptsächlich verantwortlich für die Veranlassung des stationären Krankenhausaufenthaltes war. Die dabei evaluierten Befunde können Informationen enthalten, die aus der medizinischen und pflegerischen Anamnese, einer psychiatrischen Untersuchung, Konsultationen von Spezialisten, einer körperlicher Untersuchung, diagnostischen Tests oder Prozeduren, chirurgischen Eingriffen und pathologischen oder radiologischen Untersuchungen gewonnen wurden. Für die Abrechnung relevante Befunde, die nach der Entlassung eingehen, sind für die Kodierung heranzuziehen.

Die nach Analyse festgestellte Hauptdiagnose muss nicht der Aufnahmediagnose oder Einweisungsdiagnose entsprechen.

Anmerkung 1: Es ist nicht auszuschließen, dass diese Definition der Hauptdiagnose vereinzelt im DRG-System keine adäquate Abbildung der Krankenhausleistung erlaubt. Im Rahmen der Entwicklung und Pflege des Entgeltsystems werden solche Fälle verfolgt und auf ggf. notwendige Maßnahmen geprüft.

Kommentar 1:

Dass für die Abrechnung relevante Befunde, die nach der Entlassung eingehen, für die Kodierung heranzuziehen sind, ist eine Regelung von grundsätzlicher Bedeutung. Es ist dabei offensichtlich, dass diese Regelung auch für die Nebendiagnosen gelten muss, obwohl sie aus Gründen der Redundanz dort nicht explizit wiederholt wird.

Kommentar 2:

Die Regelung zur Berücksichtigung für die Abrechnung relevanter Befunde, die nach der Entlassung eingehen, führt gelegentlich zu der Frage, wie lange nach der Entlassung eingehende Befunde zu berücksichtigen sind (z.B. wenn in einem erneuten stationären Aufenthalt nach fünf Monaten aufgrund neuer Befunde eine früher gestellte Diagnose revidiert werden muss). Die Regelung bezieht sich nur auf Untersuchungen, die auch während des entsprechenden Aufenthaltes durchgeführt wurden bzw. die in unmittelbarem Zusammenhang mit der stationären Behandlung des entsprechenden Aufenthaltes stehen, und deren Ergebnis lediglich zum Zeitpunkt der Entlassung noch nicht vorlag (z.B. Histologie oder Obduktionsbefund).

Beispiel 1

Ein Patient litt am Morgen unter starkem Thoraxschmerz, wurde nach der Untersuchung durch den Notarzt per RTW zum Krankenhaus transportiert und dort in der Notambulanz untersucht. Anschließend wurde der Patient mit Verdacht auf Herzinfarkt auf die kardiologische Station aufgenommen. Im weiteren Verlauf bestätigte sich der Herzinfarkt.

Während des stationären Aufenthaltes wurden bis zur Entlassung folgende Diagnosen gestellt:

- Diabetes mellitus
- Koronarsklerose
- Myokardinfarkt

Entscheidend für die Auswahl der Hauptdiagnose sind die Umstände der Aufnahme. Somit ist der Myokardinfarkt die Hauptdiagnose, weil dieser die Aufnahme hauptsächlich veranlasste.

Bei der Festlegung der Hauptdiagnose haben die vorliegenden Kodierrichtlinien Vorrang vor allen anderen Richtlinien. Die Hinweise zur Verschlüsselung mit den ICD-10-Verzeichnissen müssen beachtet werden (s.a. DKR D013 *Im Systematischen Verzeichnis verwendete formale Vereinbarungen* (Seite 39) und DKR D014 *Im Alphabetischen Verzeichnis verwendete formale Vereinbarungen* (Seite 43)).

Kommentar:

Dies bedeutet, dass die Inklusiva und Exklusiva im ICD-10-Verzeichnis zu beachten sind.

Zuweisung der zugrunde liegenden Krankheit als Hauptdiagnose

Wenn sich ein Patient mit einem Symptom vorstellt und die zugrunde liegende Krankheit zum Zeitpunkt der Aufnahme bekannt ist und behandelt wird bzw. während des Krankenhausaufenthaltes diagnostiziert wird, so ist die zugrunde liegende Krankheit als Hauptdiagnose zu kodieren. Zur Kodierung von Symptomen als Nebendiagnose siehe DKR D003 *Nebendiagnosen*.

Beispiel 2

Ein Patient wird zur Behandlung zunehmend starker Kopfschmerzen aufgenommen, die durch einen drei Monate vorher diagnostizierten Hirntumor hervorgerufen werden. Der Patient wird wegen Progression des Hirntumors operiert.

Hauptdiagnose:	Hirntumor
Nebendiagnose(n):	keine

Beispiel 3

Ein Patient wird mit akuten rechtseitigen Schmerzen im Unterbauch, Fieber und Unwohlsein stationär aufgenommen. Unter der klinischen Diagnose akute Appendizitis erfolgt eine Appendektomie.

Hauptdiagnose:	Akute Appendizitis
Nebendiagnose(n):	keine

Entscheidung des Schlichtungsausschusses zu der KDE 296, veröffentlicht am 15.10.2020

Frage: Aufnahme bei akuter Verschlechterung der Nierenfunktion. Aufgrund eines akuten Nierenversagens (Nierenbiopsie RPGN – rapide progressive Glomerulonephritis) Durchführung von Hämodialysen. Als Grunderkrankung wird ein M. Wegener diagnostiziert (Erstdiagnose), eine Plasmapherese und Endoxan®-Stoß-Therapie erfolgen. Die Patientin bleibt dialysepflichtig. Was ist Hauptdiagnose?

Entscheidung: In dem beschriebenen Fall (KDE-296), beim dem der Patient wegen einer akuten Verschlechterung der Nierenfunktion aufgenommen und aufgrund eines akuten Nierenversagens hämodialysiert wurde, eine Nierenbiopsie eine RPGN – rapide progressive Glomerulonephritis – zeigte und als zugrunde liegende Erkrankung ein M. Wegener (Granulomatose mit Polyangiitis) erstmals diagnostiziert und eine Plasmapherese und Endoxan®-Stoß-Therapie erfolgte, ist für die Auswahl der Hauptdiagnose der Abschnitt *„Zuweisung der zugrunde liegenden Krankheit als Hauptdiagnose“* der DKR D002 *Hauptdiagnose* anzuwenden.

Demnach gilt:

„Zuweisung der zugrunde liegenden Krankheit als Hauptdiagnose
Wenn sich ein Patient mit einem Symptom vorstellt und die zugrunde liegende Krankheit zum Zeitpunkt der Aufnahme bekannt ist und behandelt wird bzw. während des Krankenhausaufenthaltes diagnostiziert wird, so ist die zugrunde liegende Krankheit als Hauptdiagnose zu kodieren.“

Demnach ist die Granulomatose mit Polyangiitis (Wegener-Granulomatose) mit Nierenbeteiligung mit den beiden Kodes M31.3† *Wegener-Granulomatose* und N08.5* *Glomeruläre Krankheiten bei Systemkrankheiten des Bindegewebes* als Hauptdiagnose zu kodieren.

Zuweisung eines Symptoms als Hauptdiagnose

Wenn sich ein Patient mit einem Symptom vorstellt und die zugrunde liegende Krankheit zum Zeitpunkt der Aufnahme bekannt ist, jedoch nur das Symptom behandelt wird, ist das Symptom als Hauptdiagnose und die zugrunde liegende Krankheit als Nebendiagnose zu kodieren.

Beispiel 4

Ein Patient wird mit Aszites bei bekannter Leberzirrhose stationär aufgenommen. Es wird **nur** der Aszites durch eine Punktion behandelt.

Hauptdiagnose:	Aszites
Nebendiagnose(n):	Leberzirrhose

Anmerkung: Für weitere Informationen bezüglich der Auswahl der Hauptdiagnose in besonderen Fällen sind die folgenden allgemeinen Regeln und die Regeln der spezifischen Kapitel zu benutzen. Insbesondere für Aufnahmen zur Dialyse (s.a. DKR 1401 *Dialyse* (Seite 153)) gibt es eine spezielle Kodierrichtlinie für die Auswahl der Hauptdiagnose.

Kommentar:

Für den Begriff Symptom existiert keine einheitliche und verbindliche Definition. Neben den sogenannten R-Diagnosen (z.B. R50.- *Fieber sonstiger und unbekannter Ursache*) in Kapitel XVIII der ICD-10-GM finden sich Symptome auch in den anderen ICD-Kapiteln für Krankheiten (z.B. K92.0 *Hämatemesis*). Bei den in den Kodierrichtlinien D002 *Hauptdiagnose* und D003 *Nebendiagnosen* besprochenen Symptomen handelt es sich daher nicht nur um R-Diagnosen, sondern um Beschwerden bzw. fassbare Krankheitszeichen (griechisch symptoma = Begleiterscheinung, Definition Pschyrembel) bei einer zugrunde liegenden Erkrankung.
Zur Abgrenzung der R-Diagnosen zu Symptomen in anderen Kapiteln der ICD-Klassifikation finden sich nachvollziehbare und selbsterklärende Erläuterungen in den Anmerkungen zu Beginn von Kapitel XVIII der ICD-10-GM (siehe auch nächster Absatz).

„Wenn sich ein Patient mit **einem** Symptom vorstellt und...“, ist als Zahlwort zu verstehen und bezieht sich **nicht** auf **mehrere** Symptome. Entsprechend ist bei der Behandlung von mehreren Symptomen davon auszugehen, dass eine Krankheitsentität, also die zugrunde liegende Erkrankung, behandelt wird.

Beispiel: Ein Patient wird zur Behandlung multipler Tumorsymptome bei metastasiertem Karzinom aufgenommen, ohne dass eine spezifische Therapie der Grunderkrankung erfolgt. Aufnahmeanlass ist in diesem Fall die Palliativtherapie der malignen Erkrankung und das Karzinom wird als Hauptdiagnose kodiert.

Schlüsselnummern für Symptome, Befunde und ungenau bezeichnete Zustände

Schlüsselnummern für Symptome, Befunde und ungenau bezeichnete Zustände aus Kapitel XVIII *Symptome und abnorme klinische und Laborbefunde, die anderenorts nicht klassifiziert sind* sind nicht als Hauptdiagnose zu verwenden, sobald eine die Symptomatik, etc. erklärende definitive Diagnose ermittelt wurde.

Die Anmerkungen zu Beginn von Kapitel XVIII in der ICD-10-GM helfen bei der Bestimmung, wann Schlüsselnummern aus den Kategorien R00–R99 dennoch angegeben werden.

Kommentar:

In diesem Abschnitt könnte als Widerspruch zum vorausgehenden Abschnitt „Zuweisung eines Symptoms als Hauptdiagnose" aufgefasst werden, dass Schlüsselnummern für Symptome aus Kapitel XVIII der ICD-10-GM nicht als Hauptdiagnose zu verwenden sind, sobald eine die Symptomatik erklärende Diagnose vorliegt. Dieser Widerspruch besteht jedoch nicht, weil im vorausgehenden Abschnitt vor Beispiel 4 die zugrunde liegende Krankheit als bekannt vorausgesetzt wird und nur das Symptom behandelt wird. Das Symptom ist dann als Hauptdiagnose und die zugrunde liegende Krankheit als Nebendiagnose zu kodieren. Im Gegensatz dazu wird im hier besprochenen Abschnitt eine die Symptomatik erklärende definitive Diagnose ermittelt, also nicht ausschließlich das Symptom behandelt.

Zwei oder mehr Diagnosen, die gleichermaßen der Definition der Hauptdiagnose entsprechen

Wenn zwei oder mehrere Diagnosen in Bezug zu Aufnahme, Untersuchungsbefunden und/oder der durchgeführten Therapie gleichermaßen die Kriterien für die Hauptdiagnose erfüllen und ICD-10-Verzeichnisse und Kodierrichtlinien keine Verschlüsselungsanweisungen geben, muss vom behandelnden Arzt entschieden werden, welche Diagnose am besten der Hauptdiagnose-Definition entspricht. Nur in diesem Fall ist vom behandelnden Arzt diejenige auszuwählen, die für Untersuchung und/oder Behandlung die meisten Ressourcen verbraucht hat. Hierbei ist es unerheblich, ob die Krankheiten verwandt sind oder nicht.

Kommentar:

Die Auswahl der Hauptdiagnose bezieht sich auf die Diagnose, die die meisten Ressourcen verbraucht hat und nicht auf die Diagnose, die in die DRG mit dem höchsten Relativgewicht führt. Entscheidend ist die erbrachte Leistung, nicht das Grouping-Ergebnis, das noch von weiteren Faktoren wie z.B. Zu- und Abschlägen beeinflusst wird. Eine erlösorientierte statt ressourcenorientierte Kodierung würde dieser Kodierrichtlinie und der DRG-Systematik widersprechen und könnte in Folgejahren nach ggf. geänderter Kalkulation bei gleicher Fallkonstellation zum Wechsel der Hauptdiagnose führen.

Entscheidung des Schlichtungsausschusses zu der KDE 39, veröffentlicht am 06.10.2020

Frage: Ein Patient wird vom Notarzt wegen Tachyarrhythmia absoluta bei neu aufgetretenem Vorhofflimmern eingewiesen. Unter Monitorkontrolle wird diese medikamentös behandelt und eine kardiologische Diagnostik durchgeführt. Im Routinelabor wird am Aufnahmetag eine Hyperthyreose festgestellt und die Behandlung mit Thyreostatika begonnen. Was ist Hauptdiagnose bzw. Nebendiagnose und warum?

Entscheidung: In dem beschriebenen Fall (KDE-39), bei dem der Patient wegen einer Tachyarrhythmia absoluta bei neu aufgetretenem Vorhofflimmern notfallmäßig eingewiesen, medikamentös behandelt und kardiologisch abgeklärt wurde und zudem im Routinelabor am Aufnahmetag eine Hyperthyreose festgestellt und mit Thyreostatika behandelt wurde, ist für die Auswahl der Hauptdiagnose der Abschnitt „*Zwei oder mehr Diagnosen, die gleichermaßen der Definition der Hauptdiagnose entsprechen*“ aus der DKR D002 *Hauptdiagnose* anzuwenden.

Demnach gilt:

„***Zwei oder mehr Diagnosen, die gleichermaßen der Definition der Hauptdiagnose entsprechen***

Wenn zwei oder mehrere Diagnosen in Bezug zu Aufnahme, Untersuchungsbefunden und/oder der durchgeführten Therapie gleichermaßen die Kriterien für die Hauptdiagnose erfüllen und ICD-10-Verzeichnisse und Kodierrichtlinien keine Verschlüsselungsanweisungen geben, muss vom behandelnden Arzt entschieden werden, welche Diagnose am besten der Hauptdiagnose-Definition entspricht. Nur in diesem Fall ist vom behandelnden Arzt diejenige auszuwählen, die für Untersuchung und/oder Behandlung die meisten Ressourcen verbraucht hat. Hierbei ist es unerheblich, ob die Krankheiten verwandt sind oder nicht.“

Die Hauptdiagnose ist danach abhängig vom Ressourcenverbrauch zu kodieren, welcher sich jedoch an Hand der hier zum Sachverhalt vorliegenden Informationen allein nicht abschließend sicher bestimmen lässt.

Entscheidung des Schlichtungsausschusses zu der KDE 150, veröffentlicht am 21.07.2020

Frage: Ein 32-jähiger Patient sucht aufgrund linksseitiger Flankenschmerzen eine urologische Klinik auf. Bei der Aufnahmeuntersuchung stellt der Urologe, neben einer leichtgradigen Mikrohämaturie und einer sonographisch nachweisbaren linksseitigen Nierenektasie, eine tastbare, druckschmerzhafte Resistenz in der rechten Leiste fest. Verdacht auf Leistenhoden. Nach wenigen Stunden (Schmerzmedikation) ist der Patient bezüglich der Nierenkolik beschwerdefrei. Nach Durchführung eines Ausscheidungsurogramms (kein Aufstau des Nierenbeckens, kein Konkrementnachweis) wird die Verdachtsdiagnose eines spontanen Steinabgangs ausgesprochen. Aufgrund einer möglichen Entartungsgefahr wird der Leistenhoden im Rahmen des stationären Aufenthaltes operativ entfernt. Was ist Hauptdiagnose, Q53.1 *Nondescensus testis, einseitig* oder N20.1 *Ureterstein*?

Entscheidung: In dem vorliegenden Fall ist für die Kodierung der Hauptdiagnose die nachfolgende Regel aus der DKR D002 Hauptdiagnose, Abschnitt „*Zwei oder mehr Diagnosen, die gleichermaßen der Definition der Hauptdiagnose entsprechen*“ anzuwenden.

„*Wenn zwei oder mehrere Diagnosen in Bezug zu Aufnahme, Untersuchungsbefunden und/oder der durchgeführten Therapie gleichermaßen die Kriterien für die Hauptdiagnose erfüllen und ICD-10-Verzeichnisse und Kodierrichtlinien keine Verschlüsselungsanweisungen geben, muss vom behandelnden Arzt entschieden werden, welche Diagnose am besten der Hauptdiagnose-Definition entspricht. Nur in diesem Fall ist vom behandelnden Arzt diejenige auszuwählen, die für Untersuchung und/oder Behandlung die meisten Ressourcen verbraucht hat. Hierbei ist es unerheblich, ob die Krankheiten verwandt sind oder nicht.*“

Die Hauptdiagnose ist danach abhängig vom Ressourcenverbrauch zu kodieren, welcher sich jedoch an Hand der hier zum Sachverhalt vorliegenden Informationen allein nicht bestimmen lässt.

Entscheidung des Schlichtungsausschusses zu der KDE 294, veröffentlicht am 06.10.2020

Frage: Ein Patient wurde wegen einer ambulant bereits diagnostizierten Becken-Beinvenenthrombose ins Krankenhaus aufgenommen und heparinisiert. Die weitere Diagnostik ergab u.a. eine Paraproteinämie, aus der das Vorliegen eines Plasmozytoms abgeleitet wurde. Es erfolgte daraufhin eine Chemotherapie. Was ist als Hauptdiagnose, was als Nebendiagnose anzugeben?

Entscheidung: In dem beschriebenen Fall (KDE-294), bei dem der Patient wegen einer ambulant bereits diagnostizierten Becken-Beinvenenthrombose ins Krankenhaus aufgenommen sowie heparinisiert wurde und die weitere Diagnostik u. a. eine Paraproteinämie bei Plasmozytom ergab, die mittels Chemotherapie behandelt wurde, richtet sich die Auswahl der Hauptdiagnose nach dem Abschnitt „*Zwei oder mehr Diagnosen, die gleichermaßen der Definition der Hauptdiagnose entsprechen*" der DKR D002 *Hauptdiagnose.*

Demnach gilt:

„***Zwei oder mehr Diagnosen, die gleichermaßen der Definition der Hauptdiagnose entsprechen***

Wenn zwei oder mehrere Diagnosen in Bezug zu Aufnahme, Untersuchungsbefunden und/oder der durchgeführten Therapie gleichermaßen die Kriterien für die Hauptdiagnose erfüllen und ICD-10-Verzeichnisse und Kodierrichtlinien keine Verschlüsselungsanweisungen geben, muss vom behandelnden Arzt entschieden werden, welche Diagnose am besten der Hauptdiagnose-Definition entspricht. Nur in diesem Fall ist vom behandelnden Arzt diejenige auszuwählen, die für Untersuchung und/oder Behandlung die meisten Ressourcen verbraucht hat. Hierbei ist es unerheblich, ob die Krankheiten verwandt sind oder nicht."

Die Hauptdiagnose ist danach abhängig vom Ressourcenverbrauch zu kodieren, welcher sich jedoch an Hand der hier zum Sachverhalt vorliegenden Informationen allein nicht abschließend sicher bestimmen lässt.

Entscheidung des Schlichtungsausschusses zu der KDE 541, veröffentlicht am 15.10.2020

Frage: Aufnahme wegen starker Überwässerung und Hyperkaliämie bei bekannter terminaler Nierenkrankheit mit Dialysepflichtigkeit. Es erfolgt eine Nierenersatztherapie (CVVH) mit Flüssigkeitsentzug und Ausgleich der Elektrolyte. Bei akuter respiratorischer Insuffizienz erfolgt noch am Aufnahmetag die Intubation und invasive Beatmung. Im Verlauf Tracheotomie. Multiple Komplikationen (Pneumonie, Sepsis, Multiorganversagen), intensivmedizinische und antibiotische Therapie. Beatmung bis zum Tod der Patientin nach 28 Behandlungstagen. Was ist die Hauptdiagnose?

Entscheidung: In dem beschriebenen Fall (KDE-541), bei dem die Patientin wegen starker Überwässerung und Hyperkaliämie bei bekannter terminaler Nierenkrankheit mit Dialysepflichtigkeit aufgenommen wird, eine Nierenersatztherapie (CVVH) mit Flüssigkeitsentzug und Ausgleich der Elektrolyte bei akuter respiratorischer Insuffizienz erfolgt und noch am Aufnahmetag die Intubation und invasive Beatmung begonnen und im Verlauf die Patientin tracheotomiert wird, multiple Komplikationen (Pneumonie, Sepsis, Multiorganversagen) auftreten, intensivmedizinische und antibiotische Therapie und Beatmung bis zum Tod der Patientin nach 28 Behandlungstagen erfolgen, ist für die Auswahl der Hauptdiagnose der Abschnitt „*Zwei oder mehr Diagnosen, die gleichermaßen der Definition der Hauptdiagnose entsprechen*" der DKR D002 *Hauptdiagnose* anzuwenden.

Demnach gilt:

„*Zwei oder mehr Diagnosen, die gleichermaßen der Definition der Hauptdiagnose entsprechen*

Wenn zwei oder mehrere Diagnosen in Bezug zu Aufnahme, Untersuchungsbefunden und/oder der durchgeführten Therapie gleichermaßen die Kriterien für die Hauptdiagnose erfüllen und ICD 10-Verzeichnisse und Kodierrichtlinien keine Verschlüsselungsanweisungen geben, muss vom behandelnden Arzt entschieden werden, welche Diagnose am besten der Hauptdiagnose-Definition entspricht. Nur in diesem Fall ist vom behandelnden Arzt diejenige auszuwählen, die für Untersuchung und/oder Behandlung die meisten Ressourcen verbraucht hat. Hierbei ist es unerheblich, ob die Krankheiten verwandt sind oder nicht."

Die Hauptdiagnose ist danach abhängig vom Ressourcenverbrauch zu kodieren, welcher sich jedoch an Hand der hier zum Sachverhalt vorliegenden Informationen allein nicht abschließend sicher bestimmen lässt.

Schlüsselnummern aus Z03.0 bis Z03.9
Ärztliche Beobachtung und Beurteilung von Verdachtsfällen, Verdacht ausgeschlossen

Schlüsselnummern aus Z03.0 bis Z03.9 werden **ausschließlich dann** als **Hauptdiagnose** für die Abklärung des Gesundheitszustandes des Patienten zugeordnet, wenn es Hinweise auf die Existenz eines abnormen Zustandes, auf die Folge eines Unfalls oder eines anderen Ereignisses mit typischerweise nachfolgenden Gesundheitsproblemen gibt und sich der Krankheitsverdacht **nicht** bestätigt und eine Behandlung derzeit **nicht** erforderlich ist.

Beispiel 5

Ein Kleinkind wird von der Mutter mit einer leeren Tablettenschachtel gefunden. Der Verbleib des Inhaltes ist unklar. Bei dem Kind bestehen keine Symptome, es wird aber zur Beobachtung wegen des Verdachtes einer Medikamenteningestion stationär aufgenommen. Im Verlauf zeigte sich kein Anhalt für eine Tabletteningestion.

Hauptdiagnose:	Z03.6	*Beobachtung bei Verdacht auf toxische Wirkung von aufgenommenen Substanzen*
Nebendiagnose(n):		keine

Können für die Hauptdiagnose spezifischere Schlüsselnummern angegeben werden, haben diese Vorrang vor einer Schlüsselnummer aus der Kategorie Z03.– *Ärztliche Beobachtung und Beurteilung von Verdachtsfällen, Verdacht ausgeschlossen*. Wenn ein Symptom, das mit der Verdachtsdiagnose im Zusammenhang steht, vorliegt, wird die Symptom-Schlüsselnummer als Hauptdiagnose zugewiesen, nicht ein Kode aus der Kategorie Z03.– *Ärztliche Beobachtung und Beurteilung von Verdachtsfällen, Verdacht ausgeschlossen* (s.a. DKR D008 *Verdachtsdiagnosen* (Seite 25)).

Wenn zwei oder mehrere Befunde/Symptome bei der Beobachtung des Verdachtsfalles für die Hauptdiagnose in Frage kommen, so ist vom behandelnden Arzt diejenige auszuwählen, die die meisten Ressourcen verbraucht hat.

Kommentar:

In dieser Kodierrichtlinie wird klargestellt, dass die sogenannten Beobachtungskodes Z03.0 – Z03.9 ausschließlich nur dann Hauptdiagnose sein dürfen, wenn keine Symptome oder andere Krankheitserscheinungen vorliegen, die im Zusammenhang mit der Verdachtsdiagnose stehen. Zur Verdeutlichung wurde ein Beispiel aufgenommen. Ein weiteres Beispiel wäre der Flugpassagier, der nach der Landung stationär beobachtet werden muss, weil ein Mitreisender auf SARS-Infektion verdächtig ist.

In anderen Fällen kann die Zuordnung schwieriger werden, z.B. bei einem Kleinkind, das nach einem unbeobachteten Sturz wegen Verdachts auf Commotio zur Überwachung stationär aufgenommen wird. Eine eindeutige Anamneseerhebung im Hinblick auf eine Bewusstlosigkeit ist nicht möglich. Einziges Symptom ist lokaler Kopfschmerz im Bereich einer Beule. Typische Symptome einer Commotio bestehen nicht, der Verlauf ist unauffällig („Ausschluss Commotio"). Da die Verdachtsdiagnose ausgeschlossen wurde, ist das Symptom Kopfschmerz (R51) als Hauptdiagnose zu verschlüsseln.

Erfolgte die stationäre Aufnahme nur aufgrund anamnestischer Angaben und ohne Symptome, ist Z03.8 *Beobachtung bei sonstigen Verdachtsfällen* als Hauptdiagnose zu verschlüsseln.

Der bei dieser Fallkonstellation gelegentlich verwendete Kode Z03.3 *Beobachtung bei Verdacht auf neurologische Krankheit* ist in diesem Fall nicht zutreffend, da es sich in der ICD-Systematik bei einer Commotio cerebri nicht um eine neurologische Krankheit, sondern um eine Verletzung handelt. Commotio cerebri ist Kapitel XIX (Verletzungen, Vergiftungen und bestimmte andere Folgen äußerer Ursachen) zugeordnet und findet sich dort unter S06.- *Intrakranielle Verletzung*, nicht in Kapitel VI (Krankheiten des Nervensystems).

Siehe auch Kommentar zu DKR D008 *Verdachtsdiagnosen*.

Interne Verlegungen zwischen Abteilungen nach BPflV und KHEntgG

Bei Krankenhaus-internen Verlegungen von Patienten zwischen Abteilungen, die nach Bundespflegesatzverordnung (BPflV) abrechnen (z.B. Psychiatrie), und Abteilungen, die nach Krankenhausentgeltgesetz (KHEntgG) abrechnen, sind folgende Regeln zu beachten:

- Jede Abteilung dokumentiert und kodiert nach den für sie gültigen Regeln.
- Wird ein Patient **erstmalig** intern in eine Abteilung nach KHEntgG verlegt, so ist die Hauptdiagnosendefinition auf die Symptome/Diagnosen anzuwenden, die hauptsächlich für die Veranlassung des Aufenthaltes in dieser Abteilung verantwortlich sind (siehe Beispiel 6).
- Wird ein Patient mehrfach intern zwischen Abteilungen nach KHEntgG und BPflV verlegt, so gilt für die Auswahl der Hauptdiagnose aus den Diagnosen der Abteilungen nach KHEntgG die analoge Regelung wie sie für Rückverlegungen aus anderen Krankenhäusern (siehe unten) gilt.

Beispiel 6

Ein Patient wird wegen einer Schizophrenie in die Psychiatrie aufgenommen. Während des stationären Verlaufs entwickelt der Patient ein akutes Abdomen. Nach Verlegung in die Chirurgie findet sich dort als Ursache für die Symptomatik eine akute Cholezystitis. Die Schizophrenie wird weiterbehandelt.

Psychiatrie (BPflV)

Hauptdiagnose:	Schizophrenie
Nebendiagnose(n):	Akutes Abdomen

Chirurgie (KHEntgG)

Hauptdiagnose:	Akute Cholezystitis
Nebendiagnose(n):	Schizophrenie

Wiederaufnahme in dasselbe Krankenhaus

In allen Fällen einer Zusammenfassung von Falldaten zu einem Fall und einer Neueinstufung in eine Fallpauschale ist folgendes zu beachten:

- Sofern beide Aufenthalte gemäß Abrechnungsbestimmungen (Näheres siehe dort) mittels einer Fallpauschale (DRG) abgerechnet werden, werden die Symptome/Diagnosen und Prozeduren beider Aufenthalte zusammen betrachtet. Auf diese Symptome/Diagnosen ist die Hauptdiagnosendefinition anzuwenden.

Rückverlegungen aus anderen Krankenhäusern

Bei Rückverlegungen aus anderen Krankenhäusern (z.B. KH A → KH B → KH A) ist folgendes zu beachten:

- Sofern beide Aufenthalte in KH A gemäß Abrechnungsbestimmungen (Näheres siehe dort) mittels einer Fallpauschale (DRG) abgerechnet werden, werden die Symptome/ Diagnosen und Prozeduren beider Aufenthalte zusammen betrachtet. Auf diese Symptome/Diagnosen ist die Hauptdiagnosendefinition anzuwenden.

Beispiel 7

Ein Patient mit atherosklerotischer Herzkrankheit wird mit instabiler Angina pectoris in Krankenhaus A aufgenommen. Zur weiteren Diagnostik und Therapie wird er in das Krankenhaus B verlegt. Bei den dortigen Untersuchungen findet sich ein Herzinfarkt. Der Patient wird anschließend durch eine Koronarbypassanlage versorgt. In stabilem Zustand wird er in das Krankenhaus A rückverlegt.

Krankenhaus A: 1. Aufenthalt

Hauptdiagnose:	Instabile Angina pectoris
Nebendiagnose(n):	Atherosklerotische Herzkrankheit

Krankenhaus B:

Hauptdiagnose:	Myokardinfarkt
Nebendiagnose(n):	Atherosklerotische Herzkrankheit

Krankenhaus A: 2. Aufenthalt

Hauptdiagnose:	Myokardinfarkt
Nebendiagnose(n):	Atherosklerotische Herzkrankheit
	Vorhandensein eines aortokoronaren Bypasses

Nach Rückverlegung des Patienten werden im Krankenhaus A die Diagnosen aus dem 1. und 2. Aufenthalt betrachtet, um die Haupt- und Nebendiagnosen zu bestimmen. Gemäß DKR 0901 *Ischämische Herzkrankheit* wird eine instabile Angina pectoris bei Vorliegen eines Herzinfarktes nicht kodiert.

Krankenhaus A: Gesamtaufenthalt

Hauptdiagnose:	Myokardinfarkt
Nebendiagnose(n):	Atherosklerotische Herzkrankheit
	Vorhandensein eines aortokoronaren Bypasses

Kommentar:

In manchen Fällen wird hinterfragt, was bei Verlegung zur Weiterbehandlung als Hauptdiagnose im zweiten Krankenhaus zu verschlüsseln ist. Diese Frage ist unter konsequenter Anwendung der Hauptdiagnosendefinition zu beantworten und entspricht in der Regel der ursprünglichen Erkrankung (außer die Weiterverlegung erfolgt zur Weiterbehandlung einer Komplikation z.B. eines Schlaganfalls).

Beispiel: Operative Versorgung einer Oberschenkelfraktur, nach zwei Tagen Verlegung in ein heimatnahes Krankenhaus zur Weiterbehandlung. Hauptdiagnose: Oberschenkelfraktur.

Komplexer kann es bei Verlegung in die Geriatrie werden. Wird der Patient aus dem vorgenannten Beispiel zur Weiterbehandlung nach operativer Versorgung in eine externe Geriatrie verlegt, ist ebenfalls die Oberschenkelfraktur Hauptdiagnose. Sind jedoch anamnestisch bereits Unsicherheit beim Gehen mit Stürzen und Prellungen bekannt und ist der Grund für die Verlegung bei Multimorbidität die für die Störung des Ganges und der Mobilität verantwortliche Erkrankung bzw. ist diese Diagnose nicht eindeutig bestimmbar, kann in diesem Fall auch z.B. R26.8 *Sonstige und nicht näher bezeichnete Störungen des Ganges und der Mobilität* Hauptdiagnose werden.

D003u Nebendiagnosen

Die Nebendiagnose ist definiert als:

„Eine Krankheit oder Beschwerde, die entweder gleichzeitig mit der Hauptdiagnose besteht oder sich während des Krankenhausaufenthaltes entwickelt."

Für Kodierungszwecke müssen Nebendiagnosen als Krankheiten interpretiert werden, die das Patientenmanagement in der Weise beeinflussen, dass irgendeiner der folgenden Faktoren erforderlich ist:

- therapeutische Maßnahmen
- diagnostische Maßnahmen
- erhöhter Betreuungs-, Pflege- und/oder Überwachungsaufwand

Bei Patienten, bei denen einer dieser erbrachten Faktoren auf mehrere Diagnosen (entweder Hauptdiagnose und Nebendiagnose(n) oder mehrere Nebendiagnosen) ausgerichtet ist, können alle betroffenen Diagnosen kodiert werden. Somit ist es unerheblich, ob die therapeutische(n)/diagnostische(n) Maßnahme(n) bzw. der erhöhte Betreuungs-, Pflege- und/oder Überwachungsaufwand auch in Bezug auf die Hauptdiagnose geboten waren.

Beispiel 1

Ein Patient wird für die Nebendiagnosen koronare Herzkrankheit, arterieller Hypertonus und Herzinsuffizienz mit einem Betablocker behandelt.

Nebendiagnose(n):	Koronare Herzkrankheit
	Arterieller Hypertonus
	Herzinsuffizienz

Kommentar:

Das in der Version 2010 neu aufgenommene Beispiel 1 mit dem vorangehenden Text stellt klar, dass in Fällen, in denen die Durchführung einer Maßnahme mehreren Krankheiten zugeordnet werden kann, auch die Kodierung mehrerer Diagnosen möglich ist. In dem Beispiel wird dargestellt, dass auch dann mehrere Nebendiagnosen kodiert werden können, wenn nur einer der aufgelisteten Faktoren für diese Nebendiagnosen erbracht wird und das Patientenmanagement beeinflusst (im Beispiel ein Medikament für verschiedene Krankheiten). Voraussetzung ist natürlich, dass die Krankheitsbilder bei dem Patienten vorliegen.

Ab 2013 wurde in dem zu Beispiel 1 vorangehenden Text die zusätzliche Klarstellung ergänzt, dass dies auch für die Fälle gilt, bei denen eine Maßnahme mehreren Krankheiten zugeordnet werden kann, von denen eine Hauptdiagnose ist.

Wäre in Beispiel 1 die koronare Herzkrankheit Hauptdiagnose, könnten arterieller Hypertonus und Herzinsuffizienz aufgrund der Betablockergabe ebenfalls als Nebendiagnosen kodiert werden.

Krankheiten, die z.B. durch den Anästhesisten während der präoperativen Beurteilung dokumentiert wurden, werden nur kodiert, wenn sie den oben genannten Kriterien entsprechen. Sofern eine Begleitkrankheit das Standardvorgehen für eine spezielle Prozedur beeinflusst, wird diese Krankheit als Nebendiagnose kodiert.

Anamnestische Diagnosen, die das Patientenmanagement gemäß obiger Definition nicht beeinflusst haben, wie z.B. eine ausgeheilte Pneumonie vor 6 Monaten oder ein abgeheiltes Ulkus, werden nicht kodiert.

Beispiel 2

Eine Patientin wird zur Behandlung einer chronischen myeloischen Leukämie (CML) stationär aufgenommen. In der Anamnese gibt sie eine Knieoperation vor 10 Jahren wegen eines Außenmeniskusschadens an. Danach war sie beschwerdefrei. Eine bekannte koronare Herzkrankheit wird medikamentös weiterbehandelt. Die sonografische Untersuchung der abdominellen Lymphknoten zeigt auch ein bekanntes Uterusmyom, das keine weitere Diagnostik und Behandlung erfordert. Während des stationären Aufenthaltes kommt es zu einer depressiven Reaktion mit Therapie durch Antidepressiva. Wegen anhaltender Lumbalgien wird die Patientin krankengymnastisch betreut.

Hauptdiagnose:	Chronisch myeloische Leukämie (CML)
Nebendiagnose(n):	Depressive Reaktion
	Lumbalgien
	Koronare Herzkrankheit

Die Nebendiagnosen erfüllen die obige Definition (Ressourcenverbrauch) und sind deshalb zu dokumentieren.

Die sonstigen Diagnosen (Uterus myomatosus, Z.n. OP nach Außenmeniskusschaden) erfüllen diese Definition nicht und werden deshalb für das DRG-System nicht dokumentiert. Sie sind jedoch für die medizinische Dokumentation und die ärztliche Kommunikation von Bedeutung.

Beispiel 3

Ein Patient, der wegen einer Pneumonie stationär aufgenommen wird, hat zusätzlich einen Diabetes mellitus. Das Pflegepersonal prüft täglich den Blutzucker, und der Patient bekommt eine Diabetes-Diät.

Hauptdiagnose:	Pneumonie
Nebendiagnose(n):	Diabetes mellitus

Beispiel 4

Ein 60 Jahre alter Patient mit Varikose wird zur Behandlung von Ulzera am Unterschenkel aufgenommen. Aufgrund einer früheren Unterschenkelamputation benötigt der Patient zusätzliche Unterstützung durch das Pflegepersonal.

Hauptdiagnose:	Variköse Ulzera am Bein
Nebendiagnose(n):	Unterschenkelamputation in der Eigenanamnese

Beispiel 5

Eine adipöse, ältere Patientin wird wegen Cholezystolithiasis zur Cholezystektomie aufgenommen. Postoperativ erleidet sie eine Lungenembolie.

Hauptdiagnose:	Cholezystolithiasis
Nebendiagnose(n):	Lungenembolie
	Adipositas

Kommentar:

Zur Verschlüsselung von Nebendiagnosen kommt es immer wieder zu Diskussionen über die Höhe des Aufwandes, der eine Kodierung rechtfertigt. In der vorliegenden Kodierrichtlinie ist geregelt, dass das Patientenmanagement durch **irgendeinen** der folgenden Faktoren beeinflusst werden muss:

therapeutische Maßnahmen

diagnostische Maßnahmen

erhöhter Betreuungs-, Pflege- und/oder Überwachungsaufwand.

Die Kodierer sollten zwar die mögliche Angleichung der Kostendifferenz zwischen kaum aufwändiger Behandlung und sehr aufwändiger Behandlung durch die zu häufige Kodierung einer Nebendiagnose berücksichtigen. Langfristige Folge ist sonst eine „Entwertung" der Nebendiagnosen als Kostentrenner im aG-DRG-System. Untere Schwellenwerte für den Aufwand zur Kodierung einer Nebendiagnose sind jedoch nicht definiert. Es gibt im aG-DRG-System keine quantitative Definition oder Vorgaben zur Höhe des Ressourcenaufwandes. Sobald ein Aufwand von größer als 0 bezüglich Therapie, Diagnostik oder Betreuung/Pflege/Überwachung erkennbar ist und keine andere Kodierrichtlinie dem entgegensteht, rechtfertigt dieser prinzipiell die Verschlüsselung der Nebendiagnose.

Probleme bereiten in diesem Zusammenhang gelegentlich die Fragen, ob das Absetzen eines Medikaments oder differentialdiagnostische ärztliche Überlegungen die Nebendiagnosen-definition erfüllen. Hierbei ist zu differenzieren, ob **irgendeiner** der aufgelisteten Faktoren das Patientenmanagement beeinflusst hat, oder ob lediglich Überlegungen dazu stattgefunden haben, die zu den originären ärztlichen Aufgaben gehören. Beispiele:

Eine häusliche Medikation wird nach der stationären Aufnahme fortgeführt und erst danach abgesetzt. Es hat eine therapeutische Maßnahme stattgefunden. Die entsprechende Diagnose wird kodiert.

Eine häusliche Medikation wird bereits während der Aufnahmeuntersuchung abgesetzt und während des stationären Aufenthaltes erst gar nicht gegeben. Es hat keine therapeutische Maßnahme stattgefunden. Die entsprechende Diagnose wird nicht kodiert.

Entscheidung des Schlichtungsausschusses zu der KDE 400, veröffentlicht am 25.11.2020

Frage: Ein Neugeborenes wird wegen persistierendem Ikterus ins Krankenhaus aufgenommen. Bei der Sonographie erfolgt auch eine Beurteilung der ableitenden Harnwege. Dabei wird ein bekannter Megaureter bestätigt. Während des Aufenthaltes erfolgen diesbezüglich keine weiteren diagnostischen oder therapeutischen Maßnahmen. Kann hier der ICD-Kode Q62.2 *Angeborener Megaureter* als Nebendiagnose angegeben werden?

Entscheidung: Wenn ein Neugeborenes wegen persistierendem Ikterus in ein Krankenhaus aufgenommen wird und eine sonographische Beurteilung der ableitenden Harnwege bei bekanntem Megaureter erfolgt, anschließend in Bezug auf den Megaureter aber keine weiteren diagnostischen oder therapeutischen Maßnahmen während des stationären Aufenthaltes erfolgen, ist der Kode Q62.2 *Angeborener Megaureter* gemäß DKR D003 *Nebendiagnosen* als Nebendiagnose anzugeben.

Entscheidung des Schlichtungsausschusses zu der KDE 556, veröffentlicht am 25.11.2020

Frage: Wiederaufnahme eines Patienten wegen einer Wundheilungsstörung im Bereich des Rückens nach knöcherner Dekompression bei schwerer Spinalkanalstenose bei Achondroplasie. Aktuell erfolgt eine Wundrevision und Verschluss eines Liquorlecks. Ist Q77.4 *Achondroplasie* als Nebendiagnose zu kodieren?

Entscheidung: In dem vorliegenden Fall (KDE 556) der Aufnahme eines Patienten wegen einer Wundheilungsstörung im Bereich des Rückens nach vorheriger knöcherner Dekompression bei schwerer Spinalkanalstenose bei Achondroplasie, bei dem aktuell eine Wundrevision und Verschluss eines Liquorlecks erfolgt, ist weder die Wundheilungsstörung noch das Liquorleck eine spezifische Manifestation der Achondroplasie. Die Kodierung der Achondroplasie richtet sich daher nach DKR D003 *Nebendiagnosen*.

Die Nebendiagnose ist danach abhängig vom Aufwand zu kodieren, welcher sich jedoch an Hand der hier zum Sachverhalt vorliegenden Informationen allein nicht abschließend sicher bestimmen lässt.

Symptome als Nebendiagnose

Für Symptome gelten die Regelungen zur Kodierung von Nebendiagnosen entsprechend.

Beispiel 6

Ein Patient wird zur Behandlung einer fortgeschrittenen alkoholischen Leberzirrhose stationär aufgenommen. Es besteht ein ausgeprägter Aszites, der Auswirkungen u. a. auf die Atmung sowie auf die Nierenfunktion hat. Er wird u. a. mittels Entlastungspunktionen behandelt.

Hauptdiagnose:	Alkoholische Leberzirrhose
Nebendiagnose(n):	Aszites

Kommentar:

Ab 2010 unterliegen Symptome für ihre Kodierung nur noch der Nebendiagnosendefinition und sind entsprechend deren Voraussetzungen zu kodieren. Die bis zu diesem Zeitpunkt gültige Regelung, dass es sich bei einem Symptom um ein eigenständiges wichtiges Problem handeln muss, ist ab 2010 entfallen. Diese inhaltliche Änderung löst nicht das Problem der medizinischen Definition, also welche ICD-Kodes Symptome abbilden, aber sie vereinfacht die Kodierung. Ein Konfliktpotenzial wurde beseitigt und Diskussionen sind überflüssig, ob ein Symptom mit der zugrunde liegenden Krankheit vergesellschaftet ist oder ein eigenständiges Problem darstellt. Es ist damit nicht beabsichtigt, den Dokumentationsaufwand zu erhöhen und jedes Symptom wie z.B. Kopfschmerzen bei Migräne oder Fieber bei Sepsis obligat zu verschlüsseln, auch wenn dafür keine einschränkende Festlegung getroffen wurde.

Reihenfolge der Nebendiagnosen

Es gibt keine Kodierrichtlinie, die die Reihenfolge der Nebendiagnosen regelt. Jedoch sollten die bedeutenderen Nebendiagnosen, insbesondere Komplikationen und Komorbiditäten, zuerst angegeben werden, da die Anzahl der zur Verfügung stehenden Schlüsselnummer-Felder begrenzt ist. Wird zur Verschlüsselung einer Diagnose mehr als ein Kode benötigt (z.B. Kreuz-Stern-System), so ist für die Reihenfolge DKR D012 *Mehrfachkodierung* (Seite 29) zu beachten.

Abnorme Befunde

Abnorme Labor-, Röntgen-, Pathologie- und andere diagnostische Befunde werden nicht kodiert, es sei denn, sie haben eine klinische Bedeutung im Sinne einer therapeutischen Konsequenz oder einer weiterführenden Diagnostik (nicht allein Kontrolle der abnormen Werte).

Beispiel 7

Ein Patient wird wegen einer Pneumonie stationär aufgenommen. Im Labortest wird eine leicht erhöhte Gamma-GT, die ausschließlich kontrolliert wird und keine weiteren diagnostischen oder therapeutischen Maßnahmen nach sich zieht, gefunden.

Hauptdiagnose: Pneumonie

Anmerkung: Die erhöhte Gamma-GT erfüllt nicht die Definition einer Nebendiagnose und wird deshalb für das DRG-System nicht dokumentiert. Sie ist jedoch für die medizinische Dokumentation und die ärztliche Kommunikation von Bedeutung.

Kommentar:

In diesem Abschnitt kann eine sprachliche Ungenauigkeit zu Missverständnissen führen. Es ist hier klargestellt, dass abnorme Labor-, Röntgen-, Pathologie- und andere diagnostische Befunde nicht kodiert werden, es sei denn, sie haben eine klinische Bedeutung im Sinne einer therapeutischen Konsequenz oder einer weiterführenden Diagnostik. Zur näheren Erläuterung ist dazu in Klammer aufgeführt, dass nicht allein die Kontrolle der abnormen Werte ausreicht. Der Begriff **Werte** bezieht sich dabei auf Beispiel 7, in dem die alleinige Kontrolle der erhöhten Gamma-GT beschrieben ist. Daraus kann nicht abgeleitet werden, dass damit nur Kontrollen von Laborwerten gemeint sind. In Zusammenhang mit dem voranstehenden Satz bezieht sich die Erläuterung in der Klammer auf die Kontrolle der abnormen Labor-, Röntgen-, Pathologie- und anderer diagnostischer **Befunde**.

D004u Syndrome

Wenn es für ein Syndrom in den ICD-10-Verzeichnissen einen spezifischen Kode gibt, so ist er für dieses Syndrom zu verwenden. Grundsätzlich ist dabei die Definition der Hauptdiagnose zu beachten, so dass bei einer im Vordergrund stehenden spezifischen Manifestation des Syndroms (z.B. Herzfehler) die Kodierung des Behandlungsanlasses zur Hauptdiagnose wird (siehe DKR D002 *Hauptdiagnose* (Seite 4)).

Beispiel 1

Ein dysmorphes Kind wird zur Syndromabklärung stationär aufgenommen. Die Untersuchungen bestätigen die Diagnose Trisomie 21, meiotische Non-disjunction (Down-Syndrom).

Hauptdiagnose: Q90.0 *Trisomie 21, meiotische Non-disjunction*

Beispiel 2

Ein Kind mit Trisomie 21, meiotische Non-disjunction (Down-Syndrom) wird wegen eines angeborenen Ventrikelseptumdefektes zur Herz-Operation aufgenommen.

Hauptdiagnose:	Q21.0	*Ventrikelseptumdefekt*
Nebendiagnose(n):	Q90.0	*Trisomie 21, meiotische Non-disjunction*

Entscheidung des Schlichtungsausschusses zu der KDE 535, veröffentlicht am 25.11.2020

Frage: Stationäre Behandlung eines fünf Monate alten Säuglings wegen einer länger bestehenden Otitis media mit purulenter Otorrhoe und Nachweis von Pseudomonas aeruginosa. Es erfolgt eine intravenöse Antibiotikatherapie. Anamnestisch ist ein Down-Syndrom bekannt, ein Herzfehler liegt nicht vor. Trinkverhalten und Nahrungsaufnahme sind altersentsprechend unauffällig. In Bezug auf das bekannte Down-Syndrom entsteht kein Aufwand. Ist ein Kode aus Q90.- *Down-Syndrom* als Nebendiagnose zu kodieren?

Entscheidung: Erfolgt wie in dem vorliegendem Fall (KDE-535), eine stationäre Behandlung eines fünf Monate alten Säuglings mit Down-Syndrom wegen einer länger bestehenden Otitis media mit purulenter Otorrhoe und Nachweis von Pseudomonas aeruginosa, die mit einer intravenösen Antibiotikatherapie behandelt wird, ist gemäß DKR D004 *Syndrome* der zutreffende Kode aus Q90.- *Down-Syndrom* als Nebendiagnose zu kodieren. Die Otitis media stellt eine spezifische Manifestation des Down-Syndroms dar.

Sehen die ICD-10-Verzeichnisse keine spezifische Schlüsselnummer für das Syndrom vor, so sind die einzelnen Manifestationen zu verschlüsseln.

Sobald zwei Manifestationen der Definition der Hauptdiagnose entsprechen, ist bei der Kodierung nach DKR D002 *Hauptdiagnose* Absatz „*Zwei oder mehr Diagnosen, die gleichermaßen der Definition der Hauptdiagnose entsprechen*" (Seite 8) zu verfahren.

Bei angeborenem Syndrom ist eine zusätzliche Schlüsselnummer aus der Kategorie Q87.– *Sonstige näher bezeichnete angeborene Fehlbildungssyndrome mit Beteiligung mehrerer Systeme* als Nebendiagnose zu den bereits kodierten benannten Manifestationen zu kodieren. Die Zusatzschlüsselnummer dient als Hinweis, dass dies ein Syndrom ist, dem keine spezifische Schlüsselnummer der ICD-10-GM zugewiesen ist.

Beispiel 3

Ein Kind mit Galloway-Mowat-Syndrom (Symptomenkombination aus Mikrozephalie, Hiatushernie und Nephrose, autosomal-rezessiv vererbt) wird zur Nierenbiopsie aufgenommen. Histologisch finden sich fokale und segmentale glomeruläre Läsionen.

Hauptdiagnose:	N04.1	*Nephrotisches Syndrom, fokale und segmentale glomeruläre Läsionen*
Nebendiagnose(n):	Q40.1	*Angeborene Hiatushernie*
	Q02	*Mikrozephalie*
	Q87.8	*Sonstige näher bezeichnete angeborene Fehlbildungssyndrome, anderenorts nicht klassifiziert*
Prozedur:	1-463.0	*Perkutane (Nadel-)Biopsie an Harnorganen und männlichen Genitalorganen, Niere*

D005d Folgezustände und geplante Folgeeingriffe

Folgezustände oder Spätfolgen einer Krankheit sind **aktuelle** Krankheitszustände, die durch eine frühere Krankheit hervorgerufen wurden.

Es gibt keine allgemeine zeitliche Beschränkung für die Verwendung der Schlüsselnummern für Folgezustände. Der Folgezustand kann schon im Frühstadium des Krankheitsprozesses offenbar werden, z.B. neurologische Defizite als Folge eines Hirninfarktes, oder er zeigt sich Jahre später, z.B. die chronische Niereninsuffizienz als Folge einer früheren Nierentuberkulose.

Die Kodierung der Folgezustände von Krankheiten erfordert zwei Schlüsselnummern:

- eine für den aktuellen Rest-/Folgezustand und
- eine Schlüsselnummer („Folgen von ...“), die ausdrückt, dass dieser Zustand Folge einer früheren Krankheit ist.

Der Restzustand oder die Art der Folgezustände werden an erster Stelle angegeben, gefolgt von der Schlüsselnummer „Folgen von ...“.

Beispiel 1

Einseitige Erblindung aufgrund eines früheren Trachoms

H54.4	*Blindheit und hochgradige Sehbehinderung, monokular*
B94.0	*Folgezustände des Trachoms*

Beispiel 2

Monoplegie des Oberarms aufgrund einer früheren akuten Poliomyelitis

G83.2	*Monoparese und Monoplegie einer oberen Extremität*
B91	*Folgezustände der Poliomyelitis*

Beispiel 3

Spastische Hemiplegie aufgrund einer früheren Hirnembolie

G81.1	*Spastische Hemiparese und Hemiplegie*
I69.4	*Folgen eines Schlaganfalls, nicht als Blutung oder Infarkt bezeichnet*

Beispiel 4

Ein Patient wird zur Behandlung einer Fehlstellung, die Folge einer abgeheilten Radiusfraktur ist, stationär aufgenommen.

Hauptdiagnose:	M84.03	*Frakturheilung in Fehlstellung, Unterarm*
Nebendiagnose(n):	T92.1	*Folgen einer Fraktur des Armes*

Wird ein Patient dagegen beispielsweise zu einer Sehnenoperation bei einem vor zwei Wochen stattgefundenen Sehnenriss im Fingerbereich aufgenommen, ist dies **nicht** als „Folgeerscheinung“ zu kodieren, da der Riss immer noch behandelt wird.

Spezifische Schlüsselnummern für die Ursachen von Spätfolgen sind:

B90.–	*Folgezustände der Tuberkulose*
B91	*Folgezustände der Poliomyelitis*
B92	*Folgezustände der Lepra*
B94.–	*Folgezustände sonstiger und nicht näher bezeichneter infektiöser und parasitärer Krankheiten*
E64.–	*Folgen von Mangelernährung oder sonstigen alimentären Mangelzuständen*
E68	*Folgen der Überernährung*
G09	*Folgen entzündlicher Krankheiten des Zentralnervensystems*
I69.–	*Folgen einer zerebrovaskulären Krankheit*
O94	*Folgen von Komplikationen während Schwangerschaft, Geburt und Wochenbett*
T90–T98	*Folgen von Verletzungen, Vergiftungen und sonstigen Auswirkungen äußerer Ursachen*

Behandlung einer akuten Verletzung/Verbrennung und geplanter Folgeeingriff

Für die initiale und nachfolgende Behandlung einer aktuellen Verletzung/Verbrennung ist der Kode für die Verletzung/Verbrennung (weiterhin) als Hauptdiagnose zu verwenden.

Auch bei einer Aufnahme zu einer zweiten oder weiteren Operation nach einem Ersteingriff, die zum Zeitpunkt des Ersteingriffs im Rahmen der Gesamtbehandlung bereits als Folgeeingriff geplant war, wird die ursprüngliche Krankheit als Hauptdiagnose kodiert. Das gilt auch dann, wenn die ursprüngliche Krankheit nicht mehr vorhanden ist (siehe Beispiel 5 und 6).

Beispiel 5

Ein Patient wird zur geplanten Rückverlagerung eines Kolostomas, das bei einer früheren Operation wegen einer Sigmadivertikulitis angelegt wurde, stationär aufgenommen. Die Sigmadivertikulitis ist inzwischen abgeheilt.

Hauptdiagnose:	Sigmadivertikulitis
Nebendiagnose(n):	Versorgung eines Kolostomas

Metallentfernungen und andere **weitere Behandlungen** einer Verletzung (z.B. Entfernung eines orthopädischen Nagels) sind zu unterscheiden von der Behandlung einer Folgeerscheinung der ursprünglichen Verletzung (siehe Beispiel 4). Diese Fälle sind mit dem passenden Kode für die ursprüngliche Verletzung als Hauptdiagnose gefolgt von einem zutreffenden Kode aus Kapitel XXI (z.B. Z47.0 *Entfernung einer Metallplatte oder einer anderen inneren Fixationsvorrichtung*) als Nebendiagnose zu verschlüsseln, der zusammen mit dem entsprechenden Kode für die Prozedur den Bedarf einer weiteren Behandlung anzeigt.

Beispiel 6

Ein Patient wird zur Metallentfernung ein Jahr nach einer distalen Radiusfraktur (mit Luxation des Ulnakopfes), die mit einer Platte versorgt wurde, stationär aufgenommen.

Hauptdiagnose:	S52.31	*Fraktur des distalen Radiusschaftes mit Luxation des Ulnakopfes*
Nebendiagnose(n):	Z47.0	*Entfernung einer Metallplatte oder einer anderen inneren Fixationsvorrichtung*
Prozedur(en):	5-787.35	*Entfernung von Osteosynthesematerial, Platte, Radiusschaft*

Kommentar:

Probleme bereitet gelegentlich die Abgrenzung, wie lange es sich um eine „nachfolgende" Behandlung der aktuellen Verletzung handelt und somit die Verletzung Hauptdiagnose bleibt. Entwickelt sich beispielsweise nach osteosynthetischer Versorgung einer Fraktur ein Platteninfekt, der zur erneuten stationären Aufnahme führt und ist die Fraktur noch nicht stabil, stellt sich die Frage, ob gemäß DKR D002 *Hauptdiagnose* der Platteninfekt Hauptdiagnose wird oder es sich gemäß DKR D005 *Folgezustände und geplante Folgeeingriffe* um eine „nachfolgende" Behandlung der Fraktur handelt und die Fraktur Hauptdiagnose wird. Hier können zwei Allgemeine Kodierrichtlinien für Krankheiten konkurrieren. Sachgerecht ist die Lösung über DKR D002, Absatz „Zwei oder mehr Diagnosen, die gleichermaßen der Definition der Hauptdiagnose entsprechen", also die Auswahl nach dem Ressourcenverbrauch für den aktuellen stationären Aufenthalt.

D006e Akute und chronische Krankheiten

Leidet ein Patient gleichzeitig an der chronischen und akuten Form derselben Krankheit, wie z.B. akute Exazerbation einer chronischen Krankheit, so wird nur dann die akute Form der Krankheit als Hauptdiagnose und die chronische Form als Nebendiagnose kodiert, wenn es für die akute und chronische Form dieser Krankheit unterschiedliche Schlüsselnummern gibt.

Beispiel 1

Ein Patient wird wegen akuten Schubs bei chronischer idiopathischer Pankreatitis ohne Organkomplikationen aufgenommen.

Hauptdiagnose:	K85.00	*Idiopathische akute Pankreatitis ohne Angabe einer Organkomplikation*
Nebendiagnose(n):	K86.18	*Sonstige chronische Pankreatitis*

Ausnahmen: Dieses Kriterium darf nicht verwendet werden, wenn:

a) die ICD-10-GM für die Kombination eine eigene Schlüsselnummer vorsieht, z.B.:

J44.1- ***Chronische** obstruktive Lungenkrankheit mit **akuter** Exazerbation, nicht näher bezeichnet*

b) die ICD-10-GM eine gegenteilige Anweisung gibt, z.B.:

C92.0- ***Akute*** *myeloblastische Leukämie [AML]*
Exkl.: ***Akute*** *Exazerbation einer* ***chronischen*** *myeloischen Leukämie* (C92.1-)

C92.1- *Chronische myeloische Leukämie [CML], BCR/ABL-positiv*

Hier wird nur C92.1- und der Remissionsstatus an fünfter Stelle kodiert.

c) die ICD-10-GM darauf hinweist, dass nur eine Schlüsselnummer erforderlich ist. Zum Beispiel weist bei der Kodierung von „akuter Schub bei chronischer mesenterialer Lymphadenitis" das Alphabetische Verzeichnis darauf hin, dass die **akute** Krankheit nicht getrennt kodiert werden muss, da sie in runden Klammern nach dem Hauptbegriff aufgeführt ist (d.h. als nicht wesentlicher Modifizierer):

Mesenteriale Lymphadenitis (akut) (chronisch) I88.0

D007f Aufnahme zur Operation/Prozedur, nicht durchgeführt

Wenn ein Patient für eine Operation/Prozedur stationär aufgenommen wurde, die aus irgendeinem Grund nicht durchgeführt und der Patient entlassen wurde, ist wie folgt zu kodieren:

a) Wenn die Operation/Prozedur aus technischen Gründen nicht ausgeführt wurde:

Beispiel 1

Ein Patient wurde aufgenommen zwecks Insertion von Paukenröhrchen bei Seromukotympanon. Die Operation wurde aus technischen Gründen verschoben.

Hauptdiagnose:	H65.3	*Chronische muköse Otitis media*
Nebendiagnose(n):	Z53	*Personen, die Einrichtungen des Gesundheitswesens wegen spezifischer Maßnahmen aufgesucht haben, die aber nicht durchgeführt wurden*

b) Wenn die Operation/Prozedur auf Grund einer Krankheit oder einer Komplikation, die nach Aufnahme aufgetreten ist, nicht ausgeführt wurde:

Beispiel 2

Ein Patient mit Tonsillitis wurde zur Tonsillektomie aufgenommen. Die Operation wurde aufgrund einer akuten Sinusitis frontalis verschoben.

Hauptdiagnose:	J35.0	*Chronische Tonsillitis*
Nebendiagnose(n):	Z53	*Personen, die Einrichtungen des Gesundheitswesens wegen spezifischer Maßnahmen aufgesucht haben, die aber nicht durchgeführt wurden*
	J01.1	*Akute Sinusitis frontalis*

Kommentar:

Da diese Kodierrichtlinie nicht nur Operationen aus Kapitel 5 des OPS betrifft, wurde sie 2007 durch „Operation/Prozedur" erweitert. Die Definition einer Prozedur findet sich in DKR P001 *Allgemeine Kodierrichtlinien für Prozeduren*. In der unter b) beschriebenen Konstellation bezieht sich die Einschränkung „..., die nach Aufnahme aufgetreten ist, ..." nur auf die Komplikation. Eine bereits bestehende Erkrankung, die nach Aufnahme zum Absetzen der Operation/Prozedur führt, wird wie unter b) beschrieben verschlüsselt.

D008b Verdachtsdiagnosen

Verdachtsdiagnosen im Sinne dieser Kodierrichtlinie sind Diagnosen, die **am Ende eines stationären Aufenthaltes** weder sicher bestätigt noch sicher ausgeschlossen sind.

Verdachtsdiagnosen werden unterschiedlich kodiert, abhängig davon, ob der Patient nach Hause entlassen oder in ein anderes Krankenhaus verlegt wurde.

Entlassung nach Hause

Wenn Untersuchungen vorgenommen, aber **keine** Behandlung in Bezug auf die Verdachtsdiagnose eingeleitet wurde, ist/sind das/die **Symptom/e** zu kodieren (siehe Beispiel 1 und DKR D002 *Hauptdiagnose* (Seite 4)).

Beispiel 1

Ein Kind wurde wegen rechtseitigen Schmerzen im Unterbauch mit Verdacht auf Appendizitis aufgenommen. Die Untersuchungen während des stationären Aufenthaltes haben die Diagnose einer Appendizitis nicht bestätigt. Eine spezifische Behandlung der Appendizitis wurde nicht durchgeführt.

Hauptdiagnose:	R10.3	*Schmerzen mit Lokalisation in anderen Teilen des Unterbauches*

Wenn eine **Behandlung** eingeleitet wurde und die Untersuchungsergebnisse nicht eindeutig waren, ist die **Verdachtsdiagnose** zu kodieren.

Beispiel 2

Ein Patient wurde mit Verdacht auf Meningitis wegen starken Kopfschmerzen aufgenommen. Die Untersuchungen während des stationären Aufenthaltes haben die Diagnose einer Meningitis weder bestätigt noch sicher ausgeschlossen. Eine spezifische Behandlung der Meningitis wurde jedoch eingeleitet.

Hauptdiagnose:	G03.9	*Meningitis, nicht näher bezeichnet*

Kommentar:

Eine zentrale Aussage der Kodierrichtlinie ist, dass ausgeschlossene Diagnosen nicht kodiert werden dürfen.

In Ergänzung des Beispiels in der Kommentierung unter DKR D002 *Hauptdiagnose*, Absatz „Schlüsselnummern aus Z03.0 bis Z03.9“ würde dies bedeuten, dass bei „Ausschluss Commotio“ S06.0 *Gehirnerschütterung* nicht als Hauptdiagnose verschlüsselt werden kann. Sollte die Commotio allerdings nicht sicher ausgeschlossen werden können, kann Überwachung und Bettruhe als Behandlung im Sinne der DKR D008 gewertet werden. Hauptdiagnose wäre in diesem Fall S06.0 *Gehirnerschütterung*.

Siehe auch Kommentar zu DKR D002 *Hauptdiagnose*, Absatz „Schlüsselnummern aus Z03.0 bis Z03.9“.

Verlegung in ein anderes Krankenhaus

Wenn ein Patient mit einer Verdachtsdiagnose verlegt wird, ist vom verlegenden Krankenhaus die Verdachtsdiagnose-Schlüsselnummer zu kodieren.

Von dem verlegenden Krankenhaus dürfen zur Kodierung nur die zum Zeitpunkt der Verlegung erhältlichen Informationen verwendet werden. Spätere Informationen aus dem Krankenhaus, in welches der Patient verlegt wurde, dürfen die Kodierungsentscheidung nachträglich nicht beeinflussen.

Wird beispielsweise ein Patient mit der Verdachtsdiagnose Meningitis verlegt und der Fall vom verlegenden Krankenhaus als Meningitis kodiert, so ist die Schlüsselnummer für Meningitis vom verlegenden Krankenhaus nachträglich nicht zu ändern. Dies gilt auch dann, wenn vom zweitbehandelnden Krankenhaus der Entlassungsbericht zugesandt wird und sich daraus ergibt, dass der Patient laut Untersuchung keine Meningitis hatte.

D009a „Sonstige" und „nicht näher bezeichnete" Schlüsselnummern

Die Resteklasse „Sonstige ..." ist dann bei der Kodierung zu verwenden, wenn eine genau bezeichnete Krankheit vorliegt, für die es aber in der ICD-10 keine eigene Klasse gibt.

Die Resteklasse „Nicht näher bezeichnete ..." ist dann zu verwenden, wenn eine Krankheit nur mit ihrem Oberbegriff, wie z.B. Katarakt, beschrieben ist und/oder eine weitere Differenzierung nach den Klassifikationskriterien der ICD-10 an entsprechender Stelle nicht möglich ist (siehe Beispiel 3).

„Sonstige" und „nicht näher bezeichnete" Schlüsselnummern bzw. „Resteklassen" haben im Allgemeinen eine spezifische Kennzeichnung.

Auf der **vierstelligen Ebene** ist die Zuordnung in der Regel wie folgt:

„.0 – .7" spezifische Krankheiten (im Kapitel XIX *„Verletzungen und Vergiftungen"* wird „.7" häufig für „multiple Verletzungen" verwendet)

„.8" spezifische Krankheiten, die unter „.0 – .7" nicht klassifiziert sind (oder „sonstige")

„.9" „nicht näher bezeichnet"

Beispiel 1	**Vierstellige Subkategorie**	
	Unterteilung der Schlüsselnummern	
L50.–	*Urtikaria*	Kategorie
L50.0	*Allergische Urtikaria*	Spezifische Subkategorie
L50.1	*Idiopathische Urtikaria*	Spezifische Subkategorie
L50.2	*Urtikaria durch Kälte oder Wärme*	Spezifische Subkategorie
L50.3	*Urticaria factitia*	Spezifische Subkategorie
L50.4	*Urticaria mechanica*	Spezifische Subkategorie
L50.5	*Cholinergische Urtikaria*	Spezifische Subkategorie
L50.6	*Kontakturtikaria*	Spezifische Subkategorie
L50.8	*sonstige Urtikaria* *Urtikaria:* • *chronisch* • *rezidivierend periodisch*	anderenorts nicht klassifizierte Urtikaria
L50.9	*Urtikaria, nicht näher bezeichnet*	unspezifische Subkategorie

Gelegentlich werden die zwei **Resteklassen** „.8" und „.9" in einer Schlüsselnummer kombiniert und beinhalten sowohl „sonstige" als auch „nicht näher bezeichnete" Zustände.

Auf der **fünfstelligen Ebene** ist die Zuordnung nicht einheitlich.

Die Resteklassen dürfen nicht verwendet werden, um Diagnosen „aufzufangen", die **scheinbar** nicht anderenorts klassifiziert sind. Die ICD-10-Verzeichnisse sind zu verwenden, um die korrekte Schlüsselnummer-Zuordnung zu bestimmen (s.a. DKR D013 *Im Systematischen Verzeichnis verwendete formale Vereinbarungen* (Seite 39) und DKR D014 *Im Alphabetischen Verzeichnis verwendete formale Vereinbarungen* (Seite 43)).

Wenn eine Bezeichnung benutzt wird, die nicht in den ICD-10-Verzeichnissen auffindbar ist, sind darin verfügbare alternative Bezeichnungen zu prüfen. Sofern keine andere Beschreibung zur Verfügung steht, ist für die Verschlüsselung eine der folgenden Strategien anzuwenden:

Beispiel 2

Diagnose:	Leukoplakie am Augenlid	
Kode:	H02.8	*Sonstige näher bezeichnete Affektionen des Augenlides*

Es gibt im Alphabetischen Verzeichnis unter Leukoplakie keinen Unterbegriff „Augenlid". Deshalb muss unter dem Begriff „Krankheit" nachgeschlagen werden. Dort findet man:

Krankheit
- Auge, Augen- H57.9
- - Lid- H02.9
- - - näher bez. a.n.k. H02.8

Da die Leukoplakie eine „näher bezeichnete Krankheit" ist und im Alphabetischen Verzeichnis ein entsprechender Hinweis angegeben ist, ist H02.8 die korrekte Schlüsselnummer.

Beispiel 3

Diagnose:	37 Jahre alter Mann mit subluxierter Katarakt	
Kode:	H26.9	*Katarakt, nicht näher bezeichnet*

Im Alphabetischen Verzeichnis gibt es unter Katarakt keinen Unterbegriff „subluxiert" und keinen Untereintrag „- näher bez. a.n.k.". Deshalb ist H26.9 die korrekte Schlüsselnummer.

D010a Kombinations-Schlüsselnummern

Eine einzelne Schlüsselnummer, die zur Klassifikation von zwei Diagnosen oder einer Diagnose mit einer Manifestation oder einer mit ihr zusammenhängenden Komplikation verwendet wird, wird als Kombinations-Schlüsselnummer bezeichnet. Kombinations-Schlüsselnummern werden durch Überprüfung der Einträge von eingerückten Begriffen im Alphabetischen Verzeichnis ermittelt und durch Nachlesen der Ein- und Ausschlusshinweise im Systematischen Verzeichnis der ICD-10-GM bestimmt (siehe DKR D013 *Im Systematischen Verzeichnis verwendete formale Vereinbarungen* (Seite 39) und DKR D014 *Im Alphabetischen Verzeichnis verwendete formale Vereinbarungen* (Seite 43)).

Die Kombinations-Schlüsselnummer ist nur dann zu verwenden, wenn diese Schlüsselnummer die betreffende diagnostische Information vollständig wiedergibt und wenn das Alphabetische Verzeichnis eine entsprechende Anweisung gibt.

Mehrfachkodierungen (siehe DKR D012 *Mehrfachkodierung* (Seite 29)) dürfen nicht verwendet werden, wenn die Klassifikation eine Kombinations-Schlüsselnummer bereitstellt, die eindeutig alle in der Diagnose dokumentierten Elemente umfasst.

Beispiel 1

Arteriosklerose der Extremitäten mit Gangrän

Richtig:	**I70.25**	***Atherosklerose der Extremitätenarterien, Becken-Bein-Typ, mit Gangrän***
Falsch:	I70.29	*Sonstige und nicht näher bezeichnete Atherosklerose der Extremitätenarterien*
	R02.8	*Sonstige und nicht näher bezeichnete Gangrän, anderenorts nicht klassifiziert*

D011d Doppelkodierung

Manifestiert sich eine Krankheit an zwei oder mehreren Lokalisationen, so gelten für die Diagnosenkodierung folgende Regeln:

1. Dieselbe Schlüsselnummer für die Diagnose wird nur einmal angegeben.
2. Gibt es in der ICD eine eigene Schlüsselnummer für eine doppelseitige Erkrankung, so ist diese zu verwenden (siehe Beispiel 1).
3. Fehlen in der ICD Angaben zur Lokalisation, so kann das Zusatzkennzeichen „B” für „beidseitig” hinter der Schlüsselnummer angegeben werden (siehe Beispiel 2).

Beispiel 1

Ein Patient mit **doppelseitiger** Hernia inguinalis, ohne Einklemmung und ohne Gangrän, wird aufgenommen. Es wird in einer Sitzung ein laparoskopischer transperitonealer Verschluss beider Hernien durchgeführt.

Hauptdiagnose:	K40.20	***Doppelseitige*** *Hernia inguinalis, ohne Einklemmung und ohne Gangrän, nicht als Rezidivhernie bezeichnet.*
Prozedur(en):	5-530.31 **B**	*Verschluss einer Hernia inguinalis mit alloplastischem, allogenem oder xenogenem Material, laparoskopisch transperitoneal [TAPP],* ***beidseitig***

Beispiel 2

Ein Patient mit beidseitiger Radius-Fraktur (Colles) wird aufgenommen. Es wird in einer Sitzung eine geschlossene Reposition der Radius-Frakturen mit Spickung **beidseitig** durchgeführt.

Hauptdiagnose:	S52.51 **B**	*Distale Fraktur des Radius, Extensionsfraktur, Colles-Fraktur,* ***beidseitig***
Prozedur(en):	5-790.16 **B**	*Geschlossene Reposition einer Fraktur oder Epiphysenlösung mit Osteosynthese, durch Draht oder Zuggurtung/Cerclage, Radius distal,* ***beidseitig***

Zur bilateralen und mehrfachen Kodierung s.a. DKR D012 *Mehrfachkodierung* (Seite 29).

D012v Mehrfachkodierung

Anmerkung: Erläuterungen, die mit den entsprechenden Abschnitten aus dem Regelwerk für die WHO-Ausgabe der ICD-10 (Band II) identisch sind, sind am Ende mit „(WHO)" gekennzeichnet.

Mehrfachkodierung ist in den folgenden Fällen erforderlich:

Kommentar:

Der Satz „Mehrfachkodierung ist in den folgenden Fällen erforderlich:" leitet eine abschließende Auflistung ein. Somit sind in dieser Kodierrichtlinie alle Möglichkeiten zur Mehrfachkodierung von Krankheiten und Zuständen erfasst. Darüberhinausgehende, grundsätzliche Regelungen zur Mehrfachkodierung finden sich in den Deutschen Kodierrichtlinien nicht.

1. Ätiologie- und Manifestationsverschlüsselung: „Kreuz - Stern - System"

Schlüsselnummern für Ätiologie (zugrunde liegende Ursache) werden durch das Kreuz-Symbol (†) und Manifestations-Schlüsselnummern durch das Stern-Symbol (*) gekennzeichnet. Zu kodieren ist **in derselben Reihenfolge, in der sie im Alphabetischen Verzeichnis oder im Systematischen Verzeichnis der ICD-10-GM erscheinen**, d.h. die Ätiologie-Schlüsselnummer, gefolgt von der Manifestations-Schlüsselnummer.

Diese Reihenfolge für die Ätiologie-/Manifestationsverschlüsselung gilt nur für das Kreuz-/Stern-System. Die Hauptdiagnosenregelung der DKR D002 erfährt somit außerhalb der Kreuz-/Stern-Systematik in Bezug auf die Reihenfolge von Ätiologie-/Manifestationskodes keine Einschränkung.

Beispiel 1

Diagnose: Bursitis durch Gonokokken

ICD-10-GM Alphabetisches Verzeichnis:	**Bursitis** durch Gonokokken A54.4† M73.09*	
ICD-10-GM Systematisches Verzeichnis:	**A54.4†**	***Gonokokkeninfektion des Muskel-Skelett-Systems*** *Gonokokken:* *Bursitis (M73.0-*)*
	M73.0-*	***Bursitis gonorrhoica (A54.4†)***

Rubriken, die Diagnosebezeichnungen mit einer Kreuz-Kennung enthalten, treten in unterschiedlichen Formen auf (WHO):

a) Das Symbol (†) und die zugehörige Sternschlüsselnummer erscheinen beide in der Rubriküberschrift. Sämtliche in dieser Rubrik zu klassifizierenden Bezeichnungen unterliegen der Doppelklassifizierung und haben alle dieselbe Sternschlüsselnummer, zum Beispiel:

Beispiel 2

A17.0†	***Tuberkulöse Meningitis (G01*)*** *Tuberkulöse Leptomeningitis* *Tuberkulose der Meningen (zerebral) (spinal)*

b) In der Rubriküberschrift erscheint das Symbol (†), aber nicht die zugehörige Sternschlüsselnummer. Sämtliche in dieser Rubrik zu klassifizierenden Bezeichnungen unterliegen der Doppelklassifizierung, haben jedoch unterschiedliche Sternschlüsselnummern (die bei jeder Bezeichnung aufgeführt sind), zum Beispiel:

Beispiel 3

A18.0† ***Tuberkulose der Knochen und Gelenke***

Tuberkulös:
- *Arthritis (M01.1-*)*
- *Knochennekrose (M90.0-*)*
- *Mastoiditis (H75.0*)*
- *Osteomyelitis (M90.0-*)*
- *Ostitis (M90.0-*)*
- *Synovitis (M68.0-*)*
- *Tenosynovitis (M68.0-*)*

Tuberkulose:
- *Hüfte (M01.15*)*
- *Knie (M01.16*)*
- *Wirbelsäule (M49.0-*)*

c) In der Rubriküberschrift erscheinen weder das Symbol (†) noch die zugehörige Sternschlüsselnummer. Die Rubrik als Ganzes unterliegt nicht der Doppelklassifizierung, jedoch können einzelne darunter aufgeführte Bezeichnungen doppelt klassifiziert werden. In diesen Fällen sind die Bezeichnungen mit dem Symbol (†) und ihrer Sternschlüsselnummer gekennzeichnet, zum Beispiel:

Beispiel 4

A54.8 ***Sonstige Gonokokkeninfektionen***

durch Gonokokken:
- *Peritonitis† (K67.1*)*
- *Pneumonie† (J17.0*)*
- *Sepsis*
- *Hautläsionen*

d) Wenn bei der Verschlüsselung der Diagnose die ICD-10-Verzeichnisse auf einen Stern-Kode (Manifestation) führen, dann muss anschließend die Ätiologie geklärt werden. Dazu sind in der Systematik und im Alphabetischen Verzeichnis für viele Schlüsselnummern Hinweise aufgenommen worden (siehe Beispiel 5). Dabei können auch Schlüsselnummern zur Kodierung der Ätiologie benutzt werden, die in der ICD-Systematik keine Kreuz-Kodes sind. Auch sie werden in diesem Fall mit einem Kreuz (†) gekennzeichnet.

Beispiel 5

G63.3* ***Polyneuropathie bei sonstigen endokrinen und Stoffwechselkrankheiten (E00–E07†, E15–E16†, E20–E34†, E70–E89†)***
Hier findet sich in der Systematik ein Hinweis auf mögliche Schlüsselnummern zur Kodierung der Ätiologie, und zwar mit einem † gekennzeichnet, obwohl diese Schlüsselnummern, wie z.B. E05.0 *Hyperthyreose mit diffuser Struma*, in der Systematik nicht als Kreuzkode definiert sind.

e) An anderer Stelle (siehe Beispiel 6) fehlen Hinweise auf mögliche Schlüsselnummern zur Kodierung der Ätiologie. Hier ist dann vom behandelnden Arzt die zugrunde liegende Krankheit zu bestimmen.

Beispiel 6

J91* ***Pleuraerguss bei anderenorts klassifizierten Krankheiten***
Hier findet sich kein Hinweis auf entsprechende Kreuzkodes. Jede Schlüsselnummer, die die Ätiologie des Pleuraergusses kodiert, kann verwendet werden, wie z.B. I50.1- *Linksherzinsuffizienz,* und wird mit einem Kreuz (†) gekennzeichnet.

2. Hinweise zur Doppelklassifizierung

Für bestimmte Situationen ist eine andere Form der Doppelklassifizierung als die des Kreuz-Stern-Systems anwendbar, um den Gesundheitszustand einer Person vollständig zu beschreiben. Der Hinweis im Systematischen Verzeichnis „Soll ... angegeben werden, ist eine zusätzliche Schlüsselnummer zu benutzen", kennzeichnet viele solcher Situationen (WHO).

Hier sind aufzuzählen:

- Lokale Infektionen bei Zuständen, die den Kapiteln der „Organkrankheiten" zuzuordnen sind. Schlüsselnummern des Kapitels I zur Identifizierung des Infektionserregers werden hinzugefügt, sofern dieser im Rubriktitel nicht enthalten ist. Am Ende von Kapitel I steht für diesen Zweck die Kategoriengruppe B95!–B98! zur Verfügung (siehe Tabelle 2 (Seite 35)).
- Neubildungen mit funktioneller Aktivität. Eine geeignete Schlüsselnummer aus Kapitel IV kann zur Kennzeichnung der funktionellen Aktivität einer Neubildung der jeweiligen Schlüsselnummer aus Kapitel II hinzugefügt werden.
- Morphologie von Neubildungen. Obwohl die ICD-O nicht Bestandteil der Hauptklassifikation ICD ist, kann sie zur Kennzeichnung der Morphologie (Histologie) von Tumoren zusätzlich einer Schlüsselnummer von Kapitel II hinzugefügt werden.
- Ergänzungen für Zustände, die Kapitel V, F00–F09 (Organische, einschließlich symptomatischer psychischer Störungen) betreffen. Die zugrunde liegende Krankheit, Verletzung oder andere Hirnschädigung kann durch Hinzufügen einer Schlüsselnummer aus einem anderen Kapitel angegeben werden.
- Zwei Schlüsselnummern zur Beschreibung einer Verletzung, einer Vergiftung oder einer sonstigen Nebenwirkung. Zu einer Schlüsselnummer aus Kapitel XIX, die die Art der Verletzung beschreibt, kann auch eine Schlüsselnummer aus Kapitel XX für die Ursache zusätzlich angegeben werden.

Anmerkung: Sowohl die Kodes für die Morphologie von Neubildungen als auch die Kodes aus Kapitel XX sind für die DRG-Gruppierung nicht relevant.

Reihenfolge von Diagnoseschlüsseln bei Mehrfachkodierung

ICD-Kodes **ohne Kennzeichen** oder **mit einem Kreuz** (Ätiologie, „†“) als Kennzeichen werden im Folgenden als **Primär-Diagnoseschlüssel** bezeichnet, da diese alleine verwendet werden dürfen.

ICD-Kodes **mit einem Stern** (Manifestation, „*“) oder **mit einem Ausrufezeichen** (Sonstiges, „!“) als Kennzeichen werden im Folgenden als **Sekundär-Diagnoseschlüssel** bezeichnet, da sie nie alleine verwendet werden dürfen, sondern nur in Kombination mit einem Primär-Kode.

Für die Reihenfolge der ICD-Kodes bei Mehrfachverschlüsselung mit Primär- und Sekundär-Diagnoseschlüssel gelten folgende Regeln:

- Primär-Diagnoseschlüssel vor Sekundär-Diagnoseschlüssel
- Ein Primär-Diagnoseschlüssel gilt für alle folgenden Sekundär-Diagnoseschlüssel bis zum Auftreten eines neuen Primär-Diagnoseschlüssels.
- Ein Sekundär-Diagnoseschlüssel darf nie einem Sekundär-Diagnoseschlüssel zugeordnet werden. (D.h. ein Ausrufezeichenkode darf nie einem Sternkode zugeordnet werden und umgekehrt.)

Kreuz-Stern-System

In den Kodierrichtlinien, insbesondere in den Beispielen, sind die Diagnoseschlüssel gemäß obiger Regeln angeordnet.

Beispiel 7 (aus DKR 0401 *Diabetes mellitus*)

Ein Patient mit Diabetes Typ 1 mit peripheren vaskulären Komplikationen in Form einer Atherosklerose der Extremitätenarterien mit Ruheschmerz wird zur Bypass-Operation aufgenommen. Zusätzlich besteht eine Retinopathie mit erheblicher Einschränkung des Sehvermögens.

Hauptdiagnose:	E10.50†	*Diabetes mellitus, Typ 1 mit peripheren vaskulären Komplikationen, nicht als entgleist bezeichnet*
Nebendiagnose(n):	I79.2*	*Periphere Angiopathie bei anderenorts klassifizierten Krankheiten*
	I70.23	*Atherosklerose der Extremitätenarterien, Becken-Bein-Typ, mit Ruheschmerz*
	E10.30†	*Diabetes mellitus, Typ 1 mit Augenkomplikationen, nicht als entgleist bezeichnet*
	H36.0*	*Retinopathia diabetica*

Hinweis: Der Kode I70.23 *Atherosklerose der Extremitätenarterien, Becken-Bein-Typ, mit Ruheschmerz* dient in diesem Beispiel zur näheren Spezifizierung der durch das Kreuz-Stern-System beschriebenen Diagnose. Er ist nicht als Hauptdiagnose anzugeben.

Das Beispiel 7 ist gemäß Datenübermittlungsvereinbarung nach § 301 SGB V für die Entlassungsanzeige in der Segmentgruppe SG 1 (ETL-NDG) wie folgt aufzubereiten (siehe auch *Redaktionelle Hinweise* (Seite XIX)):

Diagnosen	Primär-Diagnoseschlüssel (Primär-Diagnose)	Sekundär-Diagnoseschlüssel (Sekundär-Diagnose)
Hauptdiagnose	E10.50†	I79.2*
Nebendiagnose	I70.23	
Nebendiagnose	E10.30†	H36.0*

Beispiel 8 (aus DKR 0401 *Diabetes mellitus*)

Ein Patient mit Diabetes Typ 1 mit multiplen Komplikationen in Form einer Atherosklerose der Extremitätenarterien, einer Retinopathie und einer Nephropathie wird wegen einer schweren Entgleisung der Stoffwechsellage aufgenommen.

Hauptdiagnose:	E10.73†	*Diabetes mellitus, Typ 1 mit multiplen Komplikationen, mit sonstigen multiplen Komplikationen, als entgleist bezeichnet*
Nebendiagnose(n):	I79.2*	*Periphere Angiopathie bei anderenorts klassifizierten Krankheiten*
	H36.0*	*Retinopathia diabetica*
	N08.3*	*Glomeruläre Krankheiten bei Diabetes mellitus*

Anmerkung: Der Kode E10.73 ist mit einem „†" zu kennzeichnen, da er die Ätiologie der nachfolgenden Stern-Kodes (Manifestationen) kodiert. Gemäß den Regeln ist der „Ätiologiekode" stets vor den „Manifestationskodes" anzugeben. Gilt ein Ätiologiekode für mehrere Manifestationen, wie in diesem Beispiel, so gilt er für alle folgenden Stern-Kodes (Manifestationen) bis zum Auftreten eines neuen Kreuz-Kodes oder eines Kodes ohne Kennzeichen. Somit ist mit E10.73† die Ätiologie der Manifestationen I79.2*, H36.0* und N08.3* kodiert.

Das Beispiel 8 ist gemäß Datenübermittlungsvereinbarung nach § 301 SGB V für die Entlassungsanzeige in der Segmentgruppe SG 1 (ETL-NDG) wie folgt aufzubereiten (siehe auch *Redaktionelle Hinweise* (Seite XIX)):

Diagnosen	Primär-Diagnoseschlüssel (Primär-Diagnose)	Sekundär-Diagnoseschlüssel (Sekundär-Diagnose)
Hauptdiagnose	E10.73†	I79.2*
Nebendiagnose	E10.73†	H36.0*
Nebendiagnose	E10.73†	N08.3*

Kommentar:

In der ICD findet sich im Regelwerk eine generelle Regelung zur Reihenfolge von Kodes im Rahmen des „Kreuz-Stern-Systems“ zur Verschlüsselung der Ätiologie (zugrunde liegender Krankheitsprozess) und der Manifestation in einer bestimmten Körperregion. Diese Regelung gilt nur für das Kreuz-Stern-System mit seinen dazu gehörigen Kreuz- und Stern-Schlüsselnummern. In allen anderen Fällen ist die Hauptdiagnose gemäß der Definition in DKR D002 *Hauptdiagnose* zu verschlüsseln. „Kausalketten“ spielen damit bei der Wahl der Hauptdiagnose – außerhalb des Kreuz-Stern-Systems – keine Rolle. Die stationäre Aufnahme zur Behandlung einer dekompensierten Rechtsherzinsuffizienz auf dem Boden eines Cor pulmonale, das wiederum durch eine pulmonale Hypertonie entstanden ist, die auf den zugrunde liegenden Krankheitsprozess Sklerodermie zurückgeführt werden kann, kann nicht zur Sklerodermie als Hauptdiagnose führen. Hauptdiagnose gemäß DKR D002 ist in diesem Fall die Rechtsherzinsuffizienz.

Ein weiteres Beispiel ist:

– Stationäre Aufnahme eines an Schlafapnoe erkrankten Patienten zur Operation einer Septumdeviation und der Intention, mit dem operativen Eingriff die Schlafapnoe zu beseitigen: Hauptdiagnose Schlafapnoe.

Ausrufezeichenkodes

Sowohl in der ICD-10-GM als auch in der Datenübermittlungsvereinbarung nach § 301 SGB V werden die Ausrufezeichenkodes (z.B. S31.83!) als „optionale“ Schlüsselnummern bezeichnet. Mit einem Ausrufezeichen gekennzeichnete sekundäre Schlüsselnummern sind zum Teil optional, in anderen Fällen obligatorisch anzugeben.

Einen Überblick über die mit Ausrufezeichen gekennzeichneten ICD-Kodes/Kategorien bieten Tabelle 1 und 2.

Die in Tabelle 1 aufgeführten Ausrufezeichenkodes können angegeben werden, wenn dies aus klinischer Sicht sinnvoll ist.

Tabelle 1: Optional anzugebende mit einem Ausrufezeichen gekennzeichnete Kategorien/Kodes:

U98.–!	*Nicht belegte Schlüsselnummern U98.–!*
U99.–!	*Belegte und nicht belegte Schlüsselnummern U99.–!* (außer U99.0!)
V, W, X, Y	Alle Schlüsselnummern aus **Kapitel XX** (Äußere Ursachen von Morbidität und Mortalität)
Z33!	*Schwangerschaftsfeststellung als Nebenbefund*
Z50.–!	*Rehabilitationsmaßnahmen*
Z54.–!	*Rekonvaleszenz*

Beispiel 9

Eine Patientin wird mit Mittelhandfraktur aufgenommen. Nebenbefundlich wird eine Schwangerschaft in der 6. Schwangerschaftswoche festgestellt und überwacht.

Hauptdiagnose:	S62.32	*Fraktur eines sonstigen Mittelhandknochens, Schaft*
Nebendiagnose(n):	Z33!	*Schwangerschaftsfeststellung als Nebenbefund*
	O09.1!	*Schwangerschaftsdauer 5 bis 13 vollendete Wochen*
	Z34	*Überwachung einer normalen Schwangerschaft*

Alle Ausrufezeichenkodes, die in Tabelle 2 aufgeführt sind, sind obligat anzugeben.

Tabelle 2: Mit einem Ausrufezeichen gekennzeichnete Kategorien/Kodes, die **obligatorisch** anzugeben sind **(nicht optional)**:

B95.–!	*Streptokokken und Staphylokokken als Ursache von Krankheiten, die in anderen Kapiteln klassifiziert sind*
B96.–!	*Sonstige näher bezeichnete Bakterien als Ursache von Krankheiten, die in anderen Kapiteln klassifiziert sind*
B97.–!	*Viren als Ursache von Krankheiten, die in anderen Kapiteln klassifiziert sind*
B98.–!	*Sonstige näher bezeichnete infektiöse Erreger als Ursache von Krankheiten, die in anderen Kapiteln klassifiziert sind*
C94.8!	*Blastenkrise bei chronischer myeloischer Leukämie [CML]*
C95.8!	*Leukämie, refraktär auf Standard-Induktionstherapie*
C97!	*Bösartige Neubildungen als Primärtumoren an mehreren Lokalisationen*
G82.6-!	*Funktionale Höhe der Schädigung des Rückenmarkes*
I50.02!	*Rechtsherzinsuffizienz ohne Beschwerden*
I50.03!	*Rechtsherzinsuffizienz mit Beschwerden bei stärkerer Belastung*
I50.04!	*Rechtsherzinsuffizienz mit Beschwerden bei leichterer Belastung*
I50.05!	*Rechtsherzinsuffizienz mit Beschwerden in Ruhe*

Hinweis: Bei einer globalen Herzinsuffizienz kommen die Schlüsselnummern I50.02!–I50.05! nicht zur Anwendung. Es ist in diesem Fall die Schlüsselnummer I50.01 in Kombination mit einer Schlüsselnummer aus I50.1- zur Angabe des Stadiums der Herzinsuffizienz anzugeben.

I67.80!	*Vasospasmen bei Subarachnoidalblutung*
K72.7-!	*Hepatische Enzephalopathie und Coma hepaticum*
K74.7-!	*Klinische Stadien der Leberzirrhose*
L40.7-!	*Schweregrad der Psoriasis*
N39.47!	*Rezidivinkontinenz*
O09.–!	*Schwangerschaftsdauer*
R65.–!	*Systemisches inflammatorisches Response-Syndrom [SIRS]*

../.. (wird fortgesetzt)

D012

../.. (Fortsetzung)

S06.7-!	*Bewusstlosigkeit bei Schädel-Hirn-Trauma*
S14.7-! S24.7-! S34.7-!	*Funktionale Höhe einer Verletzung des zervikalen/thorakalen/lumbosakralen Rückenmarkes*
S01.83! S21.83! S31.83!	*Offene Wunde (jeder Teil des Kopfes/Thorax/Abdomens, der Lumbosakralgegend und des Beckens) mit Verbindung zu einer intrakraniellen/intrathorakalen/intraabdominellen Verletzung*
Sx1.84!	*Weichteilschaden I. Grades bei geschlossener Fraktur oder Luxation (nach Lokalisation)*
Sx1.85!	*Weichteilschaden II. Grades bei geschlossener Fraktur oder Luxation (nach Lokalisation)*
Sx1.86!	*Weichteilschaden III. Grades bei geschlossener Fraktur oder Luxation (nach Lokalisation)*
Sx1.87!	*Weichteilschaden I. Grades bei offener Fraktur oder Luxation (nach Lokalisation)*
Sx1.88!	*Weichteilschaden II. Grades bei offener Fraktur oder Luxation (nach Lokalisation)*
Sx1.89!	*Weichteilschaden III. Grades bei offener Fraktur oder Luxation (nach Lokalisation)*
T31.–!	*Verbrennungen, klassifiziert nach dem Ausmaß der betroffenen Körperoberfläche*
T32.–!	*Verätzungen, klassifiziert nach dem Ausmaß der betroffenen Körperoberfläche*
U07.0!	*Gesundheitsstörung im Zusammenhang mit dem Gebrauch von E-Zigaretten [Vaporizer]*
U07.1!	*COVID-19, Virus nachgewiesen*
U07.2!	*COVID-19, Virus nicht nachgewiesen*
U09.9!	*Post-COVID-19-Zustand, nicht näher bezeichnet*
U12.9!	*Unerwünschte Nebenwirkungen bei der Anwendung von COVID-19-Impfstoffen, nicht näher bezeichnet*
U60.–!	*Klinische Kategorien der HIV-Krankheit*
U61.–!	*Anzahl der T-Helferzellen bei HIV-Krankheit*
U62.–!	*Zytogenetische und molekulargenetische Differenzierungen bei Neubildungen*
U63.–!	*Psychische und Verhaltensstörungen bei Demenz*
U69.0-!	*Sekundäre Schlüsselnummern zur Spezifizierung des zeitlichen Bezugs einer anderenorts klassifizierten Pneumonie zur stationären Krankenhausaufnahme*

Hinweis: Die Schlüsselnummern sind nur von Krankenhäusern, die zur externen Qualitätssicherung nach § 137 SGB V verpflichtet sind, und nur für vollstationär behandelte, erwachsene Personen (18 Jahre und älter) anzugeben.

U69.10!	*Anderenorts klassifizierte Krankheit, für die der Verdacht besteht, dass sie Folge einer medizinisch nicht indizierten ästhetischen Operation, einer Tätowierung oder eines Piercings ist*
U69.11!	*Dauerhaft erworbene Blutgerinnungsstörung*
U69.12!	*Temporäre Blutgerinnungsstörung*
U69.13!	*Herz-Kreislauf-Stillstand vor Aufnahme in das Krankenhaus*

../.. (wird fortgesetzt)

../.. (Fortsetzung)

U69.20!	*Influenza A/H1N1 Pandemie 2009 [Schweinegrippe]*
U69.21!	*Influenza A/H5N1 Epidemie [Vogelgrippe]*
U69.40!	*Rekurrente Infektion mit Clostridium difficile*
U69.5-!	*Sekundäre Schlüsselnummern zur Angabe mehrerer Regionen bei sekundärer und nicht näher bezeichneter bösartiger Neubildung der Lymphknoten*
U69.6!	*Sekundäre Schlüsselnummer zur Spezifizierung eines Hustens als chronisch idiopathisch und chronisch refraktär*
U69.7-!	*Sekundäre Schlüsselnummern zur Angabe des Schweregrades einer Hypoglykämie, des Vorliegens einer Hypoglykämiewahrnehmungsstörung oder einer Insulinresistenz*
U69.8-!	*Sekundäre Schlüsselnummern zur Spezifizierung des zeitlichen Bezugs einer Sepsis und eines septischen Schocks zur stationären Krankenhausaufnahme*
U80.–!	*Grampositive Erreger mit bestimmten Antibiotikaresistenzen, die besondere therapeutische oder hygienische Maßnahmen erfordern*
U81.–!	*Gramnegative Erreger mit bestimmten Antibiotikaresistenzen, die besondere therapeutische oder hygienische Maßnahmen erfordern*
U82.–!	*Mykobakterien mit Resistenz gegen Antituberkulotika (Erstrangmedikamente)*
U83.–!	*Humanpathogene Pilze mit Resistenz gegen Antimykotika*
U84!	*Herpesviren mit Resistenz gegen Virustatika*
U85!	*Humanes Immundefizienz-Virus mit Resistenz gegen Virustatika oder Proteinaseinhibitoren*
U99.0!	*Spezielle Verfahren zur Untersuchung auf SARS-CoV-2*
Z37.–!	*Resultat der Entbindung*

Entscheidung des Schlichtungsausschusses zu dem Antrag S20220008 „Klärung Erregerkodierung bei Infektion/ Sekundärinfektion einer offenen Wunde (z.B. Hautulkus)", veröffentlicht am 17.08.2022

Entscheidung: Bei offenen Wunden mit klaren Zeichen einer Infektion (z.B. Rötung, Schwellung Überwärmung) wird zusätzlich zu einem geeigneten Kode für die Infektion (z.B. L08.8) ein Kode aus B95.-! *Streptokokken und Staphylokokken als Ursache von Krankheiten, die in anderen Kapiteln klassifiziert sind*, B96.-! *Sonstige näher bezeichnete Bakterien als Ursache von Krankheiten, die in anderen Kapiteln klassifiziert sind* oder B98.-! *Sonstige näher bezeichnete infektiöse Erreger als Ursache von Krankheiten, die in anderen Kapiteln klassifiziert sind* angegeben, sofern entsprechende Bakterien nachgewiesen werden und diese einen zusätzlichen Aufwand im Sinne der DKR D003 begründen.

Im Falle einer chronischen offenen Wunde ohne klare Zeichen einer Infektion kann eine nachgewiesene pathologische Besiedlung (nachgewiesen durch ein anerkanntes Scoring-Instrument zum Infektionsrisiko) mit Bakterien über die Kombination eines geeigneten Kodes für die Wunde (z.B. L89.- *Dekubitalgeschwür und Druckzone*) und der Kodes B95.-!, B96.-!, B98.-! kodiert werden, falls eine diesbezüglich resistenzgerechte Arzneimitteltherapie erfolgt. In diesem Fall ist der Terminus „als Ursache von Krankheiten" zu den Kodes B95.-!, B96.-! und B98.-! sowohl als primärursächliche Kausalität als auch im Sinne einer sekundär aggravierenden bzw. krankheitsunterhaltenden Ursache zu werten.

Kommentar:

Der Text zu den Tabellen 1 und 2 konnte bis einschließlich 2009 dahingehend fehlinterpretiert werden, dass sich die Verpflichtung zur obligaten Angabe der Ausrufezeichenkodes in Tabelle 2 auf das Vorliegen bestimmter Diagnosen bezieht, ohne dass diese definiert waren. Mit der Änderung ab 2010 wurde klargestellt, dass die Kodes aus Tabelle 1 optional verschlüsselt werden können und die Kodes aus Tabelle 2 obligat anzugeben sind. Es bleibt jedoch weiterhin zu beachten, dass ein ICD-Kode nicht zusätzlich zu verschlüsseln ist, wenn die Information bereits komplett in einem anderen angegebenen Kode enthalten ist (siehe DKR D010 *Kombinations-Schlüsselnummern*).

Es kann vorkommen, dass ein Ausrufezeichenkode unter klinischen Aspekten mehreren Primär-Diagnoseschlüsseln zugeordnet werden kann (siehe Beispiel 10). In diesem Fall ist es notwendig, den Sekundär-Diagnoseschlüssel einmal anzugeben und ihn ans Ende der Liste der zutreffenden Primär-Diagnoseschlüssel zu stellen.

Beispiel 10 (aus DKR 1905 *Offene Wunden/Verletzungen*)

Ein Patient wird mit vollständiger Zerreißung des Nierenparenchyms, Milzriss mit Parenchymbeteiligung und kleinen Risswunden an mehreren Dünndarmabschnitten sowie Heraustreten von Eingeweiden durch die Bauchwand aufgenommen.

Hauptdiagnose:	S37.03	*Komplette Ruptur des Nierenparenchyms*
Nebendiagnose(n):	S36.03	*Rissverletzung der Milz mit Beteiligung des Parenchyms*
	S36.49	*Verletzung des Dünndarmes, sonstiger und mehrere Teile des Dünndarmes*
	S31.83!	*Offene Wunde (jeder Teil des Abdomens, der Lumbosakralgegend und des Beckens) mit Verbindung zu einer intraabdominalen Verletzung*

Das Beispiel 10 ist gemäß Datenübermittlungsvereinbarung nach § 301 SGB V für die Entlassungsanzeige in der Segmentgruppe SG 1 (ETL-NDG) wie folgt aufzubereiten (siehe auch *Redaktionelle Hinweise* (Seite XIX)):

Diagnosen	Primär-Diagnoseschlüssel (Primär-Diagnose)	Sekundär-Diagnoseschlüssel (Sekundär-Diagnose)
Hauptdiagnose	S37.03	S31.83!
Nebendiagnose	S36.03	S31.83!
Nebendiagnose	S36.49	S31.83!

D013c Im Systematischen Verzeichnis verwendete formale Vereinbarungen

Einige formale Vereinbarungen der ICD-10-GM sind für die Kodierung und für die Interpretation verschlüsselter Daten wichtig. Die hier dargestellten formalen Vereinbarungen orientieren sich an den entsprechenden Abschnitten des Regelwerks für die WHO-Ausgabe der ICD-10 (Band II). Identische Textpassagen sind deshalb durch „(WHO)“ gekennzeichnet.

Inklusiva (WHO)

Innerhalb der 3- und 4-stelligen Rubriken ist gewöhnlich eine Reihe anderer Diagnosebezeichnungen aufgeführt. Sie heißen Inklusiva [Einschlussbezeichnungen, „Inkl.“] und sind ergänzend zum Titel als Beispiele für diagnostische Feststellungen angegeben, die in dieser Rubrik zu klassifizieren sind. Sie können sich auf verschiedenartige Zustände beziehen oder Synonyme sein. Sie stellen keine Untergliederung der Rubrik dar (siehe Beispiel 1: K31.0 *Akute Magendilatation*).

Inklusiva sind vorrangig als Hinweis auf den Inhalt der Rubrik aufgeführt. Viele der Angaben beziehen sich auf wichtige oder geläufige Bezeichnungen, die der Rubrik angehören. Andere sind als Krankheitszustand oder als Lokalisation Grenzfälle, die die inhaltliche Grenze zwischen den einzelnen Subkategorien kennzeichnen sollen. Die Liste der Inklusiva ist keineswegs erschöpfend; alternative Diagnosebezeichnungen sind im Alphabetischen Teil aufgeführt. Bei der Verschlüsselung einer vorgegebenen Diagnose sollte als erstes dort nachgeschlagen werden.

Beispiel 1

K31.– ***Sonstige Krankheiten des Magens und des Duodenums***
Inkl.: *Funktionelle Magenkrankheiten*
Exkl.: *Divertikel des Duodenums (K57.0–K57.1)*
Gastrointestinale Blutung (K92.0–K92.2)

K31.0 ***Akute Magendilatation***
Akute Distension des Magens

K31.1- ***Pylorusstenose beim Erwachsenen***
Exkl.: *Angeborene oder infantile Pylorusstenose (Q40.0)*

K31.10 ***Hypertrophische Pylorusstenose beim Erwachsenen***

K31.11 ***Entzündliche Pylorusstenose beim Erwachsenen***

K31.12 ***Pylorusstenose beim Erwachsenen durch Kompression und Infiltration***
Pylorusstenose beim Erwachsenen durch Neubildungen am Magen, Duodenum und Pankreas

K31.18 ***Sonstige und nicht näher bezeichnete Magenausgangsstenose beim Erwachsenen***
Pylorusstenose o.n.A.

Allgemeine diagnostische Beschreibungen, die für eine Reihe von Kategorien oder für sämtliche Subkategorien einer 3-stelligen Kategorie gelten, sind jeweils im Anschluss an eine Kapitel-, Gruppen- oder Kategorienüberschrift aufgeführt und durch „Inkl.:“ gekennzeichnet (siehe Beispiel 1: K31.– *Sonstige Krankheiten des Magens und des Duodenums*).

Exklusiva (WHO)

Bestimmte Rubriken enthalten Angaben über Krankheitszustände, die durch „Exkl.:" gekennzeichnet sind. Dabei handelt es sich um Bezeichnungen, die – selbst wenn der Titel der Rubrik vermuten lässt, dass sie an dieser Stelle zu klassifizieren wären – tatsächlich an anderer Stelle klassifiziert sind. Ein solches Beispiel ist die Kategorie A46 *„Erysipel [Wundrose]"*, in der das postpartale oder puerperale Erysipel ausgeschlossen ist. Bei den Exklusiva steht in Klammern die Schlüsselnummer derjenigen Kategorie oder Subkategorie, der die Ausschlussbezeichnung zuzuordnen ist (siehe Beispiel 1: K31.1- *Pylorusstenose beim Erwachsenen*).

Allgemeine Ausschlüsse für eine Vielzahl von Kategorien oder für alle Subkategorien einer 3-stelligen Kategorie sind direkt nach dem Titel des Kapitels, der Gruppe oder der Kategorie aufgeführt und ebenfalls durch „Exkl.:" gekennzeichnet (siehe Beispiel 1: K31.– *Sonstige Krankheiten des Magens und des Duodenums*).

Kommentar:

Exklusivum heißt, dass eine bestimmte Diagnose nicht an dieser Stelle, sondern an einer anderen Stelle kodiert werden muss. Exklusivum bedeutet nicht, dass diese Kodes nicht zusammen verwendet werden dürfen, wenn mehrere Diagnosen vorliegen.

Glossar

Kapitel V „Psychische und Verhaltensstörungen" enthält außer den Ein- und Ausschlussbezeichnungen ein Glossar mit inhaltlichen Hinweisen zu den Rubriken. Es wurde deshalb eingesetzt, weil die Terminologie der psychischen Störungen unterschiedlich ist, insbesondere in den verschiedenen Ländern. Zur Beschreibung gänzlich unterschiedlicher Krankheitszustände werden oft dieselben Bezeichnungen verwendet.

Runde Klammern „( )"

1. Runde Klammern (Parenthesen) umschließen zusätzliche Wörter, die bei einer Diagnosenangabe stehen können, ohne dass dadurch die Verschlüsselung beeinflusst wird.

Beispiel 2

In den Einschlussbegriffen bei I12.– *Hypertensive Nierenkrankheit* bedeutet die Zeile „Arteriosklerotische Nephritis (chronisch) (interstitiell)", dass I12.– die Schlüsselnummer für die Bezeichnung „Arteriosklerotische Nephritis" ist, sei es allein oder mit den Worten „chronisch" oder „interstitiell" (oder beiden) konkretisiert.

2. Runde Klammern werden zur Angabe der zutreffenden Schlüsselnummer bei Exklusiva benutzt.

Beispiel 3

I88.– ***Unspezifische Lymphadenitis***
Exkl.: *Lymphknotenvergrößerung o.n.A.* (R59.–)

3. Runde Klammern bei den Gruppenbezeichnungen umschließen die 3-stelligen Schlüsselnummern der Kategorien, die in diese Gruppe fallen.
4. Schließlich werden runde Klammern für das Kreuz-Stern-System benutzt. Runde Klammern werden zur Angabe des Kreuzkodes bei Sternkodes oder des Sternkodes bei Bezeichnungen mit Kreuzkode benutzt.

Beispiel 4

A32.1†	***Meningitis und Meningoenzephalitis durch Listerien*** *durch Listerien:* • *Meningitis (G01*)* • *Meningoenzephalitis (G05.0*)*
G01*	***Meningitis bei anderenorts klassifizierten bakteriellen Krankheiten*** *Meningitis (bei) (durch):* • *Anthrax [Milzbrand] (A22.8†)* • *Gonokokken (A54.8†)* • *Leptospirose (A27.–†)* • *Listerien (A32.1†)*

Eckige Klammern „[ ]"

Eckige Klammern werden benutzt zur Bezeichnung von Synonyma, alternativen Formulierungen oder erläuternden Ausdrücken, zum Beispiel:

Beispiel 5

A30.–	***Lepra [Aussatz]***
A46	***Erysipel [Wundrose]***

Doppelpunkt „:"

Ein Doppelpunkt wird bei Aufzählungen von Inklusiva und Exklusiva verwendet, wenn das vorangestellte Wort für die Zuordnung zu der betreffenden Rubrik keine vollständige Bezeichnung darstellt. Ein oder mehrere der nach dem Doppelpunkt stehenden modifizierenden oder genauer beschreibenden Wörter werden benötigt, damit der Begriff der Rubrik zugeordnet werden kann.

Beispiel 6

In K36 *Sonstige Appendizitis* ist die Diagnose „Appendizitis" nur dann einzuordnen, wenn sie durch die Wörter „chronische" oder „rezidivierende" genauer beschrieben ist.

K36	***Sonstige Appendizitis*** *Appendizitis:* • *chronisch* • *rezidivierend*

Senkrechter Strich „|"

Ein senkrechter Strich wird bei Aufzählungen von Inklusiva und Exklusiva benutzt, wenn weder das vorangegangene Wort noch das folgende Wort vollständige Bezeichnungen sind. Jede vor dem senkrechten Strich stehende Bezeichnung muss mit einer oder mehreren der dahinter stehenden Bezeichnungen kombiniert werden.

Beispiel 7

O71.6 ***Schädigung von Beckengelenken und -bändern unter der Geburt***

Abriss des inneren Symphysenknorpels Schädigung des Steißbeins Traumatische Symphysenruptur	unter der Geburt

Ohne nähere Angabe „o.n.A."

„o.n.A." ist eine Abkürzung für „ohne nähere Angabe". Sie ist praktisch gleichbedeutend mit „n.n.bez." = „nicht näher bezeichnet".

Manchmal wird ein ungenau bezeichneter Begriff dennoch zusammen mit spezifischeren Begriffen unter derselben Schlüsselnummer klassifiziert. Das hängt damit zusammen, dass in der medizinischen Terminologie oft der allgemeine Begriff für die üblicherweise vorkommende Form einer Krankheit benutzt wird, während die weniger häufig vorkommenden Arten näher bezeichnet werden. Zum Beispiel wird gewöhnlich „Mitralklappenstenose" als Bezeichnung für die „rheumatische Mitralklappenstenose" benutzt und deshalb mit ihr zusammen klassifiziert; eine Pulmonalstenose wird jedoch nur dann als rheumatisch verschlüsselt, wenn sie auch so bezeichnet ist, da sie meist anderer Genese ist.

Beispiel 8

I05.– ***Rheumatische Mitralklappenkrankheiten***
Inkl.: *Zustände, die unter I05.0 und I05.2–I05.9 klassifizierbar sind, unabhängig davon, ob als rheumatisch bezeichnet oder nicht*
Exkl.: *Als nichtrheumatisch bezeichnet (I34.–)*

I05.0 ***Mitralklappenstenose***
Mitralklappenobstruktion (rheumatisch)

I05.1 ***Rheumatische Mitralklappeninsuffizienz***

Solche impliziten Annahmen müssen zur Vermeidung einer falschen Verschlüsselung berücksichtigt werden. Eine sorgfältige Durchsicht der Inklusiva wird deutlich zeigen, wo solche Ursachen vorausgesetzt wurden. Eine Bezeichnung sollte solange nicht unter „nicht näher bezeichnet" verschlüsselt werden, bis genau feststeht, dass keine weiteren Angaben vorhanden sind, die eine spezifische Zuordnung an anderer Stelle zulassen.

Bei der Interpretation von Statistiken auf ICD-Basis ist darauf zu achten, dass es immer wieder einige „nicht näher bezeichnete" Krankheiten gibt, die offensichtlich mit einer Schlüsselnummer für „näher bezeichnet" kodiert wurden, die aber in den Unterlagen, nach denen verschlüsselt wurde, nicht eindeutig spezifiziert waren. Für Zeitreihen und die Interpretation von Statistiken ist es wichtig zu bedenken, dass sich solche Annahmen von einer ICD-Revision zur anderen ändern können. So wurde zum Beispiel vor der 8. Revision der ICD angenommen, dass ein „nicht näher bezeichnetes" Aortenaneurysma syphilitischen Ursprungs sei.

Anderenorts nicht klassifziert „a.n.k."

Werden in einer 3-stelligen Kategorienbezeichnung die Worte „anderenorts nicht klassifiziert" oder die Abkürzung „a.n.k." benutzt, so dienen sie als eine Art Warnung: Bestimmte näher bezeichnete Varianten der aufgeführten Krankheitszustände sind möglicherweise anderen Teilen der Klassifikation zuzuordnen. Zum Beispiel:

Beispiel 9

J16.– ***Pneumonie durch sonstige Infektionserreger, anderenorts nicht klassifiziert***
Exkl.: *Ornithose (A70)*
Plasmazelluläre interstitielle Pneumonie (B48.5)
Pneumonie:
- *angeboren (P23.–)*
- *o.n.A. (J18.9)*

J16.0 ***Pneumonie durch Chlamydien***

J16.8 ***Pneumonie durch sonstige näher bezeichnete Infektionserreger***

Auch andere Kategorien, wie in Kapitel I (z.B. B05.2 „Masernpneumonie”), Kapitel X (z.B. J10–J15) oder in anderen Kapiteln (z.B. P23.– angeborene Pneumonie) dienen der Verschlüsselung von Pneumonien durch näher bezeichnete Infektionserreger. Die Kategorie J18.– „Pneumonie, Erreger nicht näher bezeichnet“, enthält Pneumonien, für die ein Infektionserreger nicht angegeben wurde.

„Und” in Titeln

„Und” steht für „und/oder”. Zum Beispiel sind in der Schlüsselnummer A18.0† *Tuberkulose der Knochen und Gelenke* die Fälle „Tuberkulose der Knochen”, „Tuberkulose der Gelenke” und „Tuberkulose der Knochen und Gelenke” zu klassifizieren.

Punkt Strich „.–” und Strich „-” am Ende von Schlüsselnummern

Alle 3-stelligen Schlüsselnummern, die in 4- oder 5-stellige Schlüsselnummern unterteilt sind, sind an 4. und 5. Stelle durch einen „.–” gekennzeichnet. Alle 4-stelligen Schlüsselnummern, die in 5-stellige Schlüsselnummern unterteilt sind, sind an 5. Stelle durch „-” gekennzeichnet (s. Beispiel 10).

Beispiel 10

G90. –	***Krankheiten des autonomen Nervensystems***
G90.0-	***Idiopathische periphere autonome Neuropathie***
G90.00	***Karotissinus-Syndrom (Synkope)***
G90.08	***Sonstige idiopathische periphere autonome Neuropathie***
G90.1	***Familiäre Dysautonomie [Riley-Day-Syndrom]***

Dadurch wird darauf hingewiesen, dass es für diese 3-stelligen/4-stelligen Kategorien 4-stellige/5-stellige Subkategorien gibt, die beim Kodieren verwendet werden müssen. Diese Übereinkunft gilt für alle ICD-10-Verzeichnisse.

D014d Im Alphabetischen Verzeichnis verwendete formale Vereinbarungen

Das Alphabetische Verzeichnis der ICD-10-GM unterstützt die Verschlüsselung nach dem Systematischen Verzeichnis inkl. des Kreuz-Stern-Systems und der Zusatzschlüsselnummern. Die im Alphabetischen Verzeichnis verwendeten formalen Vereinbarungen sind dort beschrieben. Maßgeblich für die Kodierung ist stets das Systematische Verzeichnis. Soweit das Alphabetische Verzeichnis zu einem unspezifischen Kode (z.B. „.9-Kode“) führt, ist deshalb im Systematischen Verzeichnis zu prüfen, ob eine spezifischere Kodierung möglich ist.

D015u Erkrankungen bzw. Störungen nach medizinischen Maßnahmen

Erkrankungen bzw. Störungen nach medizinischen Maßnahmen als Hauptdiagnose

Kodes für die spezifische Verschlüsselung von Erkrankungen bzw. Störungen nach medizinischen Maßnahmen finden sich beispielsweise in den folgenden Kategorien:

Tabelle 1:

E89.–	*Endokrine und Stoffwechselstörungen nach medizinischen Maßnahmen, anderenorts nicht klassifiziert*
G97.–	*Krankheiten des Nervensystems nach medizinischen Maßnahmen, anderenorts nicht klassifiziert*
H59.–	*Affektionen des Auges und der Augenanhangsgebilde nach medizinischen Maßnahmen, anderenorts nicht klassifiziert*
H95.–	*Krankheiten des Ohres und des Warzenfortsatzes nach medizinischen Maßnahmen, anderenorts nicht klassifiziert*
I97.–	*Kreislaufkomplikationen nach medizinischen Maßnahmen, anderenorts nicht klassifiziert*
J95.–	*Krankheiten der Atemwege nach medizinischen Maßnahmen, anderenorts nicht klassifiziert*
K91.–	*Krankheiten des Verdauungssystems nach medizinischen Maßnahmen, anderenorts nicht klassifiziert*
M96.–	*Krankheiten des Muskel-Skelett-Systems nach medizinischen Maßnahmen, anderenorts nicht klassifiziert*
N99.–	*Krankheiten des Urogenitalsystems nach medizinischen Maßnahmen, anderenorts nicht klassifiziert*

Diese Kodes sind nur dann als Hauptdiagnose zu verschlüsseln, wenn kein spezifischerer Kode in Bezug auf die Erkrankung bzw. Störung existiert. Gleiches gilt für die Kategorien T80–T88 *Komplikationen bei chirurgischen Eingriffen und medizinischer Behandlung, anderenorts nicht klassifiziert.* Die Kodes aus Tabelle 1 sind Kodes aus T80–T88 vorzuziehen, soweit letztere die Erkrankung bzw. Störung nicht spezifischer beschreiben.

Beispiel 1

Ein Patient wird wegen einer Hypothyreose nach Thyreoidektomie vor einem Jahr stationär aufgenommen.

Hauptdiagnose:	E89.0	*Hypothyreose nach medizinischen Maßnahmen*

Beispiel 2

Ein Herzschrittmacherträger wird wegen einer Elektrodendislokation stationär aufgenommen.

Hauptdiagnose:	T82.1	*Mechanische Komplikation durch ein kardiales elektronisches Gerät*

Anmerkung: I97.89 *Sonstige Kreislaufkomplikationen nach medizinischen Maßnahmen, anderenorts nicht klassifiziert* ist nicht als Hauptdiagnose zu verschlüsseln, da der Kode T82.1 *Mechanische Komplikation durch ein kardiales elektronisches Gerät* (samt seiner Inklusiva) spezifisch die Art der Störung beschreibt.

Beispiel 3

Ein Patient wird nach vorangegangener Behandlung einer Fersenbeinfraktur nun wegen einer tiefen Beinvenenthrombose stationär aufgenommen.

Hauptdiagnose:	I80.28	*Thrombose, Phlebitis und Thrombophlebitis sonstiger tiefer Gefäße der unteren Extremitäten*

Anmerkung: I97.89 *Sonstige Kreislaufkomplikationen nach medizinischen Maßnahmen, anderenorts nicht klassifiziert* ist nicht als Hauptdiagnose zu verschlüsseln, da der Kode I80.28 *Thrombose, Phlebitis und Thrombophlebitis sonstiger tiefer Gefäße der unteren Extremitäten* spezifisch die Art der Kreislaufkomplikation beschreibt.

Entscheidung des Schlichtungsausschusses zu der KDE 386, veröffentlicht am 11.11.2020

Frage: Bei einem Patienten mit einem Billroth II - Magen (Operation vor drei Jahren) wird gastroskopisch eine Anastomositis an der gastrojejunalen Anastomose mit Ulcera im Jejunum beschrieben. Können hier als Nebendiagnose der ICD-Kode T81.8 *Sonstige Komplikationen bei Eingriffen, anderenorts nicht klassifiziert* oder der ICD-Kode K91.88 *Sonstige Krankheiten des Verdauungssystems nach medizinischen Maßnahmen, anderenorts nicht klassifiziert* angegeben werden?

Entscheidung: Wird ein Patient wegen einer Anastomositis an einer gastrojejunalen Anastomose bei zurückliegender Billroth II Operation (Operation vor drei Jahren) und mit Ulcera im Jejunum behandelt, ist dies mit den nachfolgend zutreffenden Kodes oder Kodes aus

K29.6	*Sonstige Gastritis*
K28.-	*Ulcus pepticum jejuni*
K52.9	*Nichtinfektiöse Gastroenteritis und Kolitis, nicht näher bezeichnet*
K91.88	*Sonstige Krankheiten des Verdauungssystems nach medizinischen Maßnahmen, andernorts nicht klassifiziert*

zu kodieren.

Der Kode K91.88 *Sonstige Krankheiten des Verdauungssystems nach medizinischen Maßnahmen, andernorts nicht klassifiziert* dient der Kodierung der Anastomositis und stellt gleichzeitig den Zusammenhang zwischen der Anastomositis und der vorangegangenen Billroth II-Operation her.

Entscheidung des Schlichtungsausschusses zu der KDE 393, veröffentlicht am 11.11.2020

Frage: Zwei Tage nach endoskopischer Polypektomie am Magen wird ein Patient mit Teerstuhl stationär aufgenommen. Ursächlich wird eine Blutung aus der Polypabtragungsstelle festgestellt. Was ist die Hauptdiagnose?
K92.2 *Gastrointestinale Blutung, nicht näher bezeichnet*
oder
T81.0 *Blutung und Hämatom als Komplikation eines Eingriffs, anderenorts nicht klassifiziert.*

Entscheidung: Wird ein Patient zwei Tage nach endoskopischer Polypektomie am Magen mit Teerstuhl stationär aufgenommen und wird die Polypabtragungsstelle als ursächlich für die Blutung festgestellt, ist der Kode K92.2 *Gastrointestinale Blutung, nicht näher bezeichnet* als Hauptdiagnose anzugeben.

Entscheidung des Schlichtungsausschusses zu der KDE 466 (ehemals KDE 20), veröffentlicht am 16.12.2020

Frage: Fallkonstellation 3 (Bis 2012 Kodierempfehlung Nr. 20)
Stationäre Aufnahme elektiv zur Thrombektomie wegen Thrombose eines AV-Shunts (Shunt aus körpereigenem Material) bei dialysepflichtiger Nierenkrankheit. Diagnostik und Indikationsstellung ambulant erfolgt, erfolgreiche Thrombektomie. Was ist die Hauptdiagnose?

Entscheidung: Wird wie in dem vorliegende Fall (KDE-466 ehemals KDE-20) ein Patient mit dialysepflichtiger Nierenkrankheit ausschließlich zur Thrombektomie bei Thrombose eines AV-Shunts (Shunt aus körpereigenem Material) elektiv aufgenommen, so ist für die Thrombose des AV-Shunts der Kode T82.8 *Sonstige näher bezeichnete Komplikationen durch Prothesen, Implantate oder Transplantate im Herzen und in den Gefäßen* als Hauptdiagnose zu kodieren.

Erkrankungen bzw. Störungen nach medizinischen Maßnahmen als Nebendiagnose

Die Regelungen gelten für die Kodierung als Nebendiagnose entsprechend. Die Kriterien der Nebendiagnosendefinition (siehe DKR *D003 Nebendiagnosen* (Seite 15)) sind zu beachten.

Kommentar:

In den vorstehenden Beispielen fehlt in den Anmerkungen eine eindeutige Regelung, ob ein zweiter Kode benutzt werden darf oder nicht. Dies wird in der Praxis sehr unterschiedlich gehandhabt. Nach der ICD-10-Systematik kann für die Verschlüsselung eines Krankheitszustandes mehr als ein ICD-Kode verwendet werden, wenn dies zur Beschreibung dieses Krankheitszustandes notwendig ist. Dabei sind jedoch die Kodierrichtlinien zu beachten, die in DKR D012 eine Mehrfachkodierung auf bestimmte Konstellationen beschränken. Da die Deutschen Kodierrichtlinien für den Fall, dass zwischen den Hinweisen zur Benutzung der ICD-10 und den Kodierrichtlinien Widersprüche bestehen, Vorrang haben, ist immer zu prüfen, ob sich im Einzelfall ein solcher Widerspruch ergibt. Ein Widerspruch findet sich hier häufig durch die fehlende Erfüllung der Nebendiagnosendefinition.

In der besprochenen Thematik sollten daher Mehrfachkodierungen mit Primär-Schlüsselnummern immer dann verwendet werden, wenn der Zusammenhang der Erkrankung bzw. Störung mit medizinischen Maßnahmen aus dem spezifischen Kode nicht hervorgeht und eine Beeinflussung des Patientenmanagements im Sinne der Nebendiagnosendefinition auch für den zweiten Kode plausibel ist.

Ab 2013 ist zu den Regelungen für die spezifische Kodierung und zur Hierarchisierung der Kodes bei Verschlüsselung von Erkrankungen bzw. Störungen nach medizinischen Maßnahmen (spezifischer Kode für Erkrankung vorrangig vor Kodes aus Tabelle 1 und diese wiederum vorrangig vor Kodes aus T80 – T88, sofern diese nicht spezifischer sind) explizit klargestellt, dass sie auch für die Kodierung als Nebendiagnose gelten. Die Kriterien der Nebendiagnosendefinition sind dabei zu beachten.

Ab 2015 wurde im Text unter Tabelle 1 der Halbsatz „...oder die Verschlüsselung dieses spezifischeren Kodes durch ein Exklusivum der ICD-10-GM ausgeschlossen ist...“ gestrichen. Dieser Halbsatz ist dahingehend missverstanden worden, dass aufgrund der Exklusiva in einem Kapitelvorspann oder unter Gruppenüberschriften immer vorrangig T-Kodes zu verschlüsseln seien.

Diese Exklusiva schließen jedoch die Verwendung der spezifischen Kodes aus den jeweiligen Organkapiteln nicht aus. Sie sind als Hinweis auf die klassifikatorische, WHO-konforme Verschlüsselung von Komplikationen zu sehen (z.B. für den Anwendungsbereich Todesursachenstatistik). Vorrang bei der Anwendung im G-DRG-System haben jedoch die Deutschen Kodierrichtlinien. Nach der Hierarchisierung in DKR D015 ist der spezifische Kode für die Erkrankung zu nutzen.

Beispiel: Ein Patient wird mit einem ausgedehnten lokalen Infekt vier Wochen nach Plattenosteosynthese der distalen Tibia aufgenommen. Intraoperativ zeigt sich die Platte gelockert, der Knochen ist partiell nekrotisch. Primär erfolgen die Plattenentfernung, ein Wund- und Knochendebridement, eine Osteosynthese mit einem Fixateur externe und eine Vakuumversiegelung. Histologisch findet sich eine Osteitis; auch mikrobiologisch Keimnachweis. Antibiotische Therapie. M86.16 *Sonstige akute Osteomyelitis, Unterschenkel* ist der zutreffende Kode und in diesem Fall Hauptdiagnose. Er beschreibt spezifisch die Erkrankung und deren Lokalisation. Das Exklusivum unter *Sonstige Osteopathien* M86-M90 verweist nur ganz allgemein auf *Osteopathien nach medizinischen Maßnahmen (M96.-)*. Unter M96.- finden sich Krankheiten des Muskel-Skelett-Systems nach medizinischen Maßnahmen, anderenorts nicht klassifiziert. Die Osteomyelitis (Osteitis) ist jedoch unter M86.- klassifiziert und dort zu kodieren. M86.- ist somit durch das Exklusivum unter M86-M90 nicht ausgeschlossen.

Siehe auch Kodierfrage GM-1016 des BfArM zur ICD-10-GM „Wie ist eine Osteomyelitis (Osteitis) nach medizinischen Maßnahmen zu kodieren?“

ALLGEMEINE KODIERRICHTLINIEN FÜR PROZEDUREN

Diese Kodierrichtlinien beziehen sich auf den **amtlichen Operationen- und Prozedurenschlüssel OPS Version 2024**.

P001f Allgemeine Kodierrichtlinien für Prozeduren

Alle signifikanten Prozeduren, die vom Zeitpunkt der Aufnahme bis zum Zeitpunkt der Entlassung vorgenommen wurden und im OPS abbildbar sind, sind zu kodieren. Dieses schließt diagnostische, therapeutische und pflegerische Prozeduren ein.

Die Definition einer signifikanten Prozedur ist, dass sie entweder

- chirurgischer Natur ist
- ein Eingriffsrisiko birgt
- ein Anästhesierisiko birgt
- Spezialeinrichtungen oder Geräte oder spezielle Ausbildung erfordert.

Kommentar:

- Hinsichtlich der Angabe des Bezugsdatums einer Prozedur ist zu beachten, dass zur Dokumentation des Bezugsdatums immer gleich verfahren wird. Sinnvoll ist hierbei immer den Beginn der Leistung zugrunde zu legen.
- Ab 2018 gibt es davon abweichend eine explizite Regelung für die Kodierung von klinischen Obduktionen (siehe P017). Dort ist geregelt, dass als Bezugsdatum dieser Leistung das Datum anzugeben ist, an dem der Patient verstorben ist (Entlassungstag). In diesem Fall ist eine solche Festlegung natürlich sinnvoll, da die eigentliche Leistung (Obduktion) ja faktisch nach dem stationären Aufenthalt erbracht wird, aber in diesem Zusammenhang dennoch anzugeben ist.

Es ist besonders wichtig, dass alle signifikanten und kodierbaren Prozeduren, einschließlich traditioneller „nicht-chirurgischer“ Prozeduren verschlüsselt werden.

Es gibt keine Kodierrichtlinie, die die Reihenfolge der Prozeduren regelt. Jedoch sollten die aufwändigeren Prozeduren zuerst angegeben werden, da die Anzahl der zur Verfügung stehenden Schlüsselnummer-Felder begrenzt ist.

Die Reihenfolge der Prozeduren hat keinen Einfluss auf die DRG-Gruppierung.

Prozedurenkomponenten

Normalerweise ist eine Prozedur vollständig mit all ihren Komponenten, wie z.B. Vorbereitung, Lagerung, Anästhesie, Zugang, Naht, usw., in einem Kode abgebildet (siehe Beispiel 1 und 2). Abweichungen davon sind in den Hinweisen beschrieben. Bei den Operationen am Nervensystem zum Beispiel ist gewöhnlich der Zugang zusätzlich zu kodieren.

Deshalb werden diese individuellen Komponenten einer bereits kodierten Prozedur nicht noch einmal gesondert verschlüsselt.

P001

Ebenso sind eingriffsverwandte diagnostische Maßnahmen nicht gesondert zu kodieren, wenn diese in derselben Sitzung durchgeführt werden und regelhaft Bestandteil der interventionell-therapeutischen Prozeduren sind und dies im OPS nicht anders geregelt ist (z.B. diagnostische Arthroskopie vor arthroskopischer Meniskektomie wird nicht verschlüsselt).

Auch andere Prozeduren, wie z.B. Schmerztherapie (mit Ausnahme des OPS-Kodes 8-919 *Komplexe Akutschmerzbehandlung*), sind nur dann zu kodieren, wenn sie als alleinige Maßnahmen durchgeführt wurden (siehe Beispiel 3).

Beispiel 1

Die Laparotomie als operativer Zugang ist enthalten in

5-511.02	*Cholezystektomie, einfach, offen chirurgisch, mit operativer Revision der Gallengänge*

Eine Episiotomie als Prozedurenkomponente ist enthalten in

5-720.1	*Zangenentbindung aus Beckenmitte*

Beispiel 2

Eine Schmerztherapie bei operativen Eingriffen und diagnostischen Maßnahmen ist im Kode enthalten (mit Ausnahme des OPS-Kodes 8-919 *Komplexe Akutschmerzbehandlung*), während eine Schmerztherapie als alleinige Maßnahme mit einem Kode aus 8-91 verschlüsselt wird.

Die prä- und postoperative Schmerztherapie ist bei einer offen chirurgischen radikalen Uterus-exstirpation mit pelviner und paraaortaler Lymphadenektomie im Kode enthalten.

5-685.3	*Radikale Uterusexstirpation mit pelviner und paraaortaler Lymphadenektomie*

Beispiel 3

Eine epidurale Schmerztherapie als alleinige therapeutische Maßnahme (ohne direkten Zusammenhang mit einer anderen Prozedur), zum Beispiel während eines stationären Aufenthaltes mit Chemotherapie (3 Tage, 2 Medikamente) bei metastasierendem Karzinom, wird gesondert kodiert.

8-543.32	*Mittelgradig komplexe und intensive Blockchemotherapie, 3 Tage, 2 Substanzen*
8-910	*Epidurale Injektion und Infusion zur Schmerztherapie*

Eigenständige Prozeduren, die nicht im direkten Zusammenhang mit einer operativen Prozedur stehen, werden getrennt kodiert.

Beispiel 4

Ein präoperatives CT des Abdomens mit Kontrastmittel und eine Hemikolektomie links werden beide kodiert.

3-225	*Computertomographie des Abdomens mit Kontrastmittel*
5-455.64	*Partielle Resektion des Dickdarmes, Resektion des Colon descendens mit linker Flexur [Hemikolektomie links], offen chirurgisch mit Anastomosen-Anus praeter*

P003s Hinweise und formale Vereinbarungen für die Benutzung des OPS

Dieser Abschnitt der Kodierrichtlinien ist weitgehend identisch mit den Hinweisen zur Benutzung des OPS und ist insbesondere durch Beispiele erweitert.

Aufbau und Kodestruktur

Der Operationen- und Prozedurenschlüssel ist ein überwiegend numerischer, hierarchisch strukturierter Schlüssel. Er weist überwiegend einen 5-stelligen Differenzierungsgrad auf, bezogen auf die International Classification of Procedures in Medicine (ICPM) der WHO. Einige Kodes sind jedoch nur 4-stellig differenziert.

Es gibt folgende Hierarchieebenen:

Kapitel
Bereichsüberschriften
3-Steller
4-Steller
5-Steller
6-Steller

3-Steller-Klassen werden auch als Kategorien, 4- bis 6-Steller als (Sub)-kategorien bezeichnet.

In einigen Kodebereichen wird eine alphanumerische Gliederungsstruktur verwendet, da die zur Verfügung stehenden 10 numerischen Untergliederungen für die erforderlichen Inhalte nicht ausreichend waren. Die alphanumerischen Notationen finden sich in der 4., 5. und 6. Stelle der Systematik.

Eine alphanumerische Angabe wurde ebenfalls für die Bezeichnung der Resteklassen „Sonstige ...“ und „Nicht näher bezeichnete ...“ gewählt. Dadurch war es möglich, zwei weitere numerische Positionen für fachspezifische Inhalte zu gewinnen. Die Position „x“ beinhaltet dabei sonstige Prozeduren, die Position „y“ nicht näher bezeichnete Prozeduren. Der 4-stellige Kode „Andere ...“ ist als Platzhalter für spätere Erweiterungen durch Neuentwicklungen und bisher nicht berücksichtigte Prozeduren gedacht.

Die Textbeschreibung auf der 5. und 6. Gliederungsstelle ist in Buchausgaben oft aus Gründen der Übersichtlichkeit verkürzt angegeben. Sie enthält nur die wesentlichen Unterscheidungsmerkmale gegenüber der zugehörigen Textbeschreibung der jeweils übergeordneten Gliederungsstelle. In der EDV-Version und in den Metadaten des BfArM ist der OPS in allen Gliederungsstellen vollständig ausformuliert.

Buchausgabe:

5-44 **Andere Operationen am Magen**
Inkl.: Innere Schienung
Hinw: Die Verwendung eines Einmal-Endoskops ist gesondert zu kodieren (5-98m ff.)

...

5-448 **Andere Rekonstruktion am Magen**
Hinw.: Der Zugang ist für die mit ** gekennzeichneten Kodes in der 6. Stelle nach folgender Liste zu kodieren:
0 Offen chirurgisch abdominal
1 Offen chirurgisch thorakal
2 Laparoskopisch
3 Umsteigen laparoskopisch - offen chirurgisch
x Sonstige

../.. (wird fortgesetzt)

../.. (Fortsetzung)

**	5-448.0	Naht (nach Verletzung)	
**	5-448.1	Verschluss einer Gastrostomie oder (Ernährungs-)Fistel	
**	5-448.2	Gastropexie	
**	5-448.3	Kardiaplastik (z.B. nach Belsey)	
**	5-448.4	Fundoplikatio	
	5-448.5	Hemifundoplikatio	
		.50	Offen chirurgisch abdominal
		.51	Offen chirurgisch thorakal
		.52	Laparoskopisch
		.53	Umsteigen laparoskopisch - offen chirurgisch
		.54	Endoskopisch
		.5x	Sonstige
**	5-448.6	Hemifundoplikatio mit Hiatusnaht	
**	5-448.a	Vertikale Gastroplastik nach Mason	
**	5-448.b	Implantation oder Wechsel eines nicht anpassbaren Magenbandes	
**	5-448.c	Implantation oder Wechsel eines anpassbaren Magenbandes	
**	5-448.d	Neufixierung eines dislozierten Magenbandes	
**	5-448.e	Entfernung eines Magenbandes	
	5-448.f	Magenplikatur	
		.f0	Offen chirurgisch
		.f1	Laparoskopisch
		.f2	Umsteigen laparoskopisch - offen chirurgisch
		.f3	Endoskopisch
		.fx	Sonstige
**	5-448.x	Sonstige	
	5-448.y	N.n.bez.	

EDV (Metadaten):

Neu dazu kommende Textpassagen sind durch Fettdruck gekennzeichnet.

5-44	**Andere Operationen am Magen**
...	
5-448	Andere Operationen am Magen: **Andere Rekonstruktion am Magen**
5-448.0	Andere Operationen am Magen: Andere Rekonstruktion am Magen: **Naht (nach Verletzung)**
5-448.00	Andere Operationen am Magen: Andere Rekonstruktion am Magen: Naht (nach Verletzung): **Offen chirurgisch abdominal**
5-448.01	Andere Operationen am Magen: Andere Rekonstruktion am Magen: Naht (nach Verletzung): **Offen chirurgisch thorakal**
5-448.02	Andere Operationen am Magen: Andere Rekonstruktion am Magen: Naht (nach Verletzung): **Laparoskopisch**
5-448.03	Andere Operationen am Magen: Andere Rekonstruktion am Magen: Naht (nach Verletzung): **Umsteigen laparoskopisch - offen chirurgisch**
5-448.0x	Andere Operationen am Magen: Andere Rekonstruktion am Magen: Naht (nach Verletzung): **Sonstige**
5-448.1	Andere Operationen am Magen: Andere Rekonstruktion am Magen: **Verschluss einer Gastrostomie oder (Ernährungs-)Fistel**
5-448.10	Andere Operationen am Magen: Andere Rekonstruktion am Magen: Verschluss einer Gastrostomie oder (Ernährungs-)Fistel: **Offen chirurgisch abdominal**
...	

../.. (wird fortgesetzt)

../.. (Fortsetzung)

5-448.x	Andere Operationen am Magen: Andere Rekonstruktion am Magen: **Sonstige**
5-448.x0	Andere Operationen am Magen: Andere Rekonstruktion am Magen: Sonstige: **Offen chirurgisch abdominal**
...	
5-448.y	Andere Operationen am Magen: Andere Rekonstruktion am Magen: **N.n.bez.**

Achtung: Hinweise, Inklusiva und Exklusiva fehlen in den Metadaten.

Reihenfolge und Besetzung der Kodes

Im vorliegenden Schlüssel sind nicht alle 4-stelligen Kodepositionen besetzt. Auf ein „Aufrücken“ der nachfolgenden Kodes wurde aus Gründen der Vergleichbarkeit mit der ICPM der WHO verzichtet. Die freien Kodes stehen für ggf. später erforderliche Erweiterungen zur Verfügung.

Topographische Gliederung

Der Operationen- und Prozedurenschlüssel weist in Kapitel 5 Operationen eine topographisch-anatomische Gliederung auf. Auf eine fachgebietsbezogene Gliederung wurde verzichtet. Dies bedeutet, dass Eingriffe, die von mehreren Fachgebieten durchgeführt werden, unter dem jeweiligen Organkapitel zu finden sind. So wurden z.B. die kinderchirurgischen Prozeduren in die jeweiligen organbezogenen Kapitel integriert. Es gibt demnach keine altersbezogene Gliederung mit Ausnahme einiger weniger Schlüsselnummern in Kapitel 8 (Neugeborene).

Abweichend von Kapitel 5 Operationen sind die Kapitel 1, 3, 6, 8 und 9 des Operationen- und Prozedurenschlüssels nach medizinischen Verfahren strukturiert.

Informationsgehalt eines Einzelkodes

Grundprinzip des OPS ist die Abbildung eines durchgeführten Eingriffes möglichst mit einem Kode (monokausale Kodierung). Das bedeutet: jeder Einzelkode enthält normalerweise alle Informationen für eine Prozedur mit allen notwendigen Komponenten, wie z.B. Vorbereitung, Lagerung, Anästhesie, Zugang, die eigentliche Operation, Naht, usw. (s.a. den Abschnitt „Prozedurenkomponenten“ in DKR P001 *Allgemeine Kodierrichtlinien für Prozeduren* (Seite 49)).

Beispiel 1

5-351.12 *Mitralklappenersatz, offen chirurgisch, durch Xenotransplantat (Bioprothese)*

Dieser Kode enthält die präoperative Vorbereitung, die Anästhesie, die Lagerung, den Zugang, die eigentliche Operation, die Klappenprothese, ..., die Hautnaht sowie die übliche postoperative Versorgung ggf. mit Weiterführung der Beatmung bis zu einer Dauer von 24 Stunden. Außerdem legt ein Hinweis bei 5-351 fest, dass die Anwendung der Herz-Lungen-Maschine im Kode enthalten ist. Dies gilt nicht für die Anwendung der Herz-Lungen-Maschine in tiefer oder profunder Hypothermie und nicht für die Anwendung der Herz-Lungen-Maschine mit intraaortaler Ballonokklusion (s.a. DKR 0908 *Zusätzliche Prozeduren im Zusammenhang mit Herzoperationen* (Seite 131)).

P003

Kombinationskodes

Es gibt aber auch Kodes für kombinierte Eingriffe einschließlich ihrer Komponenten, bei denen mehrere einzeln durchführbare Eingriffe in einer Sitzung vorgenommen werden. Sie sind dann zu verwenden, wenn sie den kombinierten Eingriff vollständig beschreiben und die Kodierrichtlinien bzw. Hinweise nichts anderes vorschreiben.

Beispiel 2

5-063.2 *Thyreoidektomie* ***mit*** *Parathyreoidektomie*

Mehrfachkodierung

In einigen Bereichen ist eine Kodierung von Operationen mit mehreren Kodes vorgesehen. Dies ist insbesondere für die Abbildung komplexer Eingriffe erforderlich. In diesen Fällen wurden im OPS Hinweise formuliert, die auf eine gesonderte Kodierung der einzeln durchgeführten Eingriffe verweisen.

Kommentar:

Die Mehrfachkodierung kann sinnvoll und notwendig sein für die vollständige Abbildung komplexer Eingriffe. Sie ist jedoch nicht vorgesehen für die zusätzliche Kodierung von Prozedurenkomponenten, die typischerweise Bestandteil des kodierten Eingriffes sind.

Beispiele für Prozedurenkomponenten, die typischerweise als Bestandteil des kodierten Eingriffs zu sehen sind und deshalb **nicht** zu kodieren sind:

- Gezielte Umstechungsligatur zur Blutstillung bei Blutungen aus dem Leberbett im Rahmen einer Cholezystektomie (also hierbei **nicht** 5-505.0 *Rekonstruktion der Leber: Naht und blutstillende Umstechung (nach Verletzung)* zusätzlich zu einem Kode aus 5-511 *Cholezystektomie*
- Rechtsherzkatheteruntersuchung im Rahmen eines perioperativen Monitoring mit Messung des Pulmonalarteriendrucks bei Herzoperationen (also hierbei **nicht** ein Kode aus 1-273 *Rechtsherz-Katheteruntersuchung* zusätzlich zu 8-932 *Monitoring von Atmung, Herz und Kreislauf mit Messung des Pulmonalarteriendruckes*)

Einige OPS-Kodes sind mit einem Hinweis versehen, dass bestimmte Prozedurenkomponenten gesondert zu kodieren sind.

Beispiel für Prozedurenkomponenten, die nicht typischerweise Bestandteil des kodierten Eingriffs sind, **einen** entsprechenden Hinweis enthalten und deshalb **gesondert** zu kodieren sind:

- Anwendung von Nahtsystemen oder Verschluss des Stichkanals mit Kollagen nach perkutan-transluminaler Gefäßintervention an Herz und Koronargefäßen (also hierbei ein Kode aus 8-83b.c *Verwendung eines Gefäßverschlusssystems* **zusätzlich** zu einem Kode aus 8-837 *Perkutan-transluminale Gefäßintervention an Herz und Koronargefäßen*); hier findet sich unter 8-83b.c ein entsprechender Hinweis.

Andererseits sind im OPS nicht alle Kombinationsmöglichkeiten von Operationen/Prozeduren mit einem Hinweis gekennzeichnet. Das kann der OPS nicht leisten.

Beispiel für Prozeduren/Prozedurenkomponenten, die nicht typischerweise Bestandteil des kodierten Eingriffs sind, **keinen** entsprechenden Hinweis enthalten und dennoch **gesondert** zu kodieren sind:

– Exzision eines Melanoms am Unterschenkel mit Sicherheitsabstand, histografisch kontrolliert, Defektgröße 7 x 5 cm. Ein direkter Wundverschluss ist nicht möglich, deshalb - Rotationsplastik, großflächig. Neben dem Kode 5-895.2f *Radikale und ausgedehnte Exzision von erkranktem Gewebe an Haut und Unterhaut, mit primärem Wundverschluss* kann der Kode 5-903.6f *Lokale Lappenplastik an Haut und Unterhaut, Rotationsplastik, Unterschenkel* gesondert kodiert werden, obwohl sich unter 5-895.2 kein entsprechender Hinweis findet.

Beispiel 3

5-820 ***Implantation einer Endoprothese am Hüftgelenk***

Hinw: Eine durchgeführte Pfannendachplastik ist gesondert zu kodieren (5-829.1)
Eine durchgeführte Pfannenbodenplastik ist gesondert zu kodieren (5-829.h)
Eine durchgeführte Spongiosaplastik ist gesondert zu kodieren (5-784 ff.)
Die zusätzliche Verwendung von Osteosynthesematerial ist gesondert zu kodieren (5-786 ff.)
Die Verwendung einer Gelenkschnapp-Pfanne ist gesondert zu kodieren (5-820.7 ff.)
Die komplexe Erstimplantation einer Endoprothese z.B. mit Femurersatz oder mit Ersatz benachbarter Gelenke ist gesondert zu kodieren (5-829.a)
Die Verwendung einer Tumorendoprothese ist gesondert zu kodieren (5-829.c)
Die Verwendung einer hypoallergenen Prothese ist gesondert zu kodieren (5-829.e)
Aufwendige Gipsverbände sind gesondert zu kodieren (8-310 ff.)
Die Implantation einer Endoprothese nach vorheriger Explantation ist gesondert zu kodieren (5-829.n)
Ein durchgeführter alloplastischer Knochenersatz ist gesondert zu kodieren (5-785 ff.)
Die Implantation einer CAD-CAM-Prothese ist mit dem jeweiligen Kode für die Implantation der Endoprothese und den Zusatzkodes 5-829.m oder 5-829.p zu kodieren
Die computergestützte intraoperative biomechanische Ausrichtung des Implantates ist gesondert zu kodieren (5-86a.4)

Die Angabe zur Verwendung von Zement ist in der 6. Stelle nach folgender Liste zu kodieren:

0	Nicht zementiert
1	Zementiert
2	Hybrid (teilzementiert)

** 5-820.0 *Totalendoprothese*

** 5-820.2 *Totalendoprothese, Sonderprothese*

Inkl.: Langschaft, Tumorprothese

Beispiel 4

Unter Beachtung der Hinweise aus 5-820 ergeben sich zum Beispiel für die Kodierung einer Implantation einer Totalendoprothese am Hüftgelenk mit Spongiosaplastik folgende Kodes:

5-820.00	*Totalendoprothese, nicht zementiert*
5-784.0d	*Transplantation von Spongiosa, autogen, offen chirurgisch: Becken*
5-783.0d	*Entnahme eines Knochentransplantates: Spongiosa, eine Entnahmestelle, Becken*

Eingeschränkte Gültigkeit von Kodes

Bestimmte Kodes in den Kapiteln 1 und 8 des Operationen- und Prozedurenschlüssels bilden für ein spezifisches Patientenklientel bzw. für eine spezifische Altersgruppe ein Unterscheidungskriterium für die Zuordnung zu unterschiedlichen Fallgruppen in Entgeltsystemen. Diese Kodes sind deshalb mit einem Hinweis auf ihre eingeschränkte Anwendung versehen. Eine breite Anwendung dieser Kodes für den gesamten Krankenhausbereich hätte eine Überdokumentation zur Folge, die nicht sinnvoll ist.

P003

Versorgung intraoperativer Komplikationen

Die Versorgung von intraoperativen Komplikationen wird gesondert kodiert.

Zusatzkodes

Der Operationen- und Prozedurenschlüssel sieht vor, weitere ergänzende Angaben zu einer Operation oder Maßnahme zusätzlich zu kodieren.

Diese Zusatzkodes sind ergänzend zu verwenden, sofern die Information nicht schon im Kode selbst enthalten ist. Zusatzkodes sind sekundäre Kodes und dürfen nicht selbständig, sondern nur zusätzlich zu einem primären Kode benutzt werden. Sie sind also nur in Kombination mit dem durchgeführten, inhaltlich leitenden Eingriff zulässig. Dabei kann der Primärkode auch durch zwei oder mehr Zusatzkodes ergänzt werden.

Zusatzkodes sind durch die Verwendung von Begriffen wie „Zusatzkode", „Zusatzkodierung", „Zusatzinformation" o.Ä. im Klassentitel oder im Hinweis zu erkennen.

Zusatzinformationen

Zusatzkodes können außer als Einzelkodes in speziellen Bereichen (z.B. am Ende des Kapitels 5: *Zusatzinformationen zu Operationen* (5-93 bis 5-99)) vorhanden sein.

Ein- und Ausschlussbemerkungen und Hinweise

Zur korrekten Anwendung des Schlüssels wurden Hinweise, Einschluss- und Ausschlussbemerkungen formuliert. Diese kann es auf jeder Hierarchieebene geben: nach Kapitelüberschriften, nach Bereichsüberschriften und nach Kategorien und Subkategorien. Beim Kodieren ist daher für jeden Kode/jede Kategorie jeweils bis zur höchstmöglichen Hierarchieebene zu prüfen, ob sich dort Ein- und Ausschlussbemerkungen und Hinweise finden, die auf den Kode/die Kategorie anzuwenden sind.

Folgende Begriffe und Symbole werden dafür verwendet:

Einschlussbemerkungen („Inkl.:")

Die Einschlussbemerkungen eines Kodes dienen der näheren Beschreibung des Inhaltes des Kodes, z.B. Nennung von Bestandteilen der Prozedur, die enthalten sind und nicht zusätzlich kodiert werden, oder geben Beispiele für Maßnahmen, die diesem Kode (ebenfalls) zugeordnet sind.
Grundsätzlich gilt, dass regelhafte Bestandteile einer Prozedur (Blutstillung, Drainage, Verband etc.) nicht explizit als Inklusivum aufgeführt sind, eine explizite Nennung kann aber zur Verdeutlichung erfolgen. Ausnahmen für Subkodes können über Hinweise (*Hinw.:*) angezeigt werden.

Beispiele für ein Inklusivum zur näheren Beschreibung:

Beispiel 5

1-415 *Biopsie ohne Inzision an der Gesichtshaut*
Inkl.: Kopfhaut

Die Biopsie ohne Inzision an der Kopfhaut ist mit dem Kode 1-415 zu verschlüsseln.

Beispiel 6

5-038.4 *Implantation oder Wechsel einer Medikamentenpumpe zur intrathekalen und/oder epiduralen Infusion*
Inkl.: Ersteinstellung

Die Ersteinstellung der Medikamentenpumpe ist in den Kodes im Bereich 5-038.4 enthalten und nicht gesondert zu kodieren.

Beispiel für ein Inklusivum mit beispielhaft genannten Maßnahmen:

Beispiel 7

3-035 *Komplexe differenzialdiagnostische Sonographie des Gefäßsystems mit quantitativer Auswertung*
Inkl.: B-Flow-Verfahren, Farbdopplersonographie/Farbduplexsonographie, fetomaternale Dopplersonographie

Das B-Flow-Verfahren, die Farbdopplersonographie, die Farbduplexsonographie und die fetomaternale Dopplersonographie sind mit dem Kode 3-035 zu kodieren.

Es kann auch ein und dasselbe Inklusivum entweder als Bestandteil der Prozedur im Kode enthalten sein oder, sofern die Art der Durchführung dem Kode entspricht, als eigenständige Maßnahme mit diesem Kode verschlüsselt werden.

Beispiel 8

5-451 *Lokale Exzision und Destruktion von erkranktem Gewebe des Dünndarmes*
Inkl.: Blutstillung

Die im Rahmen einer lokalen Exzision oder Destruktion von erkranktem Gewebe des Dünndarmes erfolgte Blutstillung ist in den Kodes im Bereich 5-451 enthalten und nicht gesondert zu kodieren; eine Ausnahme hiervon wird z.B. für den Subkode 5-451.7 durch einen Hinweis (*Hinw.:*) angezeigt.

Die lokale Destruktion von erkranktem Gewebe des Dünndarmes ausschließlich zum Zweck der Blutstillung und nicht im Rahmen eines anderen Eingriffs ist ebenfalls mit einem Kode aus 5-451 zu verschlüsseln.

Ausschlussbemerkungen („Exkl.:“)

Die Ausschlussbemerkungen eines Kodes dienen der Abgrenzung des Inhaltes des Kodes und nennen Maßnahmen, die einem oder mehreren **anderen** Kodes zuzuordnen sind; der oder die zutreffenden anderen Kodes sind jeweils angegeben.

Ausschlussbemerkungen werden i.d.R. nicht angegeben, wenn der auszuschließende Inhalt in der unmittelbar nachfolgenden Kodeliste enthalten ist.

Eine als Ausschluss genannte Maßnahme ist eine – gegenüber der im Kode selbst klassifizierten Maßnahme – abgrenzbare und andersartige Maßnahme, die folglich auch anders klassifiziert wird. Werden beide Maßnahmen am Patienten durchgeführt, können auch beide Kodes nebeneinander verwendet werden.

Beispiel 9

5-784 *Knochentransplantation und -transposition*
Exkl.: Knorpeltransplantation (5-801.b ff., 5-812.9 ff.)

Eine Knorpeltransplantation ist mit einem Kode aus den Bereichen 5-801.b ff. oder 5-812.9 ff. zu kodieren.

Wurden bei einem Patienten z.B. eine offene autogene Spongiosa-Transplantation **und** eine offene Knorpeltransplantation durchgeführt, sind ein Kode aus dem Bereich 5-784 **und** ein Kode aus 5-801.b ff. anzugeben.

Wenn eine Ausschlussbemerkung keine Kodeangabe enthält, ist die Maßnahme im OPS nicht zu kodieren.

Beispiel 10

1-334 *Urodynamische Untersuchung*
Exkl.: Uroflowmetrie

Hinweise („Hinw.:")

Die aufgeführten Hinweise haben z.B. folgende Funktion:

- Anmerkung zur gesonderten Kodierung von Teilkomponenten einer komplexen Operation (siehe Abschnitt Mehrfachkodierung, Beispiel 3 (Seite 54))
- Anmerkung zur zusätzlichen Kodierung von ergänzenden Angaben einer Operation (siehe Abschnitte Zusatzkodes und Zusatzinformationen)
- Hinweis auf die gesonderte Kodierung des Zuganges
- Hinweis, wann dieser Kode verwendet werden kann
- Hinweis, dass der Kode nur einmal pro stationären Aufenthalt anzugeben ist

und folgende („ff.")

In den Ausschlussbemerkungen und Hinweisen kann auf einzelne Kodes oder Kodegruppen verwiesen werden. Das „ff." wird verwandt, um alle untergeordneten Kodes des jeweiligen Schlüssels zu bezeichnen. So bedeutet 1-212 ff. alle endständigen Kodes unter 1-212, also 1-212.0 bis 1-212.y. Das „ff." kann ab den vierstelligen Kodes abwärts angewendet werden.

Listen

Listen wurden eingeführt, um für einen oder mehrere Kodes geltende, einheitliche Untergliederungen in der 6. Stelle aus Gründen der Übersicht zusammenzufassen. Listen werden z. B. in folgenden Bereichen verwendet:

- Lokalisationsangaben für die Bezeichnung der Blutgefäße
- Bezeichnungen von Knochen und Gelenken
- Angaben zu Zugängen und Verfahren

Wird in den Listen mit Lokalisationsangaben ein „und" verwendet, ist dies immer sowohl im Sinne von „und" als auch im Sinne von „oder" zu verstehen. (s.a. Verwendung von „und")

Auf die Gültigkeit einer Liste für einen Kode wird jeweils durch einen Hinweis aufmerksam gemacht. Listen gelten generell nur für die im Kode ausgewiesenen spezifischen Kodepositionen, nicht jedoch für die Resteklasse „.y Nicht näher bezeichnet".

An einigen Stellen ist darauf zu achten, dass nicht jede Listenposition mit jedem 5-Steller kombinierbar ist.

Verwendete Begriffe und Symbole

Verwendung von „und“

Der Begriff „und“ wird in folgenden Fällen im Sinne von „und/oder“ verwendet:

- bei 3- und 4-stelligen Kodes, z.B. bei der Aufzählung von Prozeduren wie „Inzision, Exzision und Destruktion ...“ oder von Lokalisationen wie „... Naht eines Nerven und Nervenplexus“
- bei nicht endständigen 5-stelligen Kodes, deren Klassentitel ausschließlich Lokalisationsangaben ohne weiteren Zusatz enthält und die ihre 6. Stelle über eine Lokalisationsliste erhalten (Bsp. 5-380.1 ** *Arterien Schulter und Oberarm*)
- bei endständigen 5-stelligen Kodes, deren Klassentitel ausschließlich Lokalisationsangaben ohne weiteren Zusatz enthält (Bsp. 1-502.2 *Oberarm und Ellenbogen*)
- in den Lokalisationslisten für die 6. Stellen (z.B. Liste unter 5-89)

Bei nicht endständigen 5-stelligen Kodes mit Lokalisationsangaben, die ihre 6. Stelle nicht über eine Lokalisationsliste erhalten, sondern z.B. über eine Zugangsliste, wird „und“ also ausschließlich im Sinne von „und“ verwendet. Dasselbe gilt für endständige und nicht endständige 5-stellige Kodes, deren Klassentitel außer Lokalisationsangaben weitere Zusätze enthält, hier ist das „und“ tatsächlich als kumulatives „und“ zu verstehen (Bsp. 5-016.4 *Schädelbasis und Hirnhäute, Tumorgewebe*; 5-455.9** *Resektion des Colon ascendens mit Coecum und rechter Flexur und Colon transversum [Hemikolektomie rechts mit Transversumresektion]*).

Kommentar:

Die Anpassung der Kodierrichtlinie an das Regelwerk des OPS konkretisiert nochmals die Verwendung des Begriffs „und“ in Abhängigkeit davon, ob es sich um 3-, 4- oder 5-stellige Kodes handelt. Zusammengefasst bedeutet „und“ bei 3- und 4-stelligen Kodes immer „und/oder“. Ebenfalls immer „und/oder“ bedeutet es in den Lokalisationslisten für die 6. Stellen. Diese Regelung ist nur auf die Klassentitel anzuwenden und nicht auf die Hinweise des OPS, somit auch nicht auf die OPS-Strukturmerkmale.

Die etwas komplexere Anwendung bei den 5-stelligen Kodes soll mit dem folgenden Schaubild verdeutlicht werden:

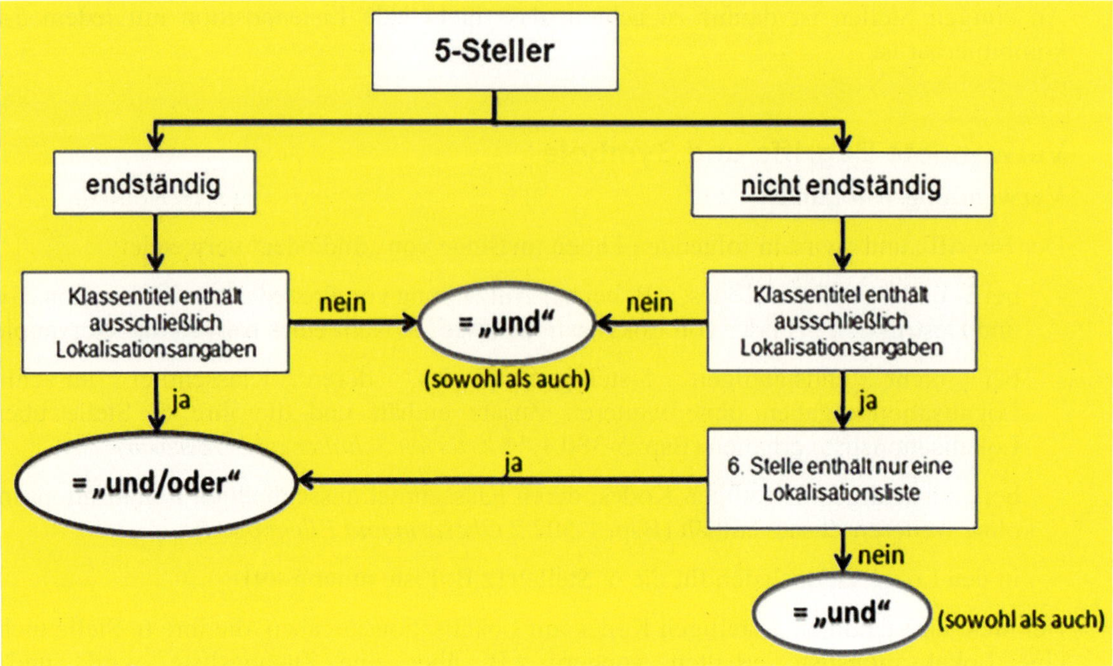

Verwendete Symbole

** Ein Doppelstern (**) links neben dem jeweiligen Kode kennzeichnet 5-Steller, bei denen für die Kodierung eine 6-stellige Untergliederung zu benutzen ist, die durch die Kombination des 5-Stellers mit einer Liste entsteht.

( ) Runde Klammern innerhalb einer Prozedurbezeichnung enthalten ergänzende Bezeichnungen oder Erläuterungen zu dieser Prozedurenbezeichnung. Diese Angaben können vorliegen, aber auch fehlen, ohne dass die Verschlüsselung dadurch beeinflusst wird. Runde Klammern nicht innerhalb einer Prozedurenbezeichnung enthalten ergänzende Angaben wie Erläuterungen oder Beispiele.

Runde Klammern umschließen Angaben von Kodes oder Kodebereichen in Hinweisen und Exklusiva.

[ ] Eckige Klammern enthalten Synonyme, alternative Formulierungen, andere Schreibweisen und Abkürzungen zu einer Bezeichnung. Eckige Klammern umschließen Angaben zu den gültigen 6. Stellen bei postkombinierten Kodes.

⇄/↔ Alle Schlüsselnummern, die mit einem Zusatzkennzeichen (**R**=rechts, **L**=links, **B**=beidseitig) versehen werden müssen, sind in dieser Fassung mit dem Zeichen (⇄ oder ↔) gekennzeichnet.

Verwendete Schreibweisen

Die Nomenklatur im vorliegenden Schlüssel lehnt sich an die deutsche Fassung der ICD-10 an. Entsprechend werden Prozedurenbezeichnungen sowie Fachbezeichnungen der Anatomie in der Regel in deutscher Schreibweise angegeben. Sofern es sich um Fachbezeichnungen aus mehreren Wörtern oder um lateinische Termini technici handelt, wurde die lateinische Schreibweise verwendet. Trivialbezeichnungen sind in deutscher Schreibweise angegeben. Deutsch-lateinische Mischformen wurden nach Möglichkeit vermieden. Grundsätzlich wurde die im medizinischen Duden verwendete Schreibweise übernommen.

P004f Nicht vollendete oder unterbrochene Prozedur

Wenn eine Prozedur aus irgendeinem Grund unterbrochen oder nicht vollendet wurde, ist wie folgt vorzugehen:

1. Wenn von einem laparoskopisch/endoskopischen Verfahren auf „offen chirurgisch" umgestiegen wird, so ist zu prüfen, ob es für den Umstieg einen eigenen Kode im OPS gibt.
   a. Gibt es einen spezifischen Kode für „Umsteigen auf offen chirurgisch", so ist dieser zu verwenden (siehe Beispiel 1).
   b. Gibt es dafür keinen spezifischen Umsteigekode, so wird **nur** die offen chirurgische Prozedur kodiert (siehe Beispiel 2).
2. Gibt es einen spezifischen Kode für eine misslungene Prozedur (siehe Beispiel 3), so ist dieser zu verwenden. In diesen Fall ist der Zusatzkode 5-995 *Vorzeitiger Abbruch einer Operation (Eingriff nicht komplett durchgeführt)* nicht anzugeben.
3. Lässt sich die bisher erbrachte Teilleistung mit dem OPS kodieren, so wird nur die Teilleistung kodiert (siehe Beispiele 4 und 5).
4. Wird eine Prozedur nahezu vollständig erbracht, so wird sie ohne Zusatzkode 5-995 kodiert.
5. In allen anderen Fällen ist die geplante, aber nicht komplett durchgeführte Prozedur zu kodieren; bei Operationen ist zusätzlich der OPS-Kode 5-995 anzugeben.

Kommentar:

Die Kodierrichtlinie bezieht sich auf eine **nicht vollendete oder unterbrochene Prozedur**, was voraussetzt, dass die Prozedur **überhaupt begonnen wurde**. Die alleinige Absicht, die Prozedur durchzuführen reicht deshalb nicht aus, um den entsprechenden Prozedurenkode anzugeben. Beispiele:

Patient wird in den OP-Plan aufgenommen und dann wieder vom OP-Plan abgesetzt.

Patient lehnt nach dem Einschleusen die Operation ab und wird ohne Durchführung weiterer Maßnahmen wieder zurück auf die Station gebracht.

Die Ergänzung seit der DKR Version 2007 stellt klar, dass der Zusatzkode 5-995 *Vorzeitiger Abbruch einer Operation (Eingriff nicht komplett durchgeführt)* **nur** bei nicht komplett durchgeführten **Operationen** anzugeben ist (also **nicht** bei nicht komplett durchgeführten nicht-operativen Prozeduren, z.B. Prozeduren aus 8-837*Perkutan-transluminale Gefäßinterventionen an Herz und Koronargefäßen*. Wird beispielsweise eine Koronargefäßintervention mit Führungsdraht begonnen, die Stenose oder der Verschluss können aber nicht passiert werden, ist der entsprechende Kode aus 8-837 ohne den Zusatzkode 5-995 anzugeben).

Die Kodierrichtlinie bezieht sich auf Operationen und Interventionen. Für Prozeduren, die **auf der Basis von Größe, Zeit oder Anzahl** unterschieden werden, wie das beispielsweise bei den Komplexkodes der Fall ist, gilt sie **nicht** (siehe hierzu auch P005). Diese Prozeduren setzen immer voraus, dass die jeweils angegebene Zeit oder Anzahl entsprechend der OPS-Definition des endstelligen Kodes auch erfüllt sein muss, um den Kode zu verwenden.

Beispiel: Die Durchführung einer Neurologischen Komplexbehandlung des akuten Schlaganfalls auf einer Schlaganfalleinheit ohne (kontinuierliche) Möglichkeit zur Durchführung von Thrombektomien und intrakraniellen Eingriffen war für mehr als 72 Stunden geplant (8-981.22 *Neurologische Komplex-behandlung des akuten Schlaganfalls..., mehr als 72 bis höchstens 96 Stunden*). Diese musste jedoch bereits nach 48 Stunden beendet werden, da der Patient wegen einer interkurrenten Erkrankung verlegt wurde. Es ist lediglich die tatsächlich erbrachte Leistung zu kodieren (in diesem Fall 8-981.21 *Mindestens 24 bis höchstens 48 Stunden*).

Beispiel 1

Eine laparoskopisch begonnene Hysterektomie wird fortgesetzt als (offen chirurgische) abdominale Hysterektomie. Als Prozedur wird in diesem Fall kodiert:

5-683.04 *Uterusexstirpation [Hysterektomie], ohne Salpingoovarektomie, Umsteigen endoskopisch – offen chirurgisch*

Beispiel 2

Versuchte endoskopische Erweiterung des Karpal-Tunnels, Umwandlung in einen offen chirurgischen Eingriff. Als Prozedur wird in diesem Fall kodiert:

5-056.40 *Neurolyse und Dekompression eines Nerven, Nerven Hand, offen chirurgisch*

Beispiel 3

Für einige misslungene Prozeduren gibt es spezifische Kodes.

5-733 *Misslungene vaginale operative Entbindung und zugehörige 5-Steller*

8-510.1 *Misslungene äußere Wendung*

Beispiel 4

Wenn eine Laparotomie vorgenommen wurde, um eine Appendektomie durchzuführen, aber die Appendektomie aufgrund eines Herzstillstandes nicht ausgeführt wurde, wird nur die Laparotomie kodiert.

5-541.0 *Explorative Laparotomie*

Beispiel 5

Wenn die Operation eines Ösophagus-Ca vor der Präparation des Ösophagus wegen Inoperabilität abgebrochen wurde, wird nur die durchgeführte Thorakotomie kodiert.

5-340.1 *Explorative Thorakotomie*

P005u Multiple Prozeduren/Prozeduren, unterschieden auf der Basis von Größe, Zeit oder Anzahl/Bilaterale Prozeduren

Multiple Prozeduren/Prozeduren, unterschieden auf der Basis von Größe, Zeit oder Anzahl

Die Prozedurenkodierung soll, wo es möglich ist, den Aufwand widerspiegeln, und daher sind allgemein multiple Prozeduren so oft zu kodieren, wie sie während der Behandlungsphase durchgeführt wurden.

Beispiel 1

Bei einem Patienten mit chronisch ischämischer Herzkrankheit wird in unterschiedlichen Sitzungen jeweils ein nicht medikamentefreisetzender Stent in unterschiedliche Koronararterien eingebracht.

Prozeduren:	8-837.k0	*Perkutan-transluminale Gefäßintervention an Herz und Koronargefäßen, Einlegen eines nicht medikamente-freisetzenden Stents, ein Stent in eine Koronararterie*
	8-837.k0	*Perkutan-transluminale Gefäßintervention an Herz und Koronargefäßen, Einlegen eines nicht medikamente-freisetzenden Stents, ein Stent in eine Koronararterie*

Anmerkung: Mehrere Sitzungen während eines stationären Aufenthaltes sind mit mehreren Kodes zu verschlüsseln.

Ausnahmen:

1. Nur **einmal** während einer **Sitzung** zu kodieren sind: z.B. multiple Exzisionen von Hautläsionen, multiple Biopsien oder ähnlich aufwändige Prozeduren, wenn diese bzgl. der Lokalisation an gleicher Stelle kodierbar sind (siehe Beispiel 2).

Beispiel 2

Ein Patient wird zur Exzision von zehn Läsionen aufgenommen: eine bei rezidivierendem Basalzellkarzinom der Nase, drei Läsionen bei Basalzellkarzinom am Unterarm, drei Läsionen bei Keratosis solaris am Rücken, eine Läsion bei Keratosis solaris am Unterschenkel und zwei Läsionen bei Basalzellkarzinom am Ohr.

Hauptdiagnose:	C44.3	*Basalzellkarzinom, Nase, rezidivierend*
Nebendiagnose(n):	C44.2	*Basalzellkarzinom, Ohr*
	C44.6	*Basalzellkarzinom, Unterarm*
	C97!	*Bösartige Neubildungen als Primärtumoren an mehreren Lokalisationen*
	L57.0	*Keratosis solaris*
Prozeduren:	5-212.0	*Exzision und Destruktion von erkranktem Gewebe an der äußeren Nase*
	5-181.0	*Exzision und Destruktion von erkranktem Gewebe des äußeren Ohres*
	5-894.08	*Lokale Exzision von erkranktem Gewebe an Haut und Unterhaut, Unterarm*
	5-919.0	*Operative Versorgung von Mehrfachtumoren an einer Lokalisation der Haut in einer Sitzung, 3-5 Tumoren*
	5-894.0a	*dto., Rücken*
	5-894.0f	*dto., Unterschenkel*

2. Nur **einmal** während einer **stationären Behandlung** zu kodierende Prozeduren sind aus pragmatischen Gründen **unter Angabe des Datums der ersten Leistung** anzugeben,

2.1 wenn Hinweise oder Richtlinien anweisen, einen Kode nur einmal anzugeben bzw. wenn Verfahren während einer stationären Behandlung grundsätzlich wiederholt durchgeführt werden (s.a. nachfolgende, nicht abschließende Liste in Tabelle 1).

Tabelle 1: Prozeduren, die jeweils nur einmal pro stationärem Aufenthalt zu kodieren sind

- Verband bei großflächigen und schwerwiegenden Hauterkrankungen (8-191)
- Applikation von Medikamenten und Nahrung (8-01)
- Diagnostische perkutane Punktion der Pleurahöhle (1-844)
- Therapeutische perkutane Punktion von Organen des Thorax, Pleurahöhle (8-152.1)
- Diagnostische (perkutane) Punktion und Aspiration der Bauchhöhle, Aszitespunktion (1-853.2)
- Therapeutische perkutane Punktion der Bauchhöhle (8-153)
- Spülung (Lavage) (8-17)
- Entfernung von erkranktem Gewebe an Haut und Unterhaut ohne Anästhesie (im Rahmen eines Verbandwechsels) bei Vorliegen einer Wunde (8-192)
- Lagerungsbehandlung (8-390)
- Frührehabilitative Komplexbehandlung (8-55)
- Physikalisch-therapeutische Einzelmaßnahmen (8-56)
- Offenhalten der oberen Atemwege (8-700)
- Sauerstoffzufuhr bei Neugeborenen (8-720)
- Schmerztherapie (8-91)
- Patientenmonitoring (8-920 bis 8-924, 8-930 bis 8-932)❶, (8-925, 8-933)
- Phoniatrische und pädaudiologische Komplexbehandlung (9-31)
- Psychosoziale, psychosomatische und neuropsychologische Therapie (9-40, außer 9-403)

Kommentar:

Die Angaben in Tabelle 1 beziehen sich auf Drei- und Viersteller in den Hierarchieebenen der Operationen- und Prozedurenschlüssel. Das bedeutet für die Anwendung, dass einzelne terminale Kodes aus diesen Gruppen jeweils nur einmal pro Aufenthalt zu kodieren sind, aber verschiedene terminale Kodes aus einer untergeordneten Hierarchieebene durchaus kodiert werden können, sofern die entsprechenden Leistungen erbracht wurden.

Anmerkung:

❶ Patientenmonitoring ist nur dann zu kodieren, wenn es sich um eine intensivmedizinische Überwachung oder Behandlung handelt und wenn es nicht Komponente einer anderen Prozedur (z.B. Beatmung, Narkose) ist.

Entscheidung des Schlichtungsausschusses zu der KDE 275, veröffentlicht am 06.10.2020

Frage: Bei einem Patienten wird im Rahmen einer Herzoperation ein Pulmonaliseinschwemmkatheter gelegt. Präoperativ wie auch postoperativ werden hierüber zur besseren Steuerung der Katecholamintherapie verschiedene hämodynamische Parameter gemessen. Ein Parameter ist hierbei das Herzzeitvolumen, das mindestens 3 mal täglich gemessen wird.

Ist für die Messung des Herzzeitvolumens einmalig der OPS-Kode 8-932 *Monitoring von Atmung, Herz und Kreislauf mit Messung des Pulmonalarteriendruckes* zu verwenden oder ist jeweils ein Kode aus 1-273 *Rechtsherz-Katheteruntersuchung* zu verwenden?

Entscheidung: Das in diesem Fall (KDE-275) zur Steuerung einer Katecholamintherapie durchgeführte prä- und postoperative Monitoring des Herzzeitvolumens über einen Pulmonalis-Einschwemmkatheter ist bei dem intensivmedizinisch behandelten Patienten als Patientenmonitoring einmal mit dem OPS-Kode 8-932 *Monitoring von Atmung, Herz und Kreislauf mit Messung des Pulmonalarteriendruckes* zu kodieren (siehe Hinweis zum Kode 8-93 und DKR P005, Tabelle 1).

2.2 wenn Verfahren Mengenangaben (z.B. Bluttransfusionen) oder Zeitangaben im Kode enthalten (s.a. nicht abschließende Liste in Tabelle 2)

Bestimmte Prozeduren des OPS, insbesondere aus Kapitel 6 und 8, werden auf der Basis von **Größe, Zeit oder Anzahl** unterschieden.

Hier sind die Mengen- bzw. Zeitangaben zu addieren und die Summe ist einmal pro Aufenthalt zu kodieren.

Soweit der OPS für die Gabe von Medikamenten oder Blutprodukten eine Dosis- bzw. Mengenangabe vorsieht, ist nur die dem Patienten tatsächlich verabreichte Dosis bzw. Menge zu kodieren (siehe Beispiel 3).

Tabelle 2:	**Prozeduren, die jeweils nur einmal pro stationärem Aufenthalt als Summe zu kodieren sind**

- Applikation von Medikamenten (6-00)
- Spezialverfahren zur maschinellen Beatmung bei schwerem Atemversagen: Inhalative Stickstoffmonoxid-Therapie (8-714.0)
- Transfusionen von Vollblut, Erythrozytenkonzentrat und Thrombozytenkonzentrat (8-800)
- Transfusion von Granulozyten (8-802.6)
- Transfusion von Plasmabestandteilen und gentechnisch hergestellten Plasmaproteinen (8-810)

Beispiel 3

8-810.8	*Transfusion von rekombinantem Faktor VIII*
8-810.83	*Bis unter 500 Einheiten*
8-810.84	*500 Einheiten bis unter 1.000 Einheiten*
...	...
8-810.8z	*280.000 oder mehr Einheiten*

Kommentar:

Es ist zu betonen, dass nur die tatsächlich verabreichte Dosis bzw. Menge zu kodieren ist. Verworfene Teilmengen – ob aufgrund der Packungsgröße oder unsachgemäßer Handhabung – sind nicht hinzuzurechnen und damit auch nicht zu kodieren.

Implantierbare Materialien wie z.B. Stents oder Metallspiralen können kodiert werden, wenn diese zwar implantiert wurden, aber aus medizinischen Gründen wieder entfernt werden mussten und somit nicht im Körper verbleiben konnten.

Im Hinblick auf den Begriff „Aufenthalt" ist darauf hinzuweisen, dass ein stationärer Aufenthalt nicht zwingend einem Abrechnungsfall gemäß Abrechnungsbestimmungen entsprechen muss (2009 bis 2014 siehe Einleitung zu den Deutschen Kodierrichtlinien, ab Version 2015 siehe erster Absatz in D001).

Bilaterale Prozeduren

Der OPS sieht ab der Version 2005 für Prozeduren an paarigen Organen oder Körperteilen die Angabe eines Zusatzkennzeichens für die Seitigkeit (**R**=rechts, **L**=links, **B**=beidseitig) verpflichtend vor. Wenn eine Prozedur in einer Sitzung beidseitig durchgeführt wird, ist diese demnach mit dem Zusatzkennzeichen „**B**" zu versehen. Anderenfalls wird die jeweilige Seite (**R, L**) angegeben.

Beispiel 4

Amputation **beider** Unterschenkel

5-864.8 **B** *Unterschenkelamputation n.n.bez,* ***beidseitig***

P006a Laparoskopische/arthroskopische/endoskopische Prozeduren

Die Art des Eingriffes (laparoskopisch, arthroskopisch oder endoskopisch) ist im OPS in der Regel bei den Prozeduren durch eine Differenzierung auf der 5. oder 6. Stelle ausgewiesen.

Beispiel 1

Laparoskopische Entfernung der Gallenblase ohne Revision der Gallengänge

5-511.11 *Cholezystektomie, einfach,* ***laparoskopisch,*** *ohne laparoskopische Revision der Gallengänge*

Beispiel 2

5-448 ***Andere Rekonstruktion am Magen***

*Hinw.: Der Zugang ist für die mit ** gekennzeichneten Kodes in der 6. Stelle nach folgender Liste zu kodieren*

0 *Offen chirurgisch abdominal*
1 *Offen chirurgisch thorakal*
2 ***Laparoskopisch***
3 *Umsteigen laparoskopisch - offen chirurgisch*
x *Sonstige*

** 5-448.0 *Naht (nach Verletzung)*
** 5-448.1 *Verschluss einer Gastrostomie oder (Ernährungs-)Fistel*
** 5-448.2 *Gastropexie*
** 5-448.3 *Kardiaplastik (z.B. nach Belsey)*

Sollte diese Unterscheidung fehlen, was auch durch Weiterentwicklung von Operationstechniken möglich ist, so ist die Prozedur zu verschlüsseln und für die Art des Eingriffes (Zugangs) ist der entsprechende Zusatzkode anzugeben.

Beispiel 3

Endoskopisches Anlegen eines Liquorshuntes

5-023.00	*Anlegen eines Liquorshuntes [Shunt-Implantation], Ableitung in den Herzvorhof, ventrikuloatrial*
5-059.b	***Andere Operationen an Nerven und Ganglien: Anwendung eines Endoskopiesystems***

P007a Endoskopie multipler Gebiete (Panendoskopie)

Endoskopien multipler Gebiete sind nach dem am weitesten eingesehenen bzw. tiefsten Gebiet zu kodieren.

Beispiel 1

Eine einfache Ösophago-, Gastro-, Duodeno-, Jejuno- und Ileoskopie wird kodiert als

1-636.0	*Diagnostische Intestinoskopie (Endoskopie des tiefen Jejunums und Ileums), einfach (durch Push-Technik)*

Beispiel 2

Eine Endoskopie der oberen Atemwege mit Pharyngoskopie, Tracheoskopie und Bronchoskopie wird kodiert als

1-620.00	*Diagnostische Tracheobronchoskopie mit flexiblem Instrument, ohne weitere Maßnahmen*

P008a Klinische Untersuchung in Allgemeinanästhesie

Eine klinische Untersuchung in Allgemeinanästhesie ist nur dann als eigene Prozedur zu kodieren, wenn die Untersuchung in Allgemeinanästhesie als selbständige Maßnahme durchgeführt wird. Sofern der OPS keinen spezifischen Schlüssel für diese Untersuchung enthält, so ist dann – und nur dann – der Schlüssel 1-100 *Klinische Untersuchung in Allgemeinanästhesie* zu verwenden (siehe Beispiel 2).

Erfolgt in der gleichen Sitzung ein invasiver oder operativer Eingriff, der eine Anästhesie erfordert, so ist die klinische Untersuchung nicht gesondert zu kodieren (siehe Beispiel 1).

Beispiel 1

Exzision einer Vaginalzyste und Untersuchung unter Anästhesie.

5-702.1	*Exzision von erkranktem Gewebe der Vagina*

Beispiel 2

Manuelle rektale Untersuchung unter intravenöser Allgemeinanästhesie.

1-100	*Klinische Untersuchung in Allgemeinanästhesie*

P009a Anästhesie

Die Kodierung der Anästhesie mit einem Kode aus 8-90 sollte sich auf Ausnahmesituationen beschränken. Dies gilt beispielsweise dann, wenn Schockpatienten, Kleinkinder oder nicht kooperative Patienten eine Anästhesie erhalten, damit eine diagnostische oder therapeutische Prozedur durchgeführt werden kann, die normalerweise ohne Anästhesie erbracht wird.
Gibt es einen Kode für die durchgeführte Prozedur, so ist dieser zusammen mit einem Kode aus 8-90 für die Anästhesie anzugeben (siehe Beispiel 1). Gibt es keinen Kode für die durchgeführte Prozedur, so ist der Kode aus 8-90 für Anästhesie alleine anzugeben.

Beispiel 1

Ein Kleinkind wird zur Abklärung eines Verdachtes auf Hirntumor aufgenommen. Es wird ein Kernspintomogramm des Schädels unter Narkose durchgeführt.

3-820	*Magnetresonanztomographie des Schädels mit Kontrastmittel*
8-900	*Intravenöse Anästhesie*

Kommentar:

In der Praxis ergeben sich gelegentlich Diskussionen über die Abgrenzung von intravenöser Anästhesie und (Analgo-)Sedierung. Die intravenöse Anästhesie im Sinne einer (Kurz-) Narkose setzt eine entsprechende Überwachung voraus, die nachvollziehbar dokumentiert ist (z.B. durch ein Narkoseprotokoll, Narkoseaufklärung/-einwilligung, Durchführung und Überwachung des Patienten durch einen Anästhesisten, der ausschließlich für die Narkose zuständig ist) und wird – wie im Beispiel 1 dargestellt – über den OPS-Kode 8-900 *Intravenöse Anästhesie* abgebildet. Eine alleinige (Analgo-)Sedierung kann für Patienten bis zur Vollendung des 18. Lebensjahrs mit dem Kode 8-903 *(Analgo-)Sedierung* verschlüsselt werden.

P013v Wiedereröffnung eines Operationsgebietes/Reoperation

Bei der Wiedereröffnung eines Operationsgebietes zur

- Behandlung einer Komplikation
- Durchführung einer Rezidivtherapie
- Durchführung einer anderen Operation in diesem Operationsgebiet

ist zunächst zu prüfen, ob die durchgeführte Operation mit Wiedereröffnung des Operationsgebietes im OPS durch einen spezifischen Kode im betreffenden Organkapitel kodiert werden kann, wie z.B.:

5-289.1	*Operative Blutstillung* ***nach Tonsillektomie***
5-821.12	*Wechsel einer Femurkopfprothese in Totalendoprothese, nicht zementiert*

Gibt es keinen spezifischen Kode, dann ist die durchgeführte Operation zusammen mit einem Kode, wie z.B.

5-349.6	***Reoperation** an Lunge, Bronchus, Brustwand, Pleura, Mediastinum oder Zwerchfell*
5-379.5	***Reoperation** an Herz und Perikard*
5-559.3	***Revisionsoperation** an der Niere*
5-749.0	***Resectio***
5-839.5	***Revision** einer Wirbelsäulenoperation*
5-983	***Reoperation***

für die Reoperation anzugeben (siehe Beispiel 1 und 2).

In einigen Kapiteln des OPS gibt es eigene Kodes für eine Reoperation, die als eigenständige Kodes ausgewiesen sind, aber im Allgemeinen wie Zusatzkodes verwendet werden (siehe DKR 0909 *Revisionen oder Reoperationen an Herz und Perikard* (Seite 131)).

Beispiel 1

5-062.8	*Andere partielle Schilddrüsenresektion: Subtotale Resektion*
5-983	***Reoperation***

Beispiel 2

5-340.d	*Thorakoskopie zur Hämatomausräumung*
5-349.6	***Reoperation an Lunge, Bronchus, Brustwand, Pleura, Mediastinum oder Zwerchfell***

Kommentar:

Die Regelung dieser DKR betrifft auch Prozeduren, die eine Wiedereröffnung des Operationsgebietes inhaltlich - und nicht wörtlich - enthalten. So beinhaltet beispielsweise der Kode für die Operation an einer Gefäßprothese (z.B. 5-380.73 *Inzision, Embolektomie und Thrombektomie von Blutgefäßen, Arterien Oberschenkel, Gefäßprothese*) die Wiedereröffnung des Operationsgebietes, und es ist hierfür **kein** zusätzlicher Kode für die Wiedereröffnung des Operationsgebietes / die Reoperation zu verwenden.

P014o Prozeduren, die normalerweise nicht verschlüsselt werden

Prozeduren, die routinemäßig bei den meisten Patienten und/oder mehrfach während eines Krankenhausaufenthaltes durchgeführt werden, werden nicht verschlüsselt, da sich der Aufwand für diese Prozeduren in der Diagnose oder in den anderen angewendeten Prozeduren widerspiegelt (siehe Beispiel 1). Sie wurden aus diesem Grunde auch nicht in den OPS aufgenommen. Diese sollen auch nicht mit den Resteklassen „Andere ...“ verschlüsselt werden (s.a. DKR P003 *Hinweise und formale Vereinbarungen für die Benutzung des OPS* (Seite 51)).

Tabelle 1: Beispiele für nicht kodierbare Prozeduren
▪ Gipsverbände mit Ausnahme aufwändiger Gipsverbände (8-310) ▪ Verbände, außer bei großflächigen und schwerwiegenden Hauterkrankungen (8-191) ▪ Kardioplegie ▪ Kardiotokographie (CTG) ▪ Medikamentöse Therapie mit folgenden Ausnahmen: - bei Neugeborenen - nicht-antibiotische Chemotherapie - systemische Thrombolyse - Immunglobulingabe - Gabe von Gerinnungsfaktoren - Andere Immuntherapie (8-547) - antiretrovirale Therapie - Medikamente aus 6-00 ▪ Ruhe-EKG ▪ Langzeit-EKG ▪ Belastungs-EKG ▪ 24-Stunden-Blutdruckmessung ▪ Legen einer Magensonde ▪ Legen eines transurethralen Blasenkatheters ▪ Subkutane Medikamentengabe, z. B. Heparin ▪ Blutentnahme ▪ Aufnahme- und Kontrolluntersuchung ▪ Visite ▪ Konsiliaruntersuchung ▪ Konventionelle Röntgenuntersuchungen ▪ Lungenfunktionstest mit Ausnahme von pneumologischen Funktionsuntersuchungen (1-71) ▪ Blutgasanalyse in Ruhe ▪ Atemgasanalyse ▪ Sonographien mit Ausnahme der Endosonographie und der komplexen differenzialdiagnostischen Sonographie mit digitaler Bild- und Videodokumentation

Beispiel 1

- Eine Röntgenaufnahme und ein Gipsverband sind bei der Diagnose einer Radius-Fraktur (Colles) üblich.
- Die intravenöse Gabe von Antibiotika wird bei der Diagnose einer Sepsis erwartet.
- Die Kardioplegie gehört zu einem herzchirurgischen Eingriff.

Es handelt sich also um Standardmaßnahmen bei bestimmten Diagnosen und Prozeduren, deren gesonderte Kodierung deshalb nicht erforderlich ist.

Verfahren, die sich bei der Entwicklung der DRGs doch als gruppierungsrelevant herausstellen sollten, werden im Rahmen der Pflege des OPS und der Kodierrichtlinien berücksichtigt.

P015u Organentnahme und Transplantation

Bei Organentnahme und Transplantation ist zwischen Spender und Empfänger zu unterscheiden. Bei der Spende wird zwischen einer Lebendspende und einer postmortalen Spende unterschieden. Bei autogener Spende sind Spender und Empfänger identisch.

1. Untersuchung eines potenziellen Organ- oder Gewebespenders

Wird ein potenzieller Spender zu Voruntersuchungen vor einer möglichen Lebendspende stationär aufgenommen, ist als Hauptdiagnose

Z00.5 *Untersuchung eines potentiellen Organ- oder Gewebespenders*

zu kodieren, sofern die Organ- oder Gewebeentnahme nicht während desselben stationären Aufenthaltes erfolgt. Kodes aus Z52.– *Spender von Organen oder Geweben* sind **nicht** anzugeben.

2. Lebendspende

Für Lebendspender, die zur Spende von Organen oder Gewebe aufgenommen werden, ist als Hauptdiagnose ein Kode aus

Z52.– *Spender von Organen oder Geweben*

anzugeben, wenn während desselben stationären Aufenthaltes die Organ- oder Gewebeentnahme durchgeführt wird. Ebenfalls sind die entsprechenden Prozedurenkodes zur Entnahme des Transplantates zu kodieren (siehe auch folgende Tabelle).

Beispiel 1

Ein Fremdspender wird zur Lebendspende einer Niere aufgenommen. Eine Nephrektomie zur Transplantation wird durchgeführt. Behandlungsrelevante Nebendiagnosen bestehen nicht.

Hauptdiagnose:	Z52.4	*Nierenspender*
Prozedur(en):	5-554.8	*Nephrektomie zur Transplantation, Lebendspender*

Beispiel 2

Ein Fremdspender wird zur Lebendspende von Stammzellen aus peripherem Blut aufgenommen. Behandlungsrelevante Nebendiagnosen bestehen nicht.

Hauptdiagnose:	Z52.01	*Stammzellenspender*
Prozedur(en):	5-410.11	*Entnahme von hämatopoetischen Stammzellen aus peripherem Blut zur Transplantation, zur allogenen Spende (verwandt oder nicht-verwandt)*

Bei **autogener Spende und Transplantation** während eines stationären Aufenthaltes sind Kodes aus Z52.– *Spender von Organen oder Geweben* **nicht** anzugeben. Die Haupt- und Nebendiagnosen sowie die OPS-Kodes für die Entnahme des Transplantates und die Kodes für die eigentliche Transplantation sind anzugeben.

3. Postmortale Spende nach Gehirntod im Krankenhaus

(Kriterien für eine mögliche postmortale Spende sind: Gehirntod nach den Richtlinien der Bundesärztekammer, Einwilligung und klinische Eignung)

Die Kodierung bei einem Patienten, der als Organspender in Frage kommt, unterscheidet sich nicht vom üblichen Vorgehen bei der Verschlüsselung von Diagnosen und Prozeduren: als Hauptdiagnose ist diejenige Erkrankung oder Verletzung zu kodieren, die die Aufnahme veranlasst hat, hinzukommen vorliegende Nebendiagnosen und die durchgeführten Prozeduren.

Der entsprechende Kode für die Organentnahme bzw. der Kode 8-978 *Aufrechterhaltung der Homöostase für die postmortale Organspende* sind **nicht** zu kodieren (siehe auch Hinweise hierzu im OPS). Ebenso ist der Kode Z00.5 *Untersuchung eines potentiellen Spenders eines Organs oder Gewebes* **nicht** anzugeben.

4. Transplantation

Empfänger des transplantierten Organs bekommen als Hauptdiagnose den Grund der Aufnahme und den entsprechenden Prozedurenkode für die Transplantation. Es ist nicht notwendig, die Entfernung des erkrankten Organs zu kodieren. Domino-Transplantationspatienten (wenn der Patient während der Behandlungsphase ein Organ sowohl erhält als auch spendet (z.B. Herz/Lunge)) erhalten eine Spender-Nebendiagnose aus Z52.– *Spender von Organen oder Geweben* und die Prozedurenkodes für die Transplantation und für die Entnahme (mit der Transplantation als Hauptprozedur).

5. Versagen und Abstoßungsreaktion nach Transplantation

Wird ein Patient aufgrund eines Versagens oder einer Abstoßungsreaktion nach Transplantation eines Organs oder Gewebes oder einer Graft-versus-host-Krankheit (GVHD) aufgenommen, wird ein Kode aus T86.– *Versagen und Abstoßung von transplantierten Organen und Geweben* als Hauptdiagnose zugewiesen.

Im Falle einer Transplantation von hämatopoetischen Stammzellen sind die Organmanifestationen einer GVHD unter Beachtung des Kreuz/Stern-Systems zu kodieren. Anschließend ist die (z.B. maligne) Grunderkrankung als Nebendiagnose anzugeben (Diese Regelung hat Vorrang vor DKR 0201 *Auswahl und Reihenfolge der Kodes* (Seite 89)).

Erfolgt die Aufnahme aus einem anderen Grund als des Versagens oder der Abstoßungsreaktion nach Transplantation, so ist T86.– *Versagen und Abstoßung von transplantierten Organen und Geweben* nicht als Hauptdiagnose anzugeben.

Entscheidung des Schlichtungsausschusses zu der KDE 598, veröffentlicht am 19.08.2020

Frage: Fall 1: Aufnahme wegen einer Sepsis / SIRS, antibiotische Therapie. Im Rahmen der Sepsis kam es zu einem akuten oligurischen Transplantatversagen bei Z. n. Nierentransplantation. Intensivmedizinische Therapie und kurzfristig Einsatz von Nierenersatzverfahren. Als Nebendiagnose wird T86.10 *Akute Funktionsverschlechterung eines Nierentransplantates* kodiert. Darf zusätzlich der Kode Z94.0 *Zustand nach Nierentransplantation* als Nebendiagnose angegeben werden?

Entscheidung: Entwickelt sich bei einem Patienten mit Zustand nach Nierentransplantation eine Verschlechterung in Bezug auf die transplantierte Niere (T86.10 *Akute Funktionsverschlechterung eines Nierentransplantates*) kann neben dem spezifischen Kode für die Verschlechterung der transplantierten Niere auch der Kode Z94.0 *Zustand nach Nierentransplantation* kodiert werden.

6. Erfolgte Registrierung zur Organtransplantation

Entscheidung des Schlichtungsausschusses zu der KDE 433, veröffentlicht am 16.12.2020

Frage: Bei dem Patienten wurde im Rahmen eines Voraufenthaltes die Indikation zur Herztransplantation gestellt und für die Transplantation angemeldet (Krankenhaus A). Aktuell Aufnahme in ein heimatnahes Krankenhaus (B) wegen kardialer Dekompensation. Ist die Kodierung der Schlüsselnummer U55.- *Erfolgte Registrierung zur Organtransplantation* durch das Krankenhaus B korrekt, obwohl die Diagnostik und der Aufwand bereits im Rahmen eines anderen Krankenhausaufenthaltes erfolgten?

Entscheidung: Der Kode U55.- *Erfolgte Registrierung zur Organtransplantation* sagt aus, dass bei dem Patienten eine Registrierung zur Organtransplantation erfolgt ist. Diese Registrierung muss nicht im aktuellen stationären Aufenthalt erfolgt sein. Der Kode ist zu verwenden, wenn die erfolgte Registrierung weiterhin Gültigkeit besitzt.

Organ-/Gewebeentnahme und Transplantationstabelle – Teil 1

(Diese Tabelle ist nicht als vollständige Auflistung anzusehen)

ORGAN/ GEWEBE	**SPENDE** Diagnosekode für Lebendspender	**ENTNAHME** Prozedurenkode (aus) OPS		**TRANSPLANTATION** Prozedurenkode (aus) OPS: Empfänger	
Stammzellen	Z52.01	5-410.1	*Entnahme von hämatopoetischen Stammzellen aus peripherem Blut zur Transplantation*	8-805	*Transfusion von peripher gewonnenen hämatopoetischen Stammzellen*
Knochenmark	Z52.3	5-410.0	*Entnahme von hämatopoetischen Stammzellen aus Knochenmark zur Transplantation*	5-411	*Transplantation von hämatopoetischen Stammzellen aus Knochenmark*
Lymphozyten	Z52.08	5-410.3	*Entnahme von peripheren Blutzellen, Lymphozyten zur Transfusion*	Geeigneter Kode aus 8-802 *Transfusion von Leukozyten*	
Haut	Z52.1	5-901 5-904 5-924	*Freie Hauttransplantation, Entnahmestelle* *Lappenplastik an Haut und Unterhaut, Entnahmestelle* *Freie Hauttransplantation und Lappenplastik an Haut und Unterhaut bei Verbrennungen, Entnahmestelle*	Geeigneter Kode aus 5-89...5-92 *Operationen an Haut und Unterhaut*	
Knochen	Z52.2	5-783	*Entnahme eines Knochentransplantates*	5-784	*Knochentransplantation*
Niere	Z52.4	5-554.8	*Nephrektomie zur Transplantation, Lebendspender*	5-555	*Nierentransplantation*
Lunge	Z52.80	5-324.c	*Lobektomie zur Lebend-Organspende, offen-chirurgisch*	5-335.2 5-335.3	*Lungentransplantation* *Lungen-Retransplantation während desselben stationären Aufenthaltes*
Limbus-Stamm-zellen/ Konjunktiva	Z52.88	5-112	*Exzision und Destruktion von (erkranktem) Gewebe der Konjunktiva*	5-113.0	*Transplantation von Bindehaut oder Stammzellen des Limbus*
Leber	Z52.6	5-503.3 5-503.4 5-503.5 5-503.6	*Bisegmentektomie [Lobektomie links] [Resektion der Segmente 2 und 3] zur Lebend-Organspende* *Hemihepatektomie links [Resektion der Segmente 1, 2, 3, 4a und 4b] zur Lebend-Organspende* *Hemihepatektomie rechts [Resektion der Segmente 5 bis 8] zur Lebend-Organspende* *Resektion sonstiger Segmentkombinationen zur Lebend-Organspende*	5-504 8-862	*Lebertransplantation* *Hepatozytentransplantation*

Organ-/Gewebeentnahme und Transplantationstabelle – Teil 2

(Diese Tabelle ist nicht als vollständige Auflistung anzusehen)

OPS-KODES FÜR DIE TRANSPLANTATION VON POSTMORTAL ENTNOMMENEN ORGANEN

ORGAN/ GEWEBE				**TRANSPLANTATION** Prozedurenkode (aus) OPS: Empfänger	
Herz				5-375.0 5-375.1 5-375.3	*Herztransplantation, orthotop* *Herztransplantation, heterotop* *Herz-Retransplantation während desselben stationären Aufenthaltes*
Lunge				5-335.2 5-335.3	*Lungentransplantation* *Lungen-Retransplantation während desselben stationären Aufenthaltes*
Herz und Lunge				5-375.2 5-375.4	*Herz- und Lungentransplantation* *Herz-Lungen-Retransplantation (En-bloc) während desselben stationären Aufenthaltes*
Pankreas				5-528	*Transplantation von Pankreas(gewebe)*
Leber				5-504 8-862.0	*Lebertransplantation* *Allogene Hepatozytentransplantation*
Kornea				5-125	*Hornhauttransplantation und Keratoprothetik*
Niere				5-555	*Nierentransplantation*
Dünndarm				5-467.61 5-467.62 5-467.91 5-467.92	*Dünndarmtransplantation, Jejunum* *Dünndarmtransplantation, Ileum* *Dünndarm-Retransplantation während desselben stationären Aufenthaltes, Jejunum* *Dünndarm-Retransplantation während desselben stationären Aufenthaltes, Ileum*

P016d Verbringung

Prozeduren im Rahmen einer Verbringung werden durch das verbringende Krankenhaus kodiert.

Kommentar:

Der Begriff der „Verbringung" ist nicht allgemeingültig definiert. In einigen Landesverträgen nach § 112 SGB V finden sich spezifische Regelungen zu Zeitintervallen, die eine Unterscheidung zwischen „Verbringung" und „Verlegung" regeln. Zur Anwendung dieser Kodierrichtlinie sind also gegebenenfalls landesspezifische Regelungen/Absprachen zu berücksichtigen.

P017q Klinische Obduktion bzw. Obduktion zur Qualitätssicherung

Der Kode 9-990 für eine Klinische Obduktion bzw. Obduktion zur Qualitätssicherung ist unter Angabe des Datums, an dem der Patient verstorben ist (Entlassungstag), anzugeben.

Kommentar:

Der OPS-Kode 9-990 Klinische Obduktion bzw. Obduktion zur Qualitätssicherung ist ab 2017/2018 relevant im Hinblick auf die Vereinbarung zu klinischen Sektionen gemäß § 9 Abs. 1a Nr.3 KHEntgG (Obduktionsvereinbarung) vom 19.07.2017. Darin ist geregelt, welche Voraussetzungen für Zuschläge zu klinischen Obduktionen zu erfüllen sind und wie diese ermittelt, vereinbart und auf die Gesamtzahl der stationären und teilstationären Fälle eines Krankenhauses umgerechnet werden. Insofern bezieht sich die Kodierrichtlinie nicht auf einen direkt – also im jeweiligen Einzelfall – abrechnungsrelevanten Sachverhalt, sondern auf eine übergeordnete vertragliche Regelung im Hinblick auf Zuschläge.

SPEZIELLE KODIERRICHTLINIEN

Kommentar 1:

Die Speziellen Kodierrichtlinien haben **Vorrang** vor den Allgemeinen Kodierrichtlinien. Dies ist insofern wichtig, als sich in der Praxis immer wieder Fälle ergeben, die je nach Anwendung der Speziellen oder der Allgemeinen Kodierrichtlinien zu unterschiedlichen Ergebnissen führen würden. Die Speziellen Kodierrichtlinien haben ebenso wie die Allgemeinen Kodierrichtlinien Vorrang für den Fall, dass zwischen den Hinweisen zur Benutzung der ICD-10 bzw. des OPS und den Kodierrichtlinien Widersprüche bestehen (siehe Einleitung zu den Deutschen Kodierrichtlinien, Version 2002).

Kommentar 2:

„In den Speziellen Kodierrichtlinien werden besondere Fallkonstellationen beschrieben, die entweder der konkreten Festlegung dienen oder bei denen aus Gründen der DRG-Logik von den Allgemeinen Kodierrichtlinien abgewichen werden muss" (Einleitung zu den Deutschen Kodierrichtlinien, Version 2002).

Das bedeutet, dass Spezielle Kodierrichtlinien ausdrücklich dem Zweck dienen, die Kodierung besonderer fachlicher Konstellationen speziell nur für diese Konstellation, und nicht allgemeingültig, zu regeln. Ein Analogieschluss von einer Speziellen Kodierrichtlinie auf eine andere inhaltliche Problematik ist daher nicht zulässig.

Zum Beispiel regelt DKR 0911, dass bei Aufnahme zum Aggregatwechsel eines Herzschrittmachers/Defibrillators ein Kode aus Z45.0- *Anpassung und Handhabung eines kardialen (elektronischen) Geräts* als Hauptdiagnose zuzuweisen ist. Daraus kann nicht abgeleitet werden, dass bei Aufnahme zum Aggregatwechsel eines Neurostimulators der Kode Z45.80 *Anpassung und Handhabung eines Neurostimulators* als Hauptdiagnose zuzuweisen ist.

1 BESTIMMTE INFEKTIÖSE UND PARASITÄRE KRANKHEITEN

0101u HIV/AIDS

Anmerkung: Wird in dieser Richtlinie auf die Kode-Gruppe „B20–B24" hingewiesen, so sind damit alle Kodes dieser Gruppe mit Ausnahme von **B23.0** ***Akutes HIV-Infektionssyndrom*** gemeint.

HIV-Kodes sind folgende:

R75	*Laborhinweis auf Humanes Immundefizienz-Virus [HIV]* (d.h. unsicherer Nachweis nach nicht eindeutigem serologischem Test)
B23.0	*Akutes HIV-Infektionssyndrom*
Z21	*Asymptomatische HIV-Infektion [Humane Immundefizienz-Virusinfektion]* (d.h. Infektionsstatus HIV-positiv o.n.A.)
B20–B24	*Humane Immundefizienz-Viruskrankheit [HIV]*
O98.7	*HIV-Krankheit [Humane Immundefizienz-Viruskrankheit], die Schwangerschaft, Geburt und Wochenbett kompliziert*

Die Kodes R75, Z21, B23.0 und die Gruppe B20–B24 schließen sich gegenseitig aus und sind während desselben stationären Aufenthaltes nicht zusammen aufzuführen.

Laborhinweis auf HIV – R75

Dieser Kode ist nur bei den Patienten zuzuweisen, deren HIV-Antikörper-Tests nicht sicher positiv sind. Dies ist gewöhnlich dann der Fall, wenn zwar ein Screening-Test für HIV positiv, der Bestätigungstest aber entweder negativ oder nicht eindeutig ist. Der Kode R75 *Laborhinweis auf Humanes Immundefizienz-Virus [HIV]* ist nicht als Hauptdiagnose zuzuweisen.

Akutes HIV-Infektions-Syndrom – B23.0

Bei einem „akuten HIV-Infektionssyndrom" (entweder bestätigt oder vermutet) ist der Kode B23.0 *Akutes HIV-Infektionssyndrom* als Nebendiagnose zu den Kodes der bestehenden Symptome (z.B. Lymphadenopathie, Fieber) oder der Komplikation (z.B. Meningitis) hinzuzufügen.

Hinweis: Im Allgemeinen sind Symptome nur dann zu kodieren, wenn ihre Ursache unbekannt ist. Diese Kodieranweisung stellt somit eine Ausnahme zu Abschnitt „Schlüsselnummern für Symptome, Befunde und ungenau bezeichnete Zustände" in DKR D002 *Hauptdiagnose* (Seite 4) dar.

Beispiel 1

Ein HIV-positiver Patient wird mit Lymphadenopathie aufgenommen. Es wird die Diagnose eines akuten HIV-Infektionssyndroms gestellt.

Hauptdiagnose:	R59.1	*Lymphknotenvergrößerung, generalisiert*
Nebendiagnose(n):	B23.0	*Akutes HIV-Infektionssyndrom*

Nach kompletter Rückbildung der primären Erkrankung werden fast alle Patienten asymptomatisch und bleiben es für mehrere Jahre. Im Falle von zukünftigen Aufnahmen ist entsprechend der existierenden Richtlinien zu kodieren. Der Kode für das „Akute HIV-Infektionssyndrom" (B23.0) wird nicht mehr verwendet, sobald die entsprechende Symptomatik nicht mehr besteht.

Asymptomatischer HIV-Status – Z21

Z21 *Asymptomatische HIV-Infektion (Humane Immundefizienz-Virusinfektion)*

ist **nicht routinemäßig, sondern nur dann** als Nebendiagnose zuzuweisen, wenn ein HIV-positiver Patient zwar keine Symptome der Infektion zeigt, die Infektion aber trotzdem den Behandlungsaufwand erhöht (siehe DKR D003 *Nebendiagnosen* (Seite 15)).

Da sich Z21 auf Patienten bezieht, die asymptomatisch sind und zur Behandlung einer nicht in Beziehung zur HIV-Infektion stehenden Erkrankung aufgenommen wurden, wird der Kode Z21 **nicht als Hauptdiagnose** zugewiesen.

Kontakt mit und Exposition gegenüber HIV – Z20.6

Entscheidung des Schlichtungsausschusses zu der KDE 537, veröffentlicht am 15.10.2020

Frage: Unmittelbar nach geplanter Schnittentbindung wird bei einem klinisch gesunden Reifgeborenen einer HIV-positiven Mutter, welche in der Schwangerschaft eine antiretrovirale Behandlung erhalten hat, eine antiretrovirale Transmissionsprophylaxe oral begonnen. Was ist die Hauptdiagnose?

Entscheidung: Kann eine HIV-Infektion bei einem klinisch gesunden Neugeborenen, dass unmittelbar nach geplanter Schnittentbindung eine antiretrovirale Transmissionsprophylaxe erhalten hat (HIV-positive Mutter mit erfolgter ausreichender antiretroviraler Behandlung in der Schwangerschaft), nicht nachgewiesen werden, ist für das Neugeborene der Kode Z20.6 *Kontakt mit und Exposition gegenüber HIV* als Hauptdiagnose zu kodieren.

HIV-Krankheit (AIDS) – B20, B21, B22, B23.8, B24

Zur Kodierung von Patienten mit einer HIV-assoziierten Erkrankung (dies kann eine AIDS-definierende Erkrankung sein oder nicht) stehen folgende Kodes zur Verfügung:

B20	*Infektiöse und Parasitäre Krankheiten infolge HIV-Krankheit [Humane Immundefizienz-Viruskrankheit]*
B21	*Bösartige Neubildungen infolge HIV-Krankheit [Humane Immundefizienz-Viruskrankheit]*
B22	*Sonstige näher bezeichnete Krankheiten infolge HIV-Krankheit [Humane Immundefizienz-Viruskrankheit]*
B23.8	*Sonstige näher bezeichnete Krankheitszustände infolge HIV-Krankheit*
B24	*Nicht näher bezeichnete HIV-Krankheit [Humane Immundefizienz-Viruskrankheit]*

Die Kodes R75 und Z21 sind in diesem Fall nicht zu verwenden.

Reihenfolge und Auswahl der Kodes

Sofern die Erkrankung, die hauptsächlich für die Veranlassung des Krankenhausaufenthaltes des Patienten verantwortlich ist, die HIV-Krankheit ist, ist der entsprechende Kode aus B20–B24 (außer B23.0) oder O98.7 (siehe auch DKR 1510 *Komplikationen in der Schwangerschaft* (Seite 160)) als Hauptdiagnose zu verwenden. Ein Beispiel hierfür ist ein Patient, der stationär zur antiretroviralen Chemotherapie der HIV-Erkrankung aufgenommen wird.

Sofern die Erkrankung, die hauptsächlich für die Veranlassung des Krankenhausaufenthaltes des Patienten verantwortlich ist, eine Manifestation der bereits bekannten HIV-Krankheit ist, ist die Manifestation als Hauptdiagnose zu kodieren. Ein Kode aus B20–B24 (außer B23.0) ist als Nebendiagnose anzugeben.

Beispiel 2

Ein Patient wird mit Mundsoor aufgrund einer bereits bekannten HIV-Infektion aufgenommen.

Hauptdiagnose:	B37.0	*Candida-Stomatitis*
Nebendiagnose(n):	B20	*Infektiöse und parasitäre Krankheit infolge HIV-Krankheit [Humane Immundefizienz-Viruskrankheit]*

Grundsätzlich sind entgegen der Definition einer Nebendiagnose (DKR D003 *Nebendiagnosen* (Seite 15)) alle bestehenden Manifestationen der HIV-Krankheit (AIDS) zu kodieren.

0103w Bakteriämie, Sepsis und Neutropenie

Bakteriämie

Eine **Bakteriämie** ist mit einem Kode aus

A49.– *Bakterielle Infektion, nicht näher bezeichneter Lokalisation*

oder einem anderen Kode, der spezifisch den Erreger benennt z.B. A54.9 *Gonokokkeninfektion, nicht näher bezeichnet* zu kodieren. Sie ist nicht mit einem Sepsis-Kode (siehe Tabelle 1) zu verschlüsseln.

Eine Ausnahme hiervon stellt die Meningokokken-Bakteriämie dar, die mit

A39.4 *Meningokokkensepsis, nicht näher bezeichnet*

zu verschlüsseln ist.

Sepsis (Septikämie)

Im Gegensatz dazu wird eine Sepsis mit einem passenden Sepsis-Kode z.B. aus Tabelle 1 kodiert. Dies trifft auch auf eine klinisch manifeste **Urosepsis** zu.

Tabelle 1:

A02.1	*Salmonellensepsis*
A20.7	*Pestsepsis*
A22.7	*Milzbrandsepsis*
A26.7	*Erysipelothrix-Sepsis*
A32.7	*Listeriensepsis*
A39.2	*Akute Meningokokkensepsis*
A39.3	*Chronische Meningokokkensepsis*
A39.4	*Meningokokkensepsis, nicht näher bezeichnet*
A40.–	*Streptokokkensepsis*
A41.–	*Sonstige Sepsis*
A42.7	*Aktinomykotische Sepsis*
B00.70	*Sepsis durch Herpesviren*
B34.80	*Sepsis durch Viren, anderenorts nicht klassifiziert*
B37.7	*Candida-Sepsis*
B38.70	*Sepsis durch Coccidioides*
B39.30	*Sepsis durch Histoplasma capsulatum*
B40.70	*Sepsis durch Blastomyces*
B41.70	*Sepsis durch Paracoccidioides*
B42.70	*Sepsis durch Sporothrix*
B44.70	*Sepsis durch Aspergillus*
B45.70	*Sepsis durch Cryptococcus*
B46.40	*Sepsis durch Mucorales*
B48.80	*Sepsis durch Pilze, anderenorts nicht klassifiziert*
B58.90	*Sepsis durch Toxoplasmen*
B60.80	*Sepsis durch Protozoen, anderenorts nicht klassifiziert*
P36.–	*Bakterielle Sepsis beim Neugeborenen*

Sepsis im Zusammenhang mit Abort, ektoper Schwangerschaft, Molenschwangerschaft, Geburt oder Wochenbett ist mit dem passenden Kode aus Tabelle 2 zu verschlüsseln. Zusätzlich ist ein Sepsis-Kode z.B. aus Tabelle 1 anzugeben, um auf den Erreger und das Vorliegen einer Sepsis hinzuweisen.

Tabelle 2:

O03–O07	*Schwangerschaft mit abortivem Ausgang*
O08.0	*Infektion des Genitaltraktes und des Beckens nach Abort, Extrauteringravidität und Molenschwangerschaft*
O75.3	*Sonstige Infektion unter der Geburt*
O85	*Puerperalfieber*

Definition der Sepsis

Die Definition der Sepsis erfolgt nach der internationalen Sepsis-3 Konsensus-Konferenz.

Eine Sepsis ist eine akut lebensbedrohliche Organdysfunktion, hervorgerufen durch eine inadäquate Wirtsantwort auf eine Infektion. Für die Diagnose einer Sepsis assoziierten Organdysfunktion ist eine Veränderung des Sequential Organ Failure Assessment (SOFA) Score um ≥ 2 Punkte zu verwenden.

Die Organdysfunktion im Rahmen der Sepsis wird bei Erwachsenen (Alter ≥ 18 Jahre) über den SOFA-Score bestimmt (Sequential (Sepsis-related) Organ Failure Assessment Score). Bei Erwachsenen ist die Organdysfunktion im Rahmen der Sepsis definiert als Veränderung des SOFA-Scores um ≥ 2 Punkte. Zur Ermittlung des SOFA-Scores werden die Punkte für die verschiedenen Organsysteme addiert.

Die Bewertungspunkte reichen jeweils von 0 bis 4. Der schlechteste Parameterwert jedes einzelnen Tages wird jeweils in die Wertung eingebracht. Das Nicht-Vorliegen eines Parameters geht mit 0 Punkten in die Berechnung ein.

Organdysfunktionen, die offensichtlich nicht durch die Sepsis verursacht sind, dürfen nicht als Kriterium für die Diagnose einer sepsisassoziierten Organdysfunktion verwendet werden.

Bei Patienten, bei denen vor Eintritt der Sepsis offensichtlich keine Begleiterkrankungen im Sinne einer Organdysfunktion vorliegen, wird von einem Ausgangswert des SOFA-Scores von 0 ausgegangen. Bei vorbekannten Organdysfunktionen sind bei der Berechnung des SOFA-Scores die Punkte für die chronische(n) Grundkrankheit(en) zu berücksichtigen. In diesem Fall wird der Ausgangswert des SOFA-Scores durch die vorbestehende(n) Organdysfunktion(en) definiert und es ist nur der akute Anstieg zum (anzunehmenden) Grundwert zu berücksichtigen.

Beispiel 1

Eine Patientin wird wegen eines fieberhaften Harnwegsinfektes behandelt. Anamnestisch ist eine chronische Nierenkrankheit, Stadium 3 mit einem Kreatinin von 1,5 mg/dl bekannt (SOFA-Score 1 Punkt). Aktuell wird ein Kreatinin von 2,1 mg/dl gemessen (SOFA-Score 2 Punkte), für alle übrigen Parameter des SOFA-Scores ergeben sich 0 Punkte.

Bestimmung des SOFA-Scores:

Bei chronischer Nierenkrankheit liegt hier ein Ausgangswert des SOFA-Scores von 1 vor. Der akute Anstieg des SOFA-Scores beträgt 1 Punkt, die Kriterien für eine sepsisbedingte Organdysfunktion sind nicht erfüllt.

Beispiel 2

Eine junge Patientin wird mit dem klinischen Bild einer Sepsis (u.a. Hypotonie, Tachypnoe, Fieber und Verwirrtheit) stationär aufgenommen. Die Erhebung des SOFA-Scores ergibt einen Wert von 4. Nach Einleitung einer Antibiose und weiterer Sepsis-spezifischer therapeutischer Maßnahmen beträgt der nach 24 Stunden erhobene SOFA-Kontrollwert 2 Punkte. Aufgrund der erfolgten Sepsistherapie zeigt sich eine Verringerung des Sofa-Scores um 2 Punkte. Die Kriterien für eine sepsisbedingte Organdysfunktion sind in diesem Fall mit der Veränderung des SOFA-Scores um 2 Punkte erfüllt.

Beispiel 3

Ein junger Patient wird mit dem klinischen Bild einer Sepsis stationär auf die Intensivstation aufgenommen. Anamnestische Angaben liegen nicht vor und können nicht erhoben werden. Die Erhebung des SOFA-Scores ergibt einen Wert von 6. Trotz intensiver Therapie verstirbt der Patient, bevor ein weiterer SOFA-Score erhoben wird. Der anzunehmende Grundwert des SOFA-Scores bei Aufnahme beträgt 0 Punkte und ist auf 6 Punkte angestiegen. Die Kriterien für die sepsisassoziierte Organdysfunktion sind trotz nur einmaliger Ermittlung des SOFA-Scores erfüllt.

Beispiel 4

Ein verwirrter Patient wird unter dem klinischen Bild einer Sepsis (u.a. Hypotonie, Tachypnoe, Fieber) stationär aufgenommen. Anamnestische Daten liegen nicht vor und können nicht erhoben werden. Der bei Aufnahme erhobene SOFA- Score ergibt 4 Punkte. Nach Einleitung einer antibiotischen Therapie und weiterer symptomatischer (sepsisspezifischer) therapeutischer Maßnahmen klart der Patient schnell auf und verlässt das Krankenhaus noch bevor anamnestische Angaben zur Feststellung des anzunehmenden SOFA-Score-Grundwertes erhoben werden können. In diesem Fall erfolgt die Kodierung gemäß den Regelungen der DKR D008 „Verdachtsdiagnosen“.

Der PaO2 sollte in der Regel über eine arterielle Blutgasanalyse (BGA) bestimmt werden, ausnahmsweise kann auf eine kapilläre BGA ausgewichen werden. Bei Patienten ohne arterielle Blutgasanalyse und somit fehlendem arteriellen Sauerstoffpartialdruck (PaO2), kann alternativ die periphere Sauerstoffsättigung durch Pulsoximetrie (SpO2) unter Nutzung der nachfolgenden Konversionstabellen verwendet werden.

SO_2 (%)	80	81	82	83	84	85	86	87	88	89
Kalkulierter PaO_2 (mmHG)	44	45	46	47	49	50	52	53	55	57

SO_2 (%)	90	91	92	93	94	95	96	97	98	99
Kalkulierter PaO_2 (mmHG)	60	62	65	69	73	79	86	96	112	145

Quelle: Deutsche Sepsisgesellschaft, Kodierleitfaden Sepsis 3.0, Stand: 05.2023 (www.sepsis-gesellschaft.de/Kodierleitfaden_23_05-002.pdf)

Bei nicht beatmeten Patienten kann die inspiratorische Sauerstofffraktion (FiO2) nicht bestimmt werden. Zur Abschätzung der FiO2 gelten bei nicht beatmeten Patienten die geschätzten Werte aus der folgenden Tabelle:

Methode	*O_2-Flow (l/min)*	*Geschätzte FiO_2*
Nasensonde, Nasenbrille	1 2 3 4 5 6	0,24 0,28 0,32 0,36 0,40 0,44
Nasopharyngealer Katheter	4 5 6	0,40 0,50 0,60
Gesichtsmaske	5 6–7 7–8	0,40 0,50 0,60
Gesichtsmaske mit Reservoir	6 7 8 9 10	0,60 0,70 0,80 0,90 0,95

Quelle: Deutsche Sepsisgesellschaft, Kodierleitfaden Sepsis 3.0, Stand: 05.2023 (www.sepsis-gesellschaft.de/Kodierleitfaden_23_05-002.pdf)

Für die Berechnung des Horovitz-Index für die Aufwandspunkte der intensivmedizinischen Komplexbehandlung sind die Konversionstabellen nicht anzuwenden.

Definition septischer Schock

Ein septischer Schock ist definiert als eine trotz adäquater Volumentherapie persistierende arterielle Hypotension mit der Notwendigkeit einer Therapie mit Vasopressoren, um einen mittleren arteriellen Blutdruck von ≥ 65 mmHg zu erreichen. Gleichzeitig muss der Laktatwert im Serum > 2 mmol/l (>18mg/dl) betragen.

Kodierung einer Sepsis

Eine Sepsis ist mit folgenden Kodes zu verschlüsseln:

- einem oder ggf. mehreren Kode(s) für die Sepsis z.B. aus Tabelle 1
- einem oder ggf. mehreren Kode(s) für den zeitlichen Bezug der Sepsis zur stationären Krankenhausaufnahme (U69.80!–U69.82!)

Folgende(r) Kode(s) sollen, sofern zutreffend, zusätzlich verschlüsselt werden:

- Kode(s) für den Infektfokus
- Kode(s) für den/die spezifische(n) Erreger
- Kode(s) für Erreger-Resistenzen aus Kapitel XXII ICD-10-GM,
- Kode(s) für die Organdysfunktion(en)
- Kode(s) für den septischen Schock und für den zeitlichen Bezug des septischen Schocks zur stationären Krankenhausaufnahme (U69.83!–U69.85!).

Im Gegensatz zum früheren Verständnis der Pathophysiologie septischer Erkrankungsbilder ist der Nachweis eines SIRS zur Sicherung der Diagnose Sepsis nicht erforderlich.

Neutropenie (Agranulozytose)

Sepsis bei Neutropenie-Patienten ist in folgender Reihenfolge zu kodieren:

1. Ein Kode für „Sepsis"
2. Ein Kode aus D70.– *Agranulozytose und Neutropenie*

0104u Asymptomatischer MRSA Keimträger

Entscheidung des Schlichtungsausschusses zu der KDE 17, veröffentlicht am 19.08.2020

Frage: Wie wird der asymptomatische Keimträger mit Erregernachweis MRSA verschlüsselt?

Entscheidung: Der asymptomatische Keimträger mit Erregernachweis MRSA ohne diesbezügliche Erkrankung ist mit folgenden Kodes zu kodieren:

Z22.3 *Keimträger anderer näher bezeichneter bakterieller Krankheiten*

U80.00! *Staphylococcus aureus mit Resistenz gegen Oxacillin oder Methicillin [MRSA].*

0105w SIRS

Systemisches inflammatorisches Response-Syndrom

Für die Verschlüsselung eines SIRS stehen in der ICD-10-GM folgende Kodes zur Verfügung:

R65.0! *Systemisches inflammatorisches Response-Syndrom [SIRS] infektiöser Genese ohne Organkomplikationen*

R65.1! *Systemisches inflammatorisches Response-Syndrom [SIRS] infektiöser Genese mit Organkomplikationen.*

R65.2! *Systemisches inflammatorisches Response-Syndrom [SIRS] nichtinfektiöser Genese ohne Organkomplikationen.*

R65.3! *Systemisches inflammatorisches Response-Syndrom [SIRS] nichtinfektiöser Genese mit Organkomplikationen.*

R65.9! *Systemisches inflammatorisches Response-Syndrom [SIRS], nicht näher bezeichnet.*

Dabei ist zunächst ein Kode für die ein SIRS auslösende Grundkrankheit anzugeben, gefolgt von einem Kode aus R65.–! *Systemisches inflammatorisches Response-Syndrom [SIRS]*. Aufgrund der seit 2017 gültigen Sepsis-Definition (Sepsis-3) ist dabei der Kode R65.0! nicht mehr mit der auslösenden Grundkrankheit Sepsis (unter anderem Kodes aus Tabelle 1) zu kombinieren. Zur Angabe von Organkomplikationen, Erregern und deren Resistenzlage sind zusätzliche Schlüsselnummern zu verwenden.

Kommentar:

Die bis einschließlich 2019 mit dem Hinweistext unter R65.-! in der ICD-10-GM übereinstimmende Kodierrichtlinie („Kodiere zunächst die Sepsis…") begrenzt die Anwendung der Kodes aus R65.-! bei infektiöser Genese auf das Vorliegen einer Sepsis. Das bedeutet, dass auch bei formaler Erfüllung der SIRS-Kriterien bei einer Infektion **ohne** Sepsis (z. B. fieberhafte Pneumonie mit Leukozytose) Kodes aus R65.-! **nicht** anzugeben waren.

Ab 2020 wurden in Übereinstimmung mit den entsprechenden Anpassungen in der ICD-10-GM der Hinweistext und die Bezüge zwischen SIRS infektiöser Genese und Sepsis gestrichen. Damit wurde das immer wieder aufgetretene Missverständnis ausgeräumt, dass die Erfüllung der Kriterien für ein SIRS infektiöser Genese automatisch die Kodierung einer Sepsis rechtfertigen würde.

Seit der Version 2022 wird ergänzend darauf hingewiesen, dass der Kode R65.0! nicht mit einer Sepsis als auslösender Grundkrankheit kombiniert werden kann (da es sich dabei um ein SIRS *ohne* Organkomplikationen handelt, was nicht mit der Sepsis-3-Definition kompatibel ist).

In der Version 2024 ist eine komplette Neuregelung mit Aufnahme der Sepsis-3-Definition in die DKR erfolgt. Die Regelungen zur Kodierung des SIRS sind jetzt in die neue DKR 0105w überführt.

2 NEUBILDUNGEN

0201u Auswahl und Reihenfolge der Kodes

Diagnosen

Die Reihenfolge der anzugebenden Kodes hängt von der Behandlung während des betreffenden Krankenhausaufenthaltes ab.

Erfolgt die Aufnahme zur Diagnostik/Behandlung des primären Malignoms, ist das primäre Malignom als Hauptdiagnose-Kode zuzuweisen.

Beispiel 1

Ein Patient wird zur Behandlung eines malignen Gehirntumors im Frontallappen stationär aufgenommen.

Hauptdiagnose:	C71.1	*Bösartige Neubildung des Gehirns, Frontallappen*

Der Malignom-Kode ist als Hauptdiagnose für **jeden** Krankenhausaufenthalt **zur Behandlung der bösartigen Neubildung und zu notwendigen Folgebehandlungen** (z.B. Operationen, Chemo-/Strahlentherapie, sonstige Therapie) (siehe Beispiel 2) sowie **zur Diagnostik** (z.B. Staging) (siehe Beispiel 3) anzugeben, bis die Behandlung **endgültig** abgeschlossen ist, also auch bei den stationären Aufenthalten, die beispielsweise auf die chirurgische Entfernung eines Malignoms folgen. Denn obwohl das Malignom operativ entfernt worden ist, wird der Patient nach wie vor wegen des Malignoms behandelt. War der Aufnahmegrund weder die maligne Erkrankung noch die Chemo-/Strahlentherapie, so ist die Hauptdiagnose gemäß DKR D002 *Hauptdiagnose* (Seite 4) zu wählen.[1]

[1] *Siehe hierzu auch den Beschluss des Schlichtungsausschusses Bund gem. § 17c Abs. 3 KHG, AZ 01/2015 vom 04.07.2016, der am 27.07.2016 mit Veröffentlichung in Kraft getreten ist. (https://www.dkgev.de/fileadmin/default/Beschluss_Schlichtungsausschuss_Bund_gem.____17c_Abs._3 __KHG.pdf)*

Entscheidung des Schlichtungsausschusses zu der KDE 134, veröffentlicht am 06.10.2020

Frage: Patient mit einem Rektumkarzinom, Z.n. Operation und Radiochemotherapie. Ambulante Durchführung einer palliativen Chemotherapie mit FUFOX (5 FU, Folinsäure und Oxaliplatin). Aufnahme drei Tage nach der Chemotherapie mit einer massiven Enterokolitis als Nebenwirkung der Chemotherapie. Symptomatische Therapie mit parenteraler Ernährung, prophylaktisch Antibiotika und Antiemetika. Schmerzmedikation wegen Schmerzen in der Hüfte. Transfusion von zwei Erythrozytenkonzentraten bei Tumoranämie. MRT der Hüfte bei Verdacht auf Metastase, die sich nicht bestätigte. Was ist Hauptdiagnose?

Entscheidung: In dem beschriebenen Fall des Patienten (KDE-134) mit Rektumkarzinom, Z.n. Operation und Radiochemotherapie, ambulanter Durchführung einer palliativen Chemotherapie mit FUFOX (5 FU, Folinsäure und Oxaliplatin), der drei Tage nach der Chemotherapie mit einer massiven Enterokolitis als Nebenwirkung auf die Chemotherapie aufgenommen und symptomatisch mit parenteraler Ernährung, prophylaktischer Antibiotika- und Antiemetikagabe sowie Schmerzmedikation bei Hüftschmerzen und Transfusion von zwei Erythrozytenkonzentraten bei Tumoranämie behandelt wird und bei dem zusätzlich ein MRT der Hüfte bei Verdacht auf Metastase durchgeführt wird, welche sich nicht bestätigte, ist für die Auswahl der Hauptdiagnose der Beschluss des Schlichtungsausschusses Bund alter Fassung vom 04.07.2016 anzuwenden.

Demnach gilt:

„*Wird bei einem Patienten – mit zum Zeitpunkt der Aufnahme bekanntem Malignom und bevor die Malignom-Behandlung endgültig abgeschlossen ist – während des stationären Aufenthaltes ausschließlich eine einzelne Erkrankung (oder Komplikation) als Folge einer Tumortherapie oder eines Tumors behandelt, wird in diesem Fall die behandelte Erkrankung als Hauptdiagnose angegeben und der Tumor als Nebendiagnose.*
Hiervon ausgenommen sind solche Fälle, bei denen weitere diagnostische oder therapeutische Maßnahmen in direktem Zusammenhang mit der Tumorerkrankung durchgeführt werden.“

In dem beschriebenen Fall ist das Rektumkarzinom mit dem Kode C20 *Bösartige Neubildung des Rektums* als Hauptdiagnose zu kodieren.

Entscheidung des Schlichtungsausschusses zu der KDE 231, veröffentlicht am 15.10.2020

Frage: Mit Operation und postoperativer Nachbestrahlung behandeltes Karzinom des Mittelgesichtes; ferner Unterkieferteilresektion bei Knochenmetastase. Anschließend persistierende intra- und extraorale Fistel. Aktuell: Fistelresektion; sonst keine weiteren diagnostischen oder therapeutischen Maßnahmen in direktem Zusammenhang mit der Tumorerkrankung. Was ist die Hauptdiagnose?

Entscheidung: In dem beschriebenen Fall (KDE-231) des Patienten, bei dem ein Karzinom des Mittelgesichtes mit Operation und postoperativer Nachbestrahlung behandelt wurde, eine Unterkieferteilresektion bei Knochenmetastase erfolgte und anschließend eine persistierende intra- und extraorale Fistel auftrat und aktuell eine Fistelresektion und ansonsten keine diagnostischen oder therapeutischen Maßnahmen in direktem Zusammenhang mit der Tumorerkrankung durchgeführt werden, ist für die Auswahl der Hauptdiagnose der Beschluss des Schlichtungsausschusses Bund alter Fassung vom 04.07.2016 anzuwenden.

Demnach gilt:

„*Wird bei einem Patienten – mit zum Zeitpunkt der Aufnahme bekanntem Malignom und bevor die Malignom-Behandlung endgültig abgeschlossen ist – während des stationären Aufenthaltes ausschließlich eine einzelne Erkrankung (oder Komplikation) als Folge einer Tumortherapie oder eines Tumors behandelt, wird in diesem Fall die behandelte Erkrankung als Hauptdiagnose angegeben und der Tumor als Nebendiagnose.*
Hiervon ausgenommen sind solche Fälle, bei denen weitere diagnostische oder therapeutische Maßnahmen in direktem Zusammenhang mit der Tumorerkrankung durchgeführt werden. In diesem Fall ist die Tumorerkrankung als Hauptdiagnose zu kodieren.“[2]

In dem beschriebenen Fall ist die Fistel mit dem Kode K12.28 *Sonstige Phlegmone und Abszess des Mundes* als Hauptdiagnose zu kodieren.

Entscheidung des Schlichtungsausschusses zu der KDE 357, veröffentlicht am 15.10.2020

Frage: Eine Patientin wird mit einer dekompensierten Herzinsuffizienz stationär aufgenommen. Sechs Jahre zuvor war bei Patientin ein Mammakarzinom brusterhaltend operiert worden, Lymphknoten waren nicht befallen, eine Behandlung des Mammakarzinoms erfolgt derzeit nicht. Bei der Röntgenuntersuchung des Thorax wird eine Lungenmetastase festgestellt. Weiterführende Diagnostik (CT, Biopsie) erfolgt während dieses Aufenthaltes nicht, allerdings wird der Fall der Patientin in der Tumorkonferenz vorgestellt. Darf C78.0 *Sekundäre bösartige Neubildung der Lunge* kodiert werden?

Entscheidung: In dem vorliegenden Fall (KDE 357) ist die Metastase mit dem Kode C78.0 *Sekundäre bösartige Neubildung der Lunge* auch dann als Nebendiagnose zu kodieren, wenn ausschließlich eine Besprechung in einer Tumorkonferenz stattgefunden hat und dort das weitere Vorgehen in Hinblick auf die Metastase beraten wurde.

---

[2] *Der letzte Satz ist Bestandteil der Entscheidung des Schlichtungsausschusses nach § 19 KHG zu der KDE 231, veröffentlicht am 15.10.2020. Er ist kein Zitat des Beschlusses des Schlichtungsausschusses Bund gem. § 17c Abs. 3 KHG, AZ 01/2015 vom 04.07.2016.*

Entscheidung des Schlichtungsausschusses zu der KDE 583, veröffentlicht am 16.12.2020

Frage: Ein Patient wird wegen einer symptomatischen Epilepsie mit komplexen fokalen, sekundär generalisierenden Anfällen auf dem Boden von Hirnmetastasen eines Bronchialkarzinoms stationär aufgenommen. Ein Behandlungsaufwand bezüglich des Bronchialkarzinoms oder der Hirnmetastasen selbst besteht während des Aufenthaltes nicht. Wie sind Haupt- und Nebendiagnose zu kodieren?

Entscheidung: Wird ein Patient wegen einer symptomatischen Epilepsie auf dem Boden von Hirnmetastasen bei einer Tumorerkrankung aufgenommen und wird ausschließlich die symptomatische Epilepsie behandelt, so sind gemäß DKR 0201 *Neubildungen* und Schlichtungsausschuss Bund alter Fassung (Beschluss vom 04.07.2016) die symptomatische Epilepsie als Hauptdiagnose sowie die Hirnmetastasen und der Tumor als Nebendiagnosen zu verschlüsseln.

Beispiel 2

Eine Patientin wird bei vorangegangener Mastektomie bei Mammakarzinom (oberer äußerer Quadrant) anschließend erneut für drei Tage zur Strahlentherapie stationär aufgenommen.

Hauptdiagnose:	C50.4	*Bösartige Neubildung der Brustdrüse, oberer äußerer Quadrant*

Beispiel 3

Ein Patient wird zum Staging eines Morbus Hodgkin (lymphozytenreiche klassische Form) nach vorangegangener Chemotherapie stationär aufgenommen.

Hauptdiagnose:	C81.4	*Lymphozytenreiches (klassisches) Hodgkin-Lymphom*

Beispiel 4

Bei einer 34-jährigen Patientin erfolgte vor zwei Jahren eine Ablatio mammae links mit Axilladissektion bei Mammakarzinom. Im postoperativen Verlauf wurde eine adjuvante Chemotherapie durchgeführt. Die Patientin wird nun im Rahmen der geplanten Gesamtbehandlung für einen Mammaaufbau mittels Expander und Musculus latissimus dorsi-Lappen aufgenommen. Andere therapeutische und/oder diagnostische Maßnahmen bezüglich der malignen Grunderkrankung erfolgen nicht.

Hauptdiagnose:	C50.4	*Bösartige Neubildung der Brustdrüse [Mamma]: Oberer äußerer Quadrant der Brustdrüse*

Kommentar:

In die Version 2015 wurde Beispiel 4 neu aufgenommen, um klarzustellen, dass es sich bei einem Brustwiederaufbau nach Mammakarzinom im Rahmen der geplanten Gesamtbehandlung um einen Folgeeingriff des Tumors im Sinne von DKR D005 *Folgezustände und geplante Folgeingriffe* handelt. Die ursprüngliche Krankheit wird in diesen Fällen auch bei einer Aufnahme zu einer weiteren Operation nach dem Ersteingriff, die zum Zeitpunkt des Ersteingriffs im Rahmen der Gesamtbehandlung bereits als Folgeeingriff geplant war, als Hauptdiagnose kodiert.

Sofern ein Patient eine auf mehrere Eingriffe verteilte chirurgische Behandlung eines Malignoms/von Metastasen benötigt, ist jedem weiteren Krankenhausaufenthalt, bei dem eine Folge-Operation durchgeführt wird, das Malignom/die Metastasen ebenfalls als Hauptdiagnose-Kode zuzuweisen. Obwohl das Malignom/die Metastasen möglicherweise durch die erste Operation entfernt worden ist/sind, wird der **Patient** während des darauf folgenden Krankenhausaufenthaltes **nach wie vor wegen der Folgen des Malignoms/der Metastasen behandelt**, d.h. das Malignom/die Metastasen ist/sind auch der Anlass zur Folge-Operation.

Erfolgt die Aufnahme nur zur Behandlung von Metastasen, ist/sind die Metastase(n) als Hauptdiagnose-Kode anzugeben und zusätzlich, sofern bekannt, eine bzw. mehrere Nebendiagnose(n) für den Primärtumor (siehe Beispiel 5). Das primäre Malignom ist selbst einige Jahre nach der Resektion des Primärtumors Nebendiagnose, da der Patient nach wie vor wegen dieses Malignoms behandelt wird. Ist die Lokalisation des Primärtumors unbekannt, ist ein Kode aus C80.– *Bösartige Neubildung ohne Angabe der Lokalisation* zu kodieren.

Kommentar:

Im vorhergehenden Absatz ist die Kodierung des Primärtumors als Nebendiagnose geregelt, wenn die Aufnahme nur zur Behandlung von Metastasen erfolgt und die Metastase(n) als Hauptdiagnose anzugeben ist/sind. Bei dem zweiten Satz dieser Regelung handelt es sich um eine grundsätzliche medizinische Aussage (der Patient wird nach wie vor wegen des Malignoms behandelt), die auch für Nebendiagnosen gilt.

Ein Beispiel hierfür wäre die stationäre Aufnahme wegen einer schweren Harnwegsinfektion. Bekannte Lebermetastasen nach einem vor fünf Jahren vollständig entfernten Sigmakarzinom. Nach erfolgreicher Therapie der Harnwegsinfektion Entschluss zur Durchführung der für diesen Zeitraum vorgesehenen Chemotherapie der Lebermetastasen. Während des stationären Aufenthaltes keine Maßnahmen bezüglich des Primärtumors. Kein Lokalrezidiv. Hauptdiagnose ist die Harnwegsinfektion. Als Nebendiagnose sind die Lebermetastasen zu kodieren. Das Sigmakarzinom ist ebenfalls anzugeben, da der Patient nach wie vor wegen dieses Malignoms behandelt wird.

Beispiel 5

Ein Patient wird zur Resektion von Lebermetastasen stationär aufgenommen. Drei Monate zuvor war ein Karzinom am Colon transversum operativ entfernt worden.

Hauptdiagnose:	C78.7	*Sekundäre bösartige Neubildung der Leber*
Nebendiagnose(n):	C18.4	*Bösartige Neubildung des Kolons, Colon transversum*

Erfolgt die Aufnahme des Patienten primär zur systemischen Chemotherapie, „systemischen" Strahlentherapie (siehe Tabelle 1) oder zur systemischen Therapie mit Antikörpern oder Zytokinen (siehe Tabelle 1)

0201

Tabelle 1: Prozeduren für systemische Strahlentherapie und systemische Therapie mit Antikörpern oder Zytokinen

8-523.4	*Ganzkörperbestrahlung*
8-530.2	*Therapie der blutbildenden Organe mit offenen Radionukliden*
8-530.5	*Sonstige systemische Therapie mit offenen Radionukliden*
8-530.6	*Intravenöse Therapie mit radioaktiven rezeptorgerichteten Substanzen*
8-530.7	*Intravenöse Therapie mit radioaktiven Antikörpern*
8-530.9	*Intravenöse Therapie mit radioaktiv markierten metabolischen Substanzen*
8-531	*Radiojodtherapie*
8-547.0	*Andere Immuntherapie: Mit nicht modifizierten Antikörpern*
8-547.1	*Andere Immuntherapie: Mit modifizierten Antikörpern*
8-547.2	*Andere Immuntherapie: Mit Immunmodulatoren*

des Primärtumors und/oder der Metastasen, ist das primäre Malignom als Hauptdiagnose zuzuweisen. Erfolgt die Aufnahme des Patienten primär zur systemischen Chemotherapie und ist ausnahmsweise der Primärtumor nicht bekannt, wird ein Kode aus C80.– *Bösartige Neubildung ohne Angabe der Lokalisation* als Hauptdiagnose angegeben.

Beispiel 6

Ein Patient mit Prostatakarzinom wird zur Tages-Chemotherapie aufgenommen. Es wird eine nicht komplexe Chemotherapie mit einem Medikament durchgeführt. Die Entlassung erfolgt am selben Tag.

Hauptdiagnose:	C61	*Bösartige Neubildung der Prostata*
Prozedur(en):	8-542.11	*Zytostatische Chemotherapie, Immuntherapie und antiretrovirale Therapie, nicht komplexe Chemotherapie, 1 Tag, 1 Substanz*

Beispiel 7

Ein Patient wird zur systemischen Chemotherapie von Lebermetastasen stationär aufgenommen. Drei Monate zuvor war ein Karzinom am Colon transversum operativ entfernt worden.

Hauptdiagnose:	C18.4	*Bösartige Neubildung des Kolons, Colon transversum*
Nebendiagnose(n):	C78.7	*Sekundäre bösartige Neubildung der Leber und der intrahepatischen Gallengänge*

Erfolgt hingegen die Aufnahme zur lokalen Chemotherapie oder lokalen Bestrahlungstherapie der Metastase(n), ist/sind die Metastase(n) als Hauptdiagnose und der Primärtumor als Nebendiagnose anzugeben (siehe Kodierung in Beispiel 5).

Kommentar:

Auch bei einer systemischen Strahlentherapie mit den oben aufgelisteten Methoden ist das primäre Malignom als Hauptdiagnose zu verschlüsseln. Die Liste der OPS-Kodes für die systemische Strahlentherapie ist abschließend. Sollten neue Verfahren hinzukommen, müssen diese bei den jährlichen Überarbeitungen der Kodierrichtlinien berücksichtigt werden.

2013 wurde in diese Regelung die primäre Aufnahme zur systemischen Therapie mit Antikörpern oder Zytokinen neu eingefügt. Die Einschränkung auf Zytokine in dem über Tabelle 1 stehenden Text erfolgte, weil in dem dazu gehörenden OPS-Kode 8-547.2 *Andere Immuntherapie: Mit Immunmodulatoren* auch unspezifische Medikamente enthalten sein können, die seine Kodierung in den hier geregelten Fällen nicht rechtfertigen.

Erfolgt die Aufnahme des Patienten sowohl zur Behandlung des Primärtumors als auch der Metastasen, ist gemäß DKR D002 *Hauptdiagnose* (Seite 4) (zwei Diagnosen erfüllen gleichzeitig das Kriterium der Hauptdiagnose) diejenige Diagnose als Hauptdiagnose auszuwählen, die die meisten Ressourcen verbraucht hat.

Beispiel 8

Ein Patient wird wegen eines sonografischen Verdachts auf Lebermetastasen zur Primärtumorsuche und weiteren Abklärung stationär aufgenommen. Dabei findet sich ein Kolonkarzinom mit Lebermetastasen. Es wird sowohl eine Hemikolektomie als auch eine Leberteilresektion durchgeführt.

Hauptdiagnose: Nebendiagnose(n):	Wird vom behandelnden Arzt entschieden

Wenn sich ein Patient mit einem Symptom vorstellt und die zugrunde liegende Erkrankung zum Zeitpunkt der Aufnahme bekannt ist, ist das Symptom als Hauptdiagnose zu kodieren, sofern ausschließlich das Symptom behandelt wird. Die zugrunde liegende Erkrankung ist als Nebendiagnose-Kode anzugeben.

Beispiel 9

Ein Patient, bei dem drei Monate vorher ein großer, mehrere Bereiche überlappender maligner Gehirntumor diagnostiziert wurde, wird wegen rezidivierender Krampfanfälle aufgenommen. Es werden **nur die Krampfanfälle** behandelt.

Hauptdiagnose:	R56.8	*Sonstige und nicht näher bezeichnete Krämpfe*
Nebendiagnose(n):	C71.8	*Bösartige Neubildung des Gehirns, mehrere Teilbereiche überlappend*

Kommentar 1:

Zu Beispiel 9 wird gelegentlich diskutiert, dass es sich bei den darin beschriebenen Krampanfällen doch um eine symptomatische Epilepsie handele, die mit G40.9 *Epilepsie, nicht näher bezeichnet* spezifischer zu verschlüsseln wäre.

Das Beispiel wurde aus didaktischen Gründen so gewählt, um klarzustellen, dass in diesem Fall das Symptom, also die Krampfanfälle, als Hauptdiagnose zu kodieren ist, weil nur die Krampfanfälle behandelt wurden. Klassifikatorisch ist R56.8 korrekt, wenn die Krampfanfälle „nicht näher bezeichnet sind“. Sofern es sich in vergleichbaren Fällen medizinisch eindeutig um eine Epilepsie handelt, wäre ein Kode aus G40.- *Epilepsie* korrekt und durch das Beispiel nicht ausgeschlossen.

Kommentar 2:

Trotz der strukturierten und übersichtlichen Darstellung von Auswahl und Reihenfolge der Kodes gestaltet sich in Einzelfällen die Entscheidung nach wie vor schwierig, was als Hauptdiagnose zuzuordnen ist. Insbesondere wird häufig die Frage diskutiert, wann es sich um eine Folgebehandlung der bösartigen Neubildung handelt.

Als Faustregel kann hier gelten, dass unter notwendigen Folgebehandlungen alle geplanten oder unvorhergesehenen Behandlungen der bösartigen Neubildung zu verstehen sind. Sobald irgendwelche Leistungen bezüglich des Primärtumors und/oder der Metastasen die Aufnahme veranlasst haben (z.B. Operation, Chemotherapie, Strahlentherapie oder Staging) wird der Malignomkode gemäß der vorliegenden Kodierrichtlinie als Hauptdiagnose verschlüsselt. Wird ausschließlich ein Symptom behandelt, wird dieses als Hauptdiagnose verschlüsselt und das Malignom als zugrundeliegende Erkrankung als Nebendiagnose angegeben.

Ist die stationäre Aufnahme nicht durch das Malignom begründet, ist die Hauptdiagnose gemäß DKR D002 *Hauptdiagnose* zu wählen. Dies wurde ab 2008 verdeutlicht durch inhaltliche Übernahme des entsprechenden Satzes aus den gestrichenen DKR 0211 und DKR 0213 in den Absatz unter Beispiel 1 von DKR 0201.

Ein einfaches Beispiel hierfür wäre die Aufnahme zur Versorgung einer Fraktur nach Sturz. Schwieriger ist die Entscheidung, wenn die Aufnahme zur Behandlung einer Folge der Malignomtherapie erforderlich wird. Ein Beispiel hierfür wären Durchblutungsstörungen bei Gefäßstrikturen infolge einer Strahlentherapie. Erfolgt die Aufnahme zur Behandlung dieser Therapiefolge (z.B. Dilatation des betroffenen Gefäßes) wird die Hauptdiagnose ebenfalls gemäß DKR D002 gewählt (in diesem Beispiel also die Gefäßstriktur).

Weitere Beispiele wären Komplikationen nach plastischen Wiederherstellungsoperationen bei Malignomen. Erfolgt die Aufnahme wegen Wundheilungsstörungen außerhalb der OGVD der Rekonstruktionsoperation oder wegen medizinisch erforderlicher Narbenkorrekturen im Bereich dieser Operationen, ist nicht das Malignom oder die Behandlung des Malignoms der Aufnahmegrund. Die Hauptdiagnose wird in diesen Fällen ebenfalls gemäß DKR D002 gewählt (in diesen Beispielen also die Wundheilungsstörung bzw. die Narben).

In die Version 2017 von DKR 0201 wurde in dem hier kommentierten Abschnitt unter Beispiel 1 eine Fußnote eingefügt, die auf den ersten Beschluss des Schlichtungsausschusses Bund gemäß § 17c Abs. 3 KHG, Aktenzeichen 01/2015, vom 04.07.2016, veröffentlicht am 27.07.2016, verweist. Diesem ersten Schlichtungsverfahren lag ein Antrag des GKV-Spitzenverbandes zur Festlegung der Hauptdiagnose in DKR 0201 bei Behandlung der Folgen einer Tumortherapie in Abgrenzung zur Folgebehandlung der bösartigen Neubildung zu Grunde. Der Schlichtungsausschuss hat in dem Schlichtungsverfahren Folgendes beschlossen:

> „Wird bei einem Patienten – mit zum Zeitpunkt der Aufnahme bekanntem Malignom und bevor die Malignom-Behandlung endgültig abgeschlossen ist – während des stationären Aufenthaltes ausschließlich eine einzelne Erkrankung (oder Komplikation) als Folge einer Tumortherapie oder eines Tumors behandelt, wird in diesem Fall die behandelte Erkrankung als Hauptdiagnose angegeben und der Tumor als Nebendiagnose.
>
> Hiervon ausgenommen sind solche Fälle, bei denen weitere diagnostische oder therapeutische Maßnahmen in direktem Zusammenhang mit der Tumorerkrankung durchgeführt werden.“

Das hat zur Folge, dass ab Inkrafttreten dieses Beschlusses bei der Behandlung der oben beispielhaft genannten Durchblutungsstörungen nach Strahlentherapie bei Malignom als Hauptdiagnose das Malignom kodiert wird, wenn die Behandlung des Tumors noch nicht abgeschlossen ist und z.B. während des stationären Aufenthaltes bildgebende Verfahren zum Ausschluss von Metastasen als Ursache für die Gefäßstriktur durchgeführt werden. Wenn ausschließlich die Gefäßstriktur behandelt wird ohne weitere diagnostische und/oder therapeutische Maßnahmen in Bezug auf die Tumorerkrankung, wird als Hauptdiagnose die Gefäßstriktur kodiert.

Kommentar 3:

Bei stationärer Aufnahme von Patienten mit Malignomen im Spätstadium zur rein symptomatischen Behandlung multipler Symptome stellt sich die Frage nach der Hauptdiagnose, wenn das Malignom selbst nicht behandelt wird.

Ein Beispiel hierfür wäre die Aufnahme eines Patienten mit Übelkeit, Gewichtsverlust, Schwindel, Schmerzen und Luftnot bei metastasiertem Bronchialkarzinom. Behandlung mit Antiemetika, parenteraler Ernährung, Schmerzmedikamenten und Sauerstoffgabe ohne spezifische Therapie des Grundleidens.

Hier geht es nicht um die Behandlung eines singulären Symptoms, sondern um palliativmedizinsche Maßnahmen zur Behandlung des fortgeschrittenen Tumorleidens. Entsprechend ist jeweils der Primärtumor als Hauptdiagnose zu verschlüsseln. Im vorgenannten Beispiel wäre ein Kode aus C34.- *Bösartige Neubildung der Bronchien und der Lunge* als Hauptdiagnose zu kodieren.

Rezidiv eines primären Malignoms

Sofern ein primäres Malignom, das bereits früher aus dem selben Organ oder Gewebe radikal entfernt wurde, rezidiviert, ist es als primäres Malignom des angegebenen Gebietes zu verschlüsseln, d.h. ein Rezidiv ist wie ein Primärtumor zu kodieren.

Beispiel 10

Ein Patient wird nach zwei Jahren wegen eines Rezidivs eines voroperierten Magenkarzinoms im Corpus ventriculi stationär aufgenommen.

Hauptdiagnose:	C16.2	*Bösartige Neubildung des Magens, Corpus ventriculi*

Ausgedehnte Exzision eines Tumorgebietes

Bei Aufnahmen zur ausgedehnten Exzision eines bereits früher entfernten Tumors ist der Kode für den Tumor zuzuweisen, selbst wenn der histopathologische Befund keinen Hinweis auf einen Resttumor ergibt.

Kommentar:

In diesem Abschnitt ist die Kodierung der Fälle geregelt, bei denen bei einer vorausgegangenen Operation das Malignom nicht sicher im Gesunden entfernt worden ist oder aus anderen Gründen nachreseziert werden muss. Die Formulierung, dass der Kode für den Tumor zuzuweisen ist, selbst wenn der histologische Befund keinen Hinweis auf einen **Rest**tumor ergibt, impliziert, dass es sich um eine Nachresektion zur Suche bzw. zum Ausschluss von Tumorresten handelt und die Kodierrichtlinie nur für diese Fälle anzuwenden ist. Im Gegensatz dazu ist bei operativer Entfernung z.B. einer Fettgewebsnekrose oder eines Narbengranuloms im Operationsgebiet eines früher operierten Malignoms als Hauptdiagnose z.B. N64.1 *Fettgewebsnekrose der Mamma* bzw. L90.5 *Narben und Fibrosen der Haut* zu kodieren.

Malignomnachweis nur in der Biopsie

Wenn das Ergebnis einer Biopsie zur Diagnose eines Malignoms führt, sich aber im Operationsmaterial keine malignen Zellen finden, ist die ursprüngliche Diagnose, die aufgrund der Biopsie gestellt wurde, zu kodieren.

0206a Benachbarte Gebiete

Bekannte Primärlokalisation

Sofern sich die Ausbreitung eines Tumors von einer bekannten Primärlokalisation auf ein Nachbarorgan oder -gebiet (z.B. vom Darm auf die Blase oder vom Jejunum zum Ileum) fortsetzt, ist nur die Primärlokalisation zu kodieren. Die Ausbreitung im Nachbargebiet wird nicht verschlüsselt.

Beispiel 1

Eine Patientin mit einem Karzinom der Ektozervix, das auf die Vagina übergreift, wird zur Operation aufgenommen.

Hauptdiagnose: C53.1 *Bösartige Neubildung der Ektozervix*

Unbekannte Primärlokalisation

Eine Neubildung, die zwei oder mehr anatomisch-topographisch aneinandergrenzende Teilbereiche **innerhalb einer dreistelligen** ICD-Kategorie überlappt und deren Ursprungsort nicht bestimmt werden kann, ist entsprechend der Subkategorie .8 („mehrere Teilbereiche überlappend") zu klassifizieren (s.a. ICD-10-GM Hinweise zu Kapitel II), vorausgesetzt, dass die Kombination nicht speziell an anderer Stelle aufgeführt ist, wie zum Beispiel C16.0 *Bösartige Neubildung der Kardia (Ösophagus und Magen).*

Beispiel 2

Eine Patientin mit einem Karzinom der Endo- und Ektozervix wird zur Operation aufgenommen.

Hauptdiagnose: C53.8 *Bösartige Neubildung der Cervix uteri, mehrere Teilbereiche überlappend*

Die ICD-10-GM stellt für bestimmte bösartige Neubildungen, deren **Entstehungsort** nicht festgestellt werden kann und deren angegebene Lokalisation **zwei oder mehr dreistellige Kategorien** überlappt, eigene Kodes zur Verfügung.

Beispiel 3

Eine Patientin mit einem Karzinom der Zervix und der Vagina wird zur Strahlentherapie mehrtägig aufgenommen. Der Entstehungsort des Malignoms konnte nicht festgestellt werden.

Hauptdiagnose: C57.8 *Bösartige Neubildung der weiblichen Genitalorgane, mehrere Teilbereiche überlappend*

Anmerkung: In diesem Fall liegt ein Karzinom der Zervix (C53.–) und ein Karzinom der Vagina (C52) vor. Da der **Entstehungsort** nicht festgestellt werden kann und die angegebene Lokalisation **zwei oder mehr dreistellige Kategorien** überlappt, ist

C57.8 *Bösartige Neubildung der weiblichen Genitalorgane, mehrere Teilbereiche überlappend*

zuzuweisen.

Ungenau/nicht näher bezeichnete Lokalisationen

Für ein Malignom, dessen Ursprungsort unbekannt ist und das sich über benachbarte Gebiete erstreckt (mehrere Bereiche überlappt) und dessen Lokalisation ungenau bezeichnet oder **anderenorts nicht klassifiziert** ist, steht der Kode

C76.– *Bösartige Neubildungen sonstiger und ungenau bezeichneter Lokalisation*

zur Verfügung.

Anmerkung: Die Verwendung dieser Kategorie ist nur dann zulässig, wenn keine spezifische Information bezüglich der Art der Neubildung (z.B. bösartige Neubildung des Thorax) verfügbar ist.

0208c Remission bei malignen immunproliferativen Erkrankungen und Leukämie

Die Kodes

C88.– *Bösartige immunproliferative Krankheiten,*

C90.– *Plasmozytom und bösartige Plasmazellen-Neubildungen* und

C91–C95 *Leukämie*

stellen zur **Verschlüsselung des Remissionsstatus** an fünfter Stelle

0 *Ohne Angabe einer kompletten Remission* oder
1 *In kompletter Remission*

zur Verfügung.

Hierbei ist zu beachten:

.x0 Ohne Angabe einer kompletten Remission
Ohne Angabe einer Remission
In partieller Remission

ist zuzuweisen,

- wenn es sich um das erste Auftreten und die Erstdiagnose der Erkrankung handelt,
- wenn **keine** Remission vorliegt oder trotz eines Rückgangs der Krankheitserscheinungen die Erkrankung nach wie vor existiert (**partielle** Remission),

oder

- wenn der Remissionsstatus nicht bekannt ist

.x1 In kompletter Remission

ist zuzuweisen,

wenn es sich um eine **komplette** Remission handelt, d.h. **keine Anzeichen oder Symptome eines Malignoms nachweisbar** sind.

Zur Kodierung von bösartigen Neubildungen in der Eigenanamnese siehe DKR 0209 *Malignom in der Eigenanamnese.*

Für Leukämien mit einem Kode aus C91–C95, die auf eine Standard-Induktionstherapie refraktär sind, ist die zusätzliche Schlüsselnummer

C95.8! *Leukämie, refraktär auf Standard-Induktionstherapie*

anzugeben.

0209u Malignom in der Eigenanamnese

Bösartige Neubildung in der Eigenanamnese

Ein „Anamnese-Kode“ wird dann zugewiesen, wenn man von einer definitiven Heilung ausgehen kann. Wann dies bei einem Patienten möglich ist, hängt von der jeweiligen Erkrankung ab. Da die Feststellung eigentlich nur retrospektiv möglich ist, wird die Unterscheidung eher „klinisch“ auf der Basis einer fortgesetzten Behandlung des Malignoms als nach einem festgelegten Zeitrahmen getroffen.

In Fällen, in denen die Behandlung des Malignoms endgültig abgeschlossen ist, ist ein Kode aus

Z85.– *Bösartige Neubildung in der Eigenanamnese*

als **Nebendiagnose** zuzuweisen, sofern dies den Behandlungsaufwand beim aktuellen Aufenthalt erhöht (s.a. DKR D003 *Nebendiagnosen* (Seite 15).

Kommentar:

Die Behandlung eines Malignoms kann in diesem Zusammenhang als endgültig abgeschlossen gelten, wenn nach Behandlung und letzter geplanter Kontrolluntersuchung, die nach dieser Behandlung durchgeführt und bei der kein Tumor mehr nachgewiesen wird, keine weiteren Maßnahmen in Bezug auf das Malignom geplant sind.

Ein Beispiel hierfür wäre ein Patient mit Schilddrüsenkarzinom, der nach Abschluss der ablativen Radiojodtherapie zur Durchführung einer Ganzkörperszintigraphie mit Radiojod mit Gabe von rekombinanten Thyreotropin als Therapiekontrolle stationär aufgenommen wird. Im Rahmen dieser letzten Kontrolluntersuchung finden sich kein Primärtumor mehr und keine Metastasen. Erst nach dem Ergebnis dieser Untersuchung kann entschieden werden, ob die Behandlung abgeschlossen ist oder eine weitere Therapie erfolgen muss. In diesem Fall ist daher gemäß DKR 0201 das Schilddrüsenkarzinom Hauptdiagnose.

Wenn derselbe Patient z.B. ein Jahr später zur Nachuntersuchung aufgenommen wird, bei der kein Tumor nachgewiesen wird, ist gemäß DKR 0209 der ICD-Kode Z08.7 *Nachuntersuchung nach Kombinationstherapie wegen bösartiger Neubildung* als Hauptdiagnose zuzuweisen und Z85.8 *Bösartige Neubildungen sonstiger Organe oder Systeme in der Eigenanamnese* als Nebendiagnose.

Sofern der Patient für einen gewissen Zeitraum keine Behandlung des primären Malignoms erhalten hat, anschließend aber ausgehend von dieser Primärlokalisation Metastasen entwickelt, **sind die Kodes aus Z85.– nicht zuzuweisen**.

Nachuntersuchungen bei Patienten mit Malignom in der Eigenanamnese

Kodes der Kategorie

Z08.– *Nachuntersuchung nach Behandlung wegen bösartiger Neubildung*

sind als **Hauptdiagnose** nur dann zuzuweisen, wenn ein Patient zur Nachuntersuchung eines Malignoms aufgenommen wurde und **kein Tumor mehr nachweisbar ist**. Als Nebendiagnose ist der passende Kode aus Kategorie Z85.– *Bösartige Neubildung in der Eigenanamnese* anzugeben.

Beispiel 1

Ein Patient wurde zur Nachuntersuchung bei vorbestrahltem Blasenkarzinom (laterale Harnblasenwand) aufgenommen. Dabei fand sich kein Rezidiv des Malignoms.

Hauptdiagnose:	Z08.1	*Nachuntersuchung nach Strahlentherapie wegen bösartiger Neubildung*
Nebendiagnose(n):	Z85.5	*Bösartige Neubildung der Harnorgane in der Eigenanamnese*
Prozedur(en):	1-661	*Diagnostische Urethrozystoskopie*
	1-999.40	*Art des Zystoskops: Starres Zystoskop*

0212d Instillation von zytotoxischen Materialien in die Harnblase

Diagnosen

Bei Patienten, die zur Instillation von Zytostatika oder BCG (Bacillus Calmette-Guérin) in die Blase aufgenommen werden, ist die zu behandelnde Neubildung als Hauptdiagnose zu verschlüsseln.

Der Kode Z51.1 *Chemotherapiesitzung wegen bösartiger Neubildung* ist **nicht** zuzuweisen.

Prozeduren

Der Prozedurenkode

8-541.4 *Instillation von und lokoregionale Therapie mit zytotoxischen Materialien und Immunmodulatoren in die Harnblase*

ist einmal pro Krankenhausaufenthalt zuzuweisen.

0214d Lymphangiosis carcinomatosa

Eine Lymphangiosis carcinomatosa wird analog einer Metastasierung (s.a. DKR 0201 *Auswahl und Reihenfolge der Kodes* (Seite 89)) kodiert.

Die Lymphangiosis carcinomatosa z.B. der Pleura wird mit

C78.2 *Sekundäre bösartige Neubildung der Pleura*

verschlüsselt.

0215q Lymphom

Lymphomen, die als „extranodal" ausgewiesen werden oder die sich in einem anderen Gebiet als den Lymphdrüsen befinden (z.B. das MALT-Lymphom des Magens), ist der entsprechende Kode aus den **Kategorien** C81 bis C88 zuzuweisen.

Ein Lymphom wird, unabhängig von der Anzahl der betroffenen Gebiete, nicht als metastatisch betrachtet.

Bei Lymphomen sind die folgenden Kodes <u>nicht</u> zuzuordnen:

C77.– *Sekundäre und nicht näher bezeichnete bösartige Neubildung der Lymphknoten*

C78.– *Sekundäre bösartige Neubildung der Atmungs- und Verdauungsorgane*

C79.0 *Sekundäre bösartige Neubildung der Niere und des Nierenbeckens*

C79.1 *Sekundäre bösartige Neubildung der Harnblase sowie sonstiger und nicht näher bezeichneter Harnorgane*

C79.2 *Sekundäre bösartige Neubildung der Haut*

C79.4 *Sekundäre bösartige Neubildung sonstiger und nicht näher bezeichneter Teile des Nervensystems*

C79.6 *Sekundäre bösartige Neubildung des Ovars*

C79.7 *Sekundäre bösartige Neubildung der Nebenniere*

C79.8- *Sekundäre bösartige Neubildung sonstiger näher bezeichneter Lokalisationen*

C79.9 *Sekundäre bösartige Neubildung nicht näher bezeichneter Lokalisation*

Für die Verschlüsselung einer Knochenbeteiligung bei malignen Lymphomen ist

C79.5 *Sekundäre bösartige Neubildung des Knochens und des Knochenmarkes*
Knochen(mark)herde bei malignen Lymphomen (Zustände klassifizierbar unter C81–C88)

anzugeben.

Für die Verschlüsselung einer Beteiligung des Gehirns oder der Hirnhäute bei Neoplasien des lymphatischen, blutbildenden und verwandten Gewebes ist

C79.3 *Sekundäre bösartige Neubildung des Gehirns und der Hirnhäute*

anzugeben.

Hinsichtlich der Festlegung der Haupt- bzw. Nebendiagnosen bei Lymphomen mit Knochenbeteiligung bzw. mit Beteiligung des Gehirns oder der Hirnhäute sind die Regelungen in der Kodierrichtlinie 0201 *Auswahl und Reihenfolge der Kodes* (Seite 89) zu beachten.

3 KRANKHEITEN DES BLUTES UND DER BLUTBILDENDEN ORGANE SOWIE BESTIMMTE STÖRUNGEN MIT BETEILIGUNG DES IMMUNSYSTEMS

0304u Heparininduzierte Thrombozytopenie

Entscheidung des Schlichtungsausschusses zu der KDE 392, veröffentlicht am 19.08.2020

Frage: Ein Patient mit Heparin-induzierter Thrombozytopenie Typ II (HIT ll) in der Anamnese bedarf einer parenteralen antithrombotischen Prophylaxe. Das Blutbild des Patienten ist unauffällig und die Gerinnungsparameter liegen im Normbereich. Die Klinik verabreicht deshalb Orgaran® (Danaparoid-Natrium - Heparinoid). Ist D69.53 *Sekundäre Thrombozytopenie, Heparin-induzierte Thrombozytopenie Typ II* als Nebendiagnose zu kodieren?

Entscheidung: Wird eine heparininduzierte Thrombozytopenie bei bekannter HIT II durch prophylaktische Maßnahmen verhindert, ist der Kode Z86.2 *Krankheiten des Blutes und der blutbildenden Organe sowie bestimmte Störungen mit Beteiligung des Immunsystems in der Eigenanamnese* zu kodieren. Der Kode D69.53 *Heparin-induzierte Thrombozytopenie Typ II* ist nur dann zu kodieren, wenn die heparininduzierte Thrombozytopenie tatsächlich auftritt.

0305u Folsäuremangelanämie

Entscheidung des Schlichtungsausschusses zu der KDE 25, veröffentlicht am 19.08.2020

Frage: Wie wird eine Anämie infolge Folsäuremangel verschlüsselt?
Darf zusätzlich zur Anämie E53.8 *Mangel an sonstigen näher bezeichneten Vitaminen des Vitamin B-Komplexes* kodiert werden?

Entscheidung: Eine Anämie infolge eines Folsäuremangels ist nur mit dem Kode D52.- *Folsäure-Mangelanämie* spezifisch zu kodieren. Der Kode E53.8 ist für die Abbildung der Folsäuremangelanämie nicht zusätzlich zu kodieren.

0306u Erworbener Fibrinogenmangel

Entscheidung des Schlichtungsausschusses zu dem Antrag S20210005 „Kodierung des Fibrinogenmangels", veröffentlicht am 21.07.2021

Entscheidung: Mit dem Kode D65.0 *Erworbene Afibrinogenämie* ist auch ein erworbener Mangel an Fibrinogen zu kodieren.

4 ENDOKRINE, ERNÄHRUNGS- UND STOFFWECHSELKRANKHEITEN

0401h Diabetes mellitus

Typen des Diabetes mellitus

Es gibt verschiedene Typen des Diabetes mellitus, die in der ICD-10-GM wie folgt klassifiziert sind:

E10.–	*Diabetes mellitus, Typ 1*
E11.–	*Diabetes mellitus, Typ 2*
E12.–	*Diabetes mellitus in Verbindung mit Fehl- oder Mangelernährung [Malnutrition]*
E13.–	*Sonstiger näher bezeichneter Diabetes mellitus*
E14.–	*Nicht näher bezeichneter Diabetes mellitus*
O24.0 bis O24.3	*Diabetes mellitus in der Schwangerschaft, vorher bestehend*
O24.4	*Gestationsdiabetes*
P70.0	*Syndrom des Kindes einer Mutter mit gestationsbedingtem Diabetes mellitus*
P70.1	*Syndrom des Kindes einer diabetischen Mutter*
P70.2	*Diabetes mellitus beim Neugeborenen*
R73.0	*Abnormer Glukosetoleranztest*

Anmerkung: Die Behandlung mit Insulin bestimmt **nicht** den Diabetes-Typ und ist kein Nachweis einer Insulinabhängigkeit.

Die Kategorien E10–E14

verschlüsseln an **4. Stelle** mögliche Komplikationen (z.B. Koma, Nierenkomplikationen).

An **5. Stelle** steht

0 für *nicht als entgleist bezeichneten* Diabetes mellitus,

1 für *als entgleist bezeichneten* Diabetes mellitus,

2 für Diabetes mellitus *mit sonstigen multiplen Komplikationen, nicht als entgleist bezeichnet,*

3 für Diabetes mellitus *mit sonstigen multiplen Komplikationen, als entgleist bezeichnet,*

4 für Diabetes mellitus *mit diabetischem Fußsyndrom, nicht als entgleist bezeichnet* oder

5 für Diabetes mellitus *mit diabetischem Fußsyndrom, als entgleist bezeichnet.*

Die fünften Stellen 0 und 1 sind mit den vierten Stellen „.2-.6“ sowie „.8“ und „.9“ zu benutzen. Die fünften Stellen 2-5 gelten ausschließlich für die vierte Stelle „.7“. Dabei ist zu beachten, dass nicht alle Kombinationen der jeweiligen 4-stelligen Kodes mit den 5. Stellen medizinisch sinnvoll sind.

Kommentar:

Der Begriff „**entgleist**" ist bislang in keinem Regelwerk verbindlich definiert, was in der Praxis zu einer uneinheitlichen Anwendung der Kodierung führt. Innerhalb der MDK-Gemeinschaft wurden folgende klinische Eckpunkte im Sinne einer Positivdefinition durch die Sozialmedizinische Expertengruppe „Vergütung und Abrechnung" konsentiert:

Eine entgleiste Stoffwechsellage im Rahmen eines Diabetes mellitus liegt – neben den Subkategorien .0 (Koma) und .1 (Ketoazidose) - vor, wenn mindestens einer der folgenden Punkte erfüllt ist:

- *Mehrfache milde Hypoglykämien (durch Patienten selbstandig durch Kohlenhydrateinnahme therapierbar) mit mindestens dreimal täglichen BZ-Kontrollen und Therapieanpassung im Rahmen des stationären Aufenthalts*
- *Mindestens einmalige schwere Hypoglykämien ohne Koma (bei Therapie auf Fremdhilfe angewiesen z.B. durch Angehörige, Umfeld, professionelle Hilfe) mit mindestens dreimal täglichen BZ-Kontrollen und Therapieanpassung im Rahmen des stationären Aufenthalts*
- *Deutlich erhöhtes HbA1c (größer 10 % bzw. 85 mmol/mol Hb) als Parameter der Stoffwechselsituation während der letzten drei Monate mit entsprechender therapeutischer Würdigung während des stationären Aufenthaltes (mit mindestens 3x täglichen BZ-Kontrollen und Therapieanpassung im Rahmen des stationären Aufenthaltes)*
- *Mehrfach Werte > 300 mg/dl (16,65 mmol/l) mit mindestens dreimal täglichen BZ-Kontrollen und Therapieanpassung im Rahmen des stationären Aufenthalts*
- *Bei Werten unter 300 mg/dl (16,65 mmol/l): aufwändiges Management mit an mehreren Tagen mehr als dreimal tgl. Kontrollen und dokumentiertem Nachspritzen von Altinsulin oder kurzwirksamen Insulinanaloga*

Ab 2023 können die verschiedenen Schweregrade der Hypoglykämie und die Hypoglykämiewahrnehmungsstörung über die Sekundärschlüssel U69.7-! abgebildet werden.

Diabetes mellitus durch Fehl- oder Mangelernährung

Diabetes mellitus durch Mangelernährung kommt überwiegend bei Patienten aus Entwicklungsländern vor. Er tritt mit oder ohne offensichtliche Merkmale einer Pankreaserkrankung auf und ist im Wesentlichen eine klinische Diagnose. Ein Diabetes mellitus im Rahmen eines metabolischen Syndroms ist hierunter nicht zu verschlüsseln.

Diabetes mellitus nach medizinischen Maßnahmen

Bei Vorliegen eines Diabetes mellitus nach medizinischen Maßnahmen ist zunächst ein Kode aus

E13.– *Sonstiger näher bezeichneter Diabetes mellitus*
Inkl.: *Pankreopriver Diabetes mellitus*

gefolgt von dem Kode

E89.1 *Hypoinsulinämie nach medizinischen Maßnahmen*

zu verschlüsseln.

Entgleister Diabetes mellitus

Weder bei Diabetes mellitus Typ 1 noch bei Diabetes mellitus Typ 2 ist der Blutzuckerspiegel zum Zeitpunkt der Aufnahme als Kontrollindikator für die Diagnose „entgleister Diabetes mellitus" zu nehmen. Die Einstufung als „entgleist" oder „nicht entgleist" wird generell in Kenntnis des gesamten Behandlungsverlaufs vorgenommen (retrospektiv). Der Begriff „entgleist" bezieht sich dabei auf die Stoffwechsellage.

Beispiel 1

Ein Patient mit Diabetes mellitus Typ 1 wird wegen einer schweren Entgleisung der Stoffwechsellage stationär aufgenommen. Es bestehen keine Komplikationen.

Hauptdiagnose:	E10.91	*Diabetes mellitus, Typ 1 ohne Komplikationen, als entgleist bezeichnet*
Nebendiagnose(n):	keine	

Hauptdiagnose Diabetes mellitus mit Komplikationen

Liegt eine Form des Diabetes mellitus vor, die mit einem Kode aus E10.– bis E14.– verschlüsselt wird, und bestehen Komplikationen des Diabetes, so ist für die korrekte Verschlüsselung zunächst festzustellen, ob

- die **Behandlung der Grunderkrankung Diabetes mellitus** oder
- die **Behandlung einer oder mehrerer Komplikationen**

hauptsächlich die stationäre Aufnahme veranlasst hat. Des Weiteren ist für die Kodierung von Bedeutung, **wie viele Komplikationen** des Diabetes mellitus vorliegen, und ob diese die **Nebendiagnosendefinition** erfüllen.

Sofern die Grunderkrankung Diabetes mellitus behandelt wird und **nur eine Komplikation** (Manifestation) des Diabetes mellitus vorliegt, ist E10–E14, vierte Stelle „.6" zu kodieren (siehe Beispiel 2) (Siehe anders lautende Regelung zur Nebendiagnose auf Seite 109). Außerdem ist ein Kode für die Manifestation anzugeben, sofern diese die Nebendiagnosedefinition erfüllt (siehe Beispiel 3).

Beispiel 2

Ein Patient mit Diabetes mellitus Typ 1 wird wegen einer schweren Entgleisung der Stoffwechsellage stationär aufgenommen. Anamnestisch ist als einzige Komplikation eine diabetische Retinopathie bekannt, die keinen Behandlungsaufwand zur Folge hat.

Hauptdiagnose:	E10.61	*Diabetes mellitus, Typ 1 mit sonstigen näher bezeichneten Komplikationen, als entgleist bezeichnet*
Nebendiagnose(n):	keine	

Durch diese Kodierung wird angezeigt, dass eine bekannte, nicht behandlungsbedürftige Komplikation (Manifestation) des Diabetes mellitus vorliegt, die die Kriterien der Nebendiagnosendefinition nicht erfüllt und somit nicht gesondert kodiert wird.

Beispiel 3

Ein Patient mit Diabetes mellitus Typ 1 wird wegen einer schweren Entgleisung der Stoffwechsellage stationär aufgenommen. Zusätzlich besteht als einzige Komplikation eine diabetische Nephropathie, die ebenfalls behandelt wird.

Hauptdiagnose:	E10.61†	*Diabetes mellitus, Typ 1 mit sonstigen näher bezeichneten Komplikationen, als entgleist bezeichnet*
Nebendiagnose(n):	N08.3*	*Glomeruläre Krankheiten bei Diabetes mellitus*

Anmerkung: Der Kode E10.61 gilt hier als „Ätiologiekode" für den Stern-Kode N08.3* (Manifestation) und ist daher mit einem † zu kennzeichnen.

Hinweis: In diesem Fall wird für die 4. Stelle des Diabetes-Kodes „.6“ gewählt, um durch diese Kodierung die Behandlung eines entgleisten Diabetes mellitus von der Behandlung einer Komplikation (Manifestation) zu unterscheiden (siehe auch Beispiel 6) und um dadurch eine sachgerechte Eingruppierung im DRG-System zu erreichen. Diese Kodieranweisung stellt somit eine **Ausnahme zu den Regeln der ICD-10** zur Verschlüsselung des Diabetes mellitus dar.

Sofern die Grunderkrankung Diabetes mellitus behandelt wird und **multiple Komplikationen** (Manifestationen) des Diabetes mellitus vorliegen, ohne dass die Behandlung einer Manifestation im Vordergrund steht, ist E10–E14, vierte Stelle „.7“ zu kodieren. Außerdem sind die Kodes für die einzelnen Manifestationen anzugeben, sofern diese der Nebendiagnosendefinition entsprechen.

Beispiel 4

Ein Patient mit Diabetes mellitus Typ 1 mit multiplen Komplikationen in Form einer Atherosklerose der Extremitätenarterien, einer Retinopathie und einer Nephropathie wird wegen einer schweren Entgleisung der Stoffwechsellage aufgenommen. Alle vorliegenden Komplikationen werden ebenfalls behandelt.

Hauptdiagnose:	E10.73†	*Diabetes mellitus, Typ 1 mit multiplen Komplikationen, mit sonstigen multiplen Komplikationen als entgleist bezeichnet*
Nebendiagnose(n):	I79.2*	*Periphere Angiopathie bei anderenorts klassifizierten Krankheiten*
	H36.0*	*Retinopathia diabetica*
	N08.3*	*Glomeruläre Krankheiten bei Diabetes mellitus*

Anmerkung: Der Kode E10.73 gilt hier als „Ätiologiekode“ und ist daher mit einem † zu kennzeichnen. Dieser „Ätiologiekode“ gilt für alle folgenden Stern-Kodes (Manifestationen) bis zum Auftreten eines neuen Kreuz-Kodes oder eines Kodes ohne Kennzeichen. Somit ist mit E10.73† die Ätiologie der Manifestationen I79.2*, H36.0* und N08.3* kodiert.

Sofern Komplikationen (Manifestationen) des Diabetes mellitus vorliegen und die Behandlung **einer Manifestation** im Vordergrund steht, ist E10–E14, vierte Stelle entsprechend dieser Manifestation, zu kodieren gefolgt vom entsprechenden Kode für diese Manifestation. Die Kodes für die weiteren Manifestationen sind anzugeben, sofern sie der Nebendiagnosendefinition entsprechen.

Beispiel 5

Ein Patient mit Diabetes mellitus Typ 1 mit peripheren vaskulären Komplikationen in Form einer seit Jahren bestehenden progredienten diabetischen Angiopathie der Extremitätenarterien mit Ruheschmerz wird zur Bypass-Operation (alloplastisch) aufgenommen. Zusätzlich wird eine diabetische Retinopathie mit erheblicher Einschränkung des Sehvermögens behandelt.

Hauptdiagnose:	E10.50†	*Diabetes mellitus, Typ 1 mit peripheren vaskulären Komplikationen, nicht als entgleist bezeichnet*
Nebendiagnose(n):	I79.2*	*Periphere Angiopathie bei anderenorts klassifizierten Krankheiten*
	I70.23	*Atherosklerose der Extremitätenarterien, Becken-Bein-Typ, mit Ruheschmerz*
	E10.30†	*Diabetes mellitus, Typ 1 mit Augenkomplikationen, nicht als entgleist bezeichnet*
	H36.0*	*Retinopathia diabetica*
Prozedur(en):	5-393.42	*Anlegen eines iliofemoralen Bypasses*
	5-930.4	*Alloplastisches Transplantat*

Hinweis: Der Kode I70.23 *Atherosklerose der Extremitätenarterien, Becken-Bein-Typ, mit Ruheschmerz* dient in diesem Beispiel zur näheren Spezifizierung der durch das Kreuz-Stern-System beschriebenen Diagnose. Er ist hier nicht als Hauptdiagnose anzugeben. Der Prozedurenkode 5-930.4 *Alloplastisches Transplantat* wird hier zusätzlich angegeben, um die Art des Transplantates näher zu spezifizieren.

Sofern multiple Komplikationen (Manifestationen) des Diabetes mellitus vorliegen und die Behandlung **mehrerer Manifestationen** im Vordergrund steht, ist entsprechend der Regelung zu „zwei oder mehr Diagnosen, die gleichermaßen der Definition der Hauptdiagnose entsprechen" in der DKR D002 *Hauptdiagnose* (Seite 4) zu verfahren. Somit ist die vierte Stelle des Kodes aus E10–E14 entsprechend der Manifestation zu wählen, die vom behandelnden Arzt als die am besten der Hauptdiagnosendefinition entsprechende ausgewählt wurde. Zudem ist der entsprechende Kode für diese Manifestation anzugeben. Die Kodes für die weiteren Manifestationen sind anzugeben, sofern sie der Nebendiagnosendefinition entsprechen.

Diabetes mellitus als Nebendiagnose

Wenn die stationäre Aufnahme **aus einem anderen Grund als dem Diabetes mellitus** erfolgt ist, so ist für die korrekte Verschlüsselung von Bedeutung,

- ob der Diabetes mellitus die Nebendiagnosendefinition erfüllt,
- ob Komplikationen des Diabetes mellitus vorliegen und
- ob diese die Nebendiagnosendefinition erfüllen.

Wenn der Diabetes mellitus die Nebendiagnosendefinition erfüllt, so ist dieser zu kodieren. Liegen Komplikationen (Manifestationen) vor, ist bei einem Kode aus E10–E14 die vierte Stelle entsprechend der Manifestation(en) zu verschlüsseln. Außerdem sind die Manifestation(en) anzugeben, sofern diese die Nebendiagnosedefinition erfüllen.

Abweichend von den Regelungen zur Hauptdiagnose Diabetes mellitus ist jedoch

- nicht .6 als vierte Stelle zu erfassen, wenn ein spezifischerer Kode für eine einzelne Komplikation gewählt werden kann, bzw.
- bei multiplen Komplikationen stets mit vierter Stelle .7 zu kodieren.

Beispiel 6

Ein Patient wird wegen einer geschlossenen Humeruskopffraktur ohne Weichteilschaden stationär aufgenommen. Zudem besteht ein Diabetes mellitus Typ 2, der diätetisch und medikamentös behandelt wird. Als einzige Komplikation liegt eine diabetische Nephropathie vor, die keinen Behandlungsaufwand zur Folge hat.

Hauptdiagnose:	S42.21	*Fraktur des proximalen Endes des Humerus: Kopf*
Nebendiagnose(n):	E11.20	*Diabetes mellitus, Typ 2 mit Nierenkomplikationen, nicht als entgleist bezeichnet*

Beispiel 7

Ein Patient mit langjähriger arterieller Hypertonie und intensivem Nikotinabusus wird aufgrund der Verschlechterung einer bekannten peripheren arteriellen Verschlusskrankheit mit Ruheschmerz zur Bypass-Operation (alloplastisch) aufgenommen. Zusätzlich werden ein Diabetes mellitus Typ 2, eine beginnende diabetische Polyneuropathie und eine beginnende diabetische Retinopathie behandelt.

Hauptdiagnose:	I70.23	*Atherosklerose der Extremitätenarterien, Becken-Bein-Typ, mit Ruheschmerz*
Nebendiagnose(n):	I10.00	*Benigne essentielle Hypertonie, ohne Angabe einer hypertensiven Krise*
	E11.72†	*Diabetes mellitus, Typ 2 mit multiplen Komplikationen, mit sonstigen multiplen Komplikationen nicht als entgleist bezeichnet*
	G63.2*	*Diabetische Polyneuropathie*
	H36.0*	*Retinopathia diabetica*
Prozedur(en):	5-393.42	*Anlegen eines iliofemoralen Bypasses*
	5-930.4	*Alloplastisches Transplantat*

Kommentar:
Das ab der Version 2009 eingefügte Beispiel 7 soll verdeutlichen, dass bei fehlendem ätiologischem Zusammenhang zwischen einer peripheren Gefäßerkrankung und einem bestehenden Diabetes mellitus (im Beispiel pAVK auf dem Boden einer langjährigen arteriellen Hypertonie und eines Nikotinabusus, Diabetes mellitus mit erst beginnender Polyneuropathie/Retinopathie) - in der beschriebenen Fallkonstellation - die Atherosklerose der Extremitätenarterien Hauptdiagnose und der Diabetes mellitus mit multiplen Komplikationen Nebendiagnose werden. Das Beispiel 7 ergänzt damit die im Beispiel 5 geschilderte Fallkonstellation, die in der Version 2009 ebenfalls leicht modifiziert wurde. Dass es im klinischen Alltag teilweise sehr schwierig sein kann, eine solche Unterscheidung zu treffen, steht dabei außer Frage.

Durch die Einführung der Unterscheidung zwischen Diabetes mellitus „mit diabetischem Fußsyndrom“ (-.74, -.75) und „mit sonstigen multiplen Komplikationen“ (-.72, -.73) über die vierte und fünfte Stelle des jeweiligen ICD-Kodes ab 2009 ergibt sich zwar eine eindeutige Kodierung des diabetischen Fußsyndroms, das Problem der praktischen Abgrenzung zur Atherosklerose der Extremitätenarterien und/oder „peripheren vaskulären Komplikationen“ des Diabetes mellitus bleibt aber bestehen. So ergibt sich in der klinischen Praxis nicht selten die Situation, dass ein Patient mit diabetischem Fußsyndrom gleichzeitig so fortgeschrittene vaskuläre Veränderungen hat, dass die Aufnahme zu einer peripheren Bypassoperation erfolgt. Die Frage, ob als Hauptdiagnose der Diabetes mellitus mit peripheren vaskulären Komplikationen oder das diabetische Fußsyndrom zu verwenden ist, ist in diesen Fällen nach DKR D002 *Hauptdiagnose*, Absatz „Zwei oder mehr Diagnosen, die gleichermaßen der Definition der Hauptdiagnose entsprechen“ zu entscheiden.

Spezifische Komplikationen des Diabetes mellitus

Generell sind bezüglich der Kodierung von Komplikationen des Diabetes mellitus die vorhergehenden Absätze zu beachten.

Akute metabolische Komplikationen

Ein Diabetes mellitus mit **(Keto-)Azidose** ist mit E10–E14, vierte Stelle „.1“ zu verschlüsseln. In wenigen Fällen diabetischer Azidose können Ketoazidose und Laktatazidose bei dem gleichen Patienten beobachtet werden. In diesen Fällen ist zu kodieren:

E10–E14, vierte und fünfte Stelle „.73“ („..., mit sonstigen multiplen Komplikationen, als entgleist bezeichnet“).

Nierenkomplikationen

Nierenerkrankungen, die in kausalem Zusammenhang mit Diabetes mellitus stehen, sind als „Diabetes mellitus mit Nierenkomplikationen“

E10†–E14†, vierte Stelle „.2“

zu verschlüsseln. Außerdem ist ein Kode für die spezifische Manifestation anzugeben, sofern diese der Nebendiagnosendefinition entspricht. Dies ist für die nachfolgenden Beispiele zu beachten.

Beispiel 8

Ein Patient kommt zur Behandlung einer diabetischen Nephropathie.

Hauptdiagnose:	E10.20†	*Diabetes mellitus, Typ 1 mit Nierenkomplikationen, nicht als entgleist bezeichnet*
Nebendiagnose(n):	N08.3*	*Glomeruläre Krankheiten bei Diabetes mellitus*

Beispiel 9

Ein Patient wird zur Behandlung einer terminalen Niereninsuffizienz aufgrund einer diabetischen Nephropathie aufgenommen.

Hauptdiagnose:	E10.20†	*Diabetes mellitus, Typ 1 mit Nierenkomplikationen, nicht als entgleist bezeichnet*
Nebendiagnose(n):	N08.3*	*Glomeruläre Krankheiten bei Diabetes mellitus*
	N18.5	*Chronische Nierenkrankheit, Stadium 5*

Hinweis: Der Kode N18.5 *Chronische Nierenkrankheit, Stadium 5* dient in diesem Beispiel zur näheren Spezifizierung der durch das Kreuz-Stern-System beschriebenen Diagnose. Er ist nicht als Hauptdiagnose anzugeben.

Diabetische Augenerkrankungen

Augenerkrankungen, die in kausalem Zusammenhang mit Diabetes mellitus stehen, sind als „Diabetes mellitus mit Augenkomplikationen"

E10†–E14†, vierte Stelle „.3"

zu verschlüsseln. Außerdem ist ein Kode für die spezifische Manifestation anzugeben, sofern diese der Nebendiagnosendefinition entspricht. Dies ist für die nachfolgenden Beispiele zu beachten.

Diabetische Retinopathie

E10†–E14†, vierte Stelle „.3"	*Diabetes mellitus mit Augenkomplikationen*
H36.0*	*Retinopathia diabetica*

Eine diabetische Retinopathie **mit Retina-(Makula-)Ödem** ist wie folgt zu kodieren:

E10†–E14†, vierte Stelle „.3"	*Diabetes mellitus mit Augenkomplikationen*
H36.0*	*Retinopathia diabetica*
H35.8	*Sonstige näher bezeichnete Affektionen der Netzhaut*

Wenn die diabetische Augenerkrankung eine Erblindung oder geringes Sehvermögen zur Folge hat, wird zusätzlich ein Kode der Kategorie

H54.– *Blindheit und Sehbeeinträchtigung*

zugewiesen.

Katarakt

Eine **diabetische Katarakt** wird nur dann kodiert, wenn ein kausaler Zusammenhang zwischen der Katarakt und dem Diabetes mellitus besteht:

E10†–E14†, vierte Stelle „.3“	*Diabetes mellitus mit Augenkomplikationen*
H28.0*	*Diabetische Katarakt*

Wenn kein kausaler Zusammenhang besteht, sind Katarakte bei Diabetikern wie folgt zu kodieren:

der zutreffende Kode aus H25.– *Cataracta senilis* oder H26.– *Sonstige Kataraktformen* sowie die entsprechenden Kodes aus E10–E14 *Diabetes mellitus.*

Neuropathie und Diabetes mellitus

Neurologische Erkrankungen, die in kausalem Zusammenhang mit Diabetes mellitus stehen, sind als „Diabetes mellitus mit neurologischen Komplikationen“

E10†–E14†, vierte Stelle „.4“

zu verschlüsseln. Außerdem ist ein Kode für die spezifische Manifestation anzugeben, sofern diese der Nebendiagnosendefinition entspricht. Dies ist für die nachfolgenden Beispiele zu beachten.

Diabetische Mononeuropathie

E10†–E14†, vierte Stelle „.4“	*Diabetes mellitus mit neurologischen Komplikationen*
G59.0*	*Diabetische Mononeuropathie*

Diabetische Amyotrophie

E10†–E14†, vierte Stelle „.4“	*Diabetes mellitus mit neurologischen Komplikationen*
G73.0*	*Myastheniesyndrome bei endokrinen Krankheiten*

Diabetische Polyneuropathie

E10†–E14†, vierte Stelle „.4“	*Diabetes mellitus mit neurologischen Komplikationen*
G63.2*	*Diabetische Polyneuropathie*

Periphere vaskuläre Erkrankung und Diabetes mellitus

Periphere vaskuläre Erkrankungen, die in kausalem Zusammenhang mit Diabetes mellitus stehen, sind als „Diabetes mellitus mit peripheren vaskulären Komplikationen“

E10†–E14†, vierte Stelle „.5“

zu verschlüsseln. Außerdem ist ein Kode für die spezifische Manifestation anzugeben, sofern diese der Nebendiagnosendefinition entspricht. Dies ist für das nachfolgende Beispiel zu beachten (Siehe hierzu auch Beispiel 5).

Diabetes mellitus mit peripherer Angiopathie

E10†–E14†, vierte Stelle „.5“	*Diabetes mellitus mit peripheren vaskulären Komplikationen*
I79.2*	*Periphere Angiopathie bei anderenorts klassifizierten Krankheiten*

0401

Diabetisches Fußsyndrom

Die Diagnose „Diabetischer Fuß“ wird kodiert mit

E10–E14, **vierte und fünfte Stelle**

„.74“ *Diabetes mellitus mit multiplen Komplikationen, mit diabetischem Fußsyndrom, nicht als entgleist bezeichnet*

oder

„.75“ *Diabetes mellitus mit multiplen Komplikationen, mit diabetischem Fußsyndrom, als entgleist bezeichnet.*

Die Kodes für die vorhandenen Manifestationen, z.B.

G63.2* *Diabetische Polyneuropathie,*

I79.2* *Periphere Angiopathie bei anderenorts klassifizierten Krankheiten*

sind **danach anzugeben**. Alle vorliegenden Manifestationen und Komplikationen sind zu kodieren, wenn sie der Definition einer Nebendiagnose entsprechen.

Die folgende Liste gibt eine Auswahl von Diagnosen wieder, die zum klinischen Bild des „diabetischen Fußsyndroms“ gehören können:

1. Infektion und/oder Ulcus

Hautabszess, Furunkel und Karbunkel an Extremitäten	L02.4
Phlegmone an Zehen	L03.02
Phlegmone an der unteren Extremität	L03.11
Hinweis: Die folgenden Viersteller zu L89.– Dekubitalgeschwür und Druckzone verschlüsseln an 5. Stelle die Lokalisation der Druckstellen (siehe ICD-10-GM).	
Dekubitus, Stadium 1	L89.0-
Dekubitus, Stadium 2	L89.1-
Dekubitus, Stadium 3	L89.2-
Dekubitus, Stadium 4	L89.3-
Dekubitus, Stadium nicht näher bezeichnet	L89.9-
Ulcus cruris, anderenorts nicht klassifiziert	L97

2. Periphere vaskuläre Erkrankung

Atherosklerose der Extremitätenarterien, Becken-Bein-Typ, ohne Beschwerden	I70.20
Atherosklerose der Extremitätenarterien, Becken-Bein-Typ, mit belastungsinduziertem Ischämieschmerz, Gehstrecke 200 m und mehr	I70.21
Atherosklerose der Extremitätenarterien, Becken-Bein-Typ, mit belastungsinduziertem Ischämieschmerz, Gehstrecke weniger als 200 m	I70.22
Atherosklerose der Extremitätenarterien, Becken-Bein-Typ, mit Ruheschmerz	I70.23
Atherosklerose der Extremitätenarterien, Becken-Bein-Typ, mit Ulzeration	I70.24
Atherosklerose der Extremitätenarterien, Becken-Bein-Typ, mit Gangrän	I70.25
Sonstige und nicht näher bezeichnete Atherosklerose der Extremitätenarterien	I70.29

3. Periphere Neuropathie

Diabetische Polyneuropathie	G63.2*
Autonome Neuropathie bei endokrinen und Stoffwechselkrankheiten	G99.0-*

4. Deformitäten

Hallux valgus (erworben)	M20.1
Hallux rigidus	M20.2
Sonstige Deformität der Großzehe (erworben)	M20.3
Sonstige Hammerzehe(n) (erworben)	M20.4
Sonstige Deformitäten der Zehe(n) (erworben)	M20.5
Flexionsdeformität, Knöchel und Fuß	M21.27
Hängefuß (erworben), Knöchel und Fuß	M21.37
Plattfuß [Pes planus] (erworben)	M21.4
Erworbener Klauenfuß und Klumpfuß, Knöchel und Fuß	M21.57
Sonstige erworbene Deformitäten des Knöchels und des Fußes	M21.6-

5. Frühere Amputation(en)

Verlust des Fußes und des Knöchels, einseitig *Zehe(n), auch beidseitig*	Z89.4
Verlust der unteren Extremität unterhalb oder bis zum Knie, einseitig	Z89.5
Verlust der unteren Extremität oberhalb des Knies, einseitig	Z89.6
(Teilweiser) Verlust der unteren Extremität, beidseitig *Exkl.: Isolierter Verlust der Zehen, beidseitig (Z89.4)*	Z89.7

Beispiel 10

Ein Patient mit entgleistem Diabetes mellitus Typ 1 wird zur Behandlung eines Diabetischen Fußsyndroms mit gemischtem Ulkus der Zehe (bei Angiopathie und Neuropathie) und Erysipel am Unterschenkel aufgenommen.

Hauptdiagnose:	E10.75†	*Diabetes mellitus, Typ 1 mit multiplen Komplikationen, mit diabetischem Fußsyndrom, als entgleist bezeichnet*
Nebendiagnose(n):	G63.2*	*Diabetische Polyneuropathie*
	I79.2*	*Periphere Angiopathie bei anderenorts klassifizierten Krankheiten*
	I70.24	*Atherosklerose der Extremitätenarterien, Becken-Bein-Typ, mit Ulzeration*
	A46	*Erysipel [Wundrose]*

Hinweis: Der Kode I70.24 *Atherosklerose der Extremitätenarterien, Becken-Bein-Typ, mit Ulzeration* dient in diesem Beispiel zur näheren Spezifizierung der durch das Kreuz-Stern-System beschriebenen Diagnose. Er ist hier nicht als Hauptdiagnose anzugeben.

Metabolisches Syndrom

Bei Vorliegen eines „metabolischen Syndroms" sind die vorliegenden Komponenten des Syndroms einzeln zu kodieren (s.a. DKR D004 *Syndrome* (Seite 19)).

Störungen der inneren Sekretion des Pankreas

Die Kodes

E16.0 *Arzneimittelinduzierte Hypoglykämie ohne Koma*

E16.1 *Sonstige Hypoglykämie*

E16.2 *Hypoglykämie, nicht näher bezeichnet*

E16.8 *Sonstige näher bezeichnete Störungen der inneren Sekretion des Pankreas*

E16.9 *Störung der inneren Sekretion des Pankreas, nicht näher bezeichnet*

sind bei **Diabetikern** nicht als Hauptdiagnose zu verschlüsseln.

0403d Zystische Fibrose

Bei einem Patienten mit Zystischer Fibrose ist unabhängig davon, aufgrund welcher Manifestation dieser Erkrankung er aufgenommen wird, eine Schlüsselnummer aus

E84.– *Zystische Fibrose*

als **Hauptdiagnose** zuzuordnen. Die spezifische(n) Manifestation(en) ist/sind immer als Nebendiagnose(n) zu verschlüsseln.

Es ist zu beachten, dass in Fällen mit kombinierten Manifestationen der passende Kode aus

E84.8- *Zystische Fibrose mit sonstigen Manifestationen*

zu verwenden ist:

E84.80 *Zystische Fibrose mit Lungen- und Darm-Manifestation*

E84.87 *Zystische Fibrose mit sonstigen multiplen Manifestationen*

E84.88 *Zystische Fibrose mit sonstigen Manifestationen*

Beispiel 1

Ein Patient mit Mukoviszidose und Haemophilus influenzae-Infektion wird zur Behandlung einer Bronchitis aufgenommen.

Hauptdiagnose:	E84.0	*Zystische Fibrose mit Lungenmanifestationen*
Nebendiagnose(n):	J20.1	*Akute Bronchitis durch Haemophilus influenzae*

E84.80 *Zystische Fibrose mit Lungen- und Darm-Manifestation* **wird nicht angegeben**, wenn die Behandlung der Darm-Manifestation im Vordergrund steht und die stationäre Aufnahme z.B. speziell zur Operation einer mit der Darm-Manifestation in Zusammenhang stehenden Komplikation erfolgt ist. In diesen Fällen ist

E84.1 *Zystische Fibrose mit Darmmanifestationen*

als Hauptdiagnose zuzuweisen, als Nebendiagnose wird zusätzlich E84.0 *Zystische Fibrose mit Lungenmanifestationen* kodiert. Diese Kodieranweisung stellt somit eine **Ausnahme** zu den Regeln der ICD-10 zur Verschlüsselung der Zystischen Fibrose mit kombinierten Manifestationen dar.

Bei Krankenhausaufenthalten, die **nicht die Zystische Fibrose betreffen,** wird die Erkrankung (z.B. Fraktur) als Hauptdiagnose und ein Kode aus E84.– *Zystische Fibrose* als Nebendiagnose verschlüsselt.

5 PSYCHISCHE UND VERHALTENSSTÖRUNGEN

0501e Psychische und Verhaltensstörungen durch psychotrope Substanzen (Drogen, Medikamente, Alkohol und Nikotin)

Allgemeine Hinweise

Die allgemeinen Hinweise zu den Kategorien F10–F19 in der ICD-10-GM sind zu beachten.

Beschreibungen wie „Gesellschaftstrinker“ oder „starker Trinker“ sind nicht zu kodieren.

Wenn mehr als eine vierte Stelle aus F10–F19 kodierbar ist (z.B. „akute Intoxikation [akuter Rausch]“, „Abhängigkeit“ oder „psychotische Störung“), so sind alle kombinierbaren Kodes zuzuweisen (siehe Beispiel 1).

Nehmen Patienten (verordnete oder nicht verordnete) Medikamente in einer Überdosierung zu sich, so werden die Kategorien F10–F19 nicht zur Verschlüsselung verwendet. Fälle von Überdosierung sind mit dem entsprechenden Vergiftungs-Kode aus der Liste der Medikamente und Chemikalien (Kapitel XIX) zu kodieren.

Akute Intoxikation [akuter Rausch]

Im Fall einer akuten Intoxikation (eines akuten Rausches) wird der zutreffende Kode aus F10–F19 - vierte Stelle „.0“ zugewiesen, gegebenenfalls - **zusammen** mit einem weiteren vierstelligen Kode aus F10–F19 (siehe Beispiel 1). Sofern die akute Intoxikation (der akute Rausch) der Aufnahmegrund ist, ist sie (er) als Hauptdiagnose zu kodieren.

Beispiel 1

Ein Patient wird wegen eines akuten Rausches neben bestehendem Alkoholabhängigkeits-Syndrom aufgenommen.

Hauptdiagnose:	F10.0	*Psychische und Verhaltensstörungen durch Alkohol, akute Intoxikation [akuter Rausch]*
Nebendiagnose(n):	F10.2	*Psychische und Verhaltensstörungen durch Alkohol, Abhängigkeitssyndrom*

Schädlicher Gebrauch

An vierter Stelle ist eine „.1“ zuzuweisen, wenn ein Zusammenhang zwischen einer bestimmten Krankheit/Krankheiten und Alkohol-/Drogenabusus besteht. Das ist beispielsweise der Fall, wenn Diagnosen durch Aussagen wie „alkoholinduziert“ oder „drogenbezogen“ näher bezeichnet sind.

Beispiel 2

Bei einem Patienten wird eine alkoholbezogene Ösophagitis diagnostiziert.

Hauptdiagnose:	K20.8	*Sonstige näher bezeichnete Ösophagitis*
Nebendiagnose(n):	F10.1	*Psychische und Verhaltensstörungen durch Alkohol, schädlicher Gebrauch*

Bei der oben genannten Definition ist zu beachten, dass eine vierte Stelle mit „.1“ **nicht** zugewiesen wird, wenn eine spezifische drogen-/alkoholbezogene Krankheit existiert, insbesondere ein Abhängigkeitssyndrom oder eine psychotische Störung.

6 KRANKHEITEN DES NERVENSYSTEMS

0601i Schlaganfall

1. Akuter Schlaganfall

Solange der Patient eine **fortgesetzte** Behandlung des akuten Schlaganfalls und der unmittelbaren Folgen (Defizite) erhält, ist ein Kode aus den Kategorien I60–I64 (Zerebrovaskuläre Krankheiten) mit den jeweils passenden Kodes für die Defizite (z.B. Hemiplegie, Aphasie, Hemianopsie, Neglect ...) zuzuweisen.

Beispiel 1

Ein Patient erleidet einen Hirninfarkt mit schlaffer Hemiplegie und Aphasie und wird zur stationären Behandlung aufgenommen.

Hauptdiagnose:	I63.3	*Hirninfarkt durch Thrombose zerebraler Arterien*
Nebendiagnose(n):	G81.0	*Schlaffe Hemiparese und Hemiplegie*
	R47.0	*Aphasie*

Es werden der Hirninfarkt als Hauptdiagnose und sämtliche auftretende Funktionsstörungen als Nebendiagnosen kodiert.

2. „Alter Schlaganfall"

Der Patient hat die Anamnese eines Schlaganfalls **mit** gegenwärtig bestehenden neurologischen Ausfällen. In diesem Fall werden die neurologischen Ausfälle (z.B. Hemiplegie, Aphasie, Hemianopsie, Neglect…) entsprechend der DKR D003 *Nebendiagnosen* (Seite 15) kodiert und danach ein Kode aus

I69.– *Folgen einer zerebrovaskulären Krankheit*

zugewiesen.

Beispiel 2

Ein Patient wurde mit einer Pneumokokken-Pneumonie aufgenommen. Der Patient hatte vor drei Jahren einen akuten Schlaganfall und erhält seitdem Thrombozytenaggregationshemmer zur Rezidivprophylaxe. Es besteht eine residuale spastische Hemiparese. Diese verursachte erhöhten Pflegeaufwand.

Hauptdiagnose:	J13	*Pneumonie durch Streptococcus pneumoniae*
Nebendiagnose(n):	G81.1	*Spastische Hemiparese und Hemiplegie*
	I69.4	*Folgen eines Schlaganfalls, nicht als Blutung oder Infarkt bezeichnet*

Kommentar:

Die Abgrenzung zwischen akutem und „altem“ Schlaganfall führte in der Praxis zu Konflikten, da unter Berufung auf den Begriff "fortgesetzte Behandlung" ein akuter Schlaganfall auch nur bei Gabe von Thrombozytenaggregationshemmern kodiert wurde. Mit der Änderung von Beispiel 2 wurde ab dem Jahr 2006 klargestellt, dass unter der Gabe von Thrombozytenaggregationshemmern zur Rezidivprophylaxe keine fortgesetzte Behandlung des akuten Schlaganfalls verstanden werden kann.

Bis einschließlich 2009 wurde der Text vor Beispiel 2 gelegentlich dahingehend interpretiert, dass im Widerspruch zu Beispiel 2 gegenwärtig bestehende neurologische Ausfälle auch dann kodiert werden können, wenn sie das Patientenmanagement nicht beeinflussen. Mit der Einfügung ab 2010 wurde klargestellt, dass die neurologischen Ausfälle nur kodiert werden dürfen, sofern sie der Nebendiagnosendefinition entsprechen (wie in Beispiel 2 durch den Pflegeaufwand).

In dieser Kodierrichtlinie und in DKR D005 ist eindeutig geregelt, dass die Kodierung von neurologischen Ausfällen bzw. Folgezuständen eines Schlaganfalls zwei Schlüsselnummern erfordert und ein Kode aus I69.- *Folgen einer zerebrovaskulären Krankheit* nicht alleine angegeben werden kann.

Anmerkung:

Es ist zu beachten, dass bei einem Schlaganfall **Dysphagie, Urin- und Stuhl-Inkontinenz** nur dann kodiert werden, wenn bestimmte Kriterien erfüllt sind (siehe auch DKR 1804 *Inkontinenz* (Seite 173)).

Dysphagie (R13.–) ist nur zu kodieren, wenn z.B. eine Magensonde zur enteralen Ernährung notwendig ist oder eine Behandlung der Dysphagie mehr als 7 Kalendertage nach Auftreten des Schlaganfalls erforderlich ist.

0603h Tetraplegie und Paraplegie, nicht traumatisch

Zur Kodierung einer traumatischen Tetraplegie/Paraplegie siehe DKR 1910 *Verletzung des Rückenmarks* (Seite 181).

Initiale (akute) Phase der Paraplegie/Tetraplegie

Die „akute“ Phase einer nichttraumatischen Paraplegie/Tetraplegie umfasst Erstaufnahmen wegen eines nicht traumatisch bedingten Funktionsausfalls, wie zum Beispiel bei Myelitis transversa oder bei Rückenmarkinfarkt. Es kann sich auch um eine konservativ oder operativ behandelte Erkrankung handeln, die sich in Remission befand, sich jedoch verschlechtert hat und jetzt die gleiche Behandlungsintensität erfordert wie bei Patienten, die das erste Mal nach einem Trauma aufgenommen wurden.

Sofern sich ein Patient mit einer Krankheit vorstellt, die eine akute Schädigung des Rückenmarks zur Folge hat (z.B. Myelitis), sind die folgenden Kodes zuzuweisen:

Die Krankheit als Hauptdiagnose, z.B.

G04.9 *Diffuse Myelitis*

und einen Kode aus

G82.– *Paraparese und Paraplegie, Tetraparese und Tetraplegie,* fünfte Stelle „.0“ oder „.1“.

Für die funktionale Höhe der Rückenmarksschädigung ist zusätzlich der passende Kode aus

G82.6-! *Funktionale Höhe der Schädigung des Rückenmarkes*

anzugeben.

Späte (chronische) Phase einer Paraplegie/Tetraplegie

Von der chronischen Phase einer Paraplegie/Tetraplegie spricht man, wenn die Behandlung der akuten Erkrankung (z.B. einer Myelitis), die die Lähmungen verursachte, abgeschlossen ist.

Kommt ein Patient in dieser chronischen Phase zur Behandlung der Paraplegie/Tetraplegie, ist ein Kode der Kategorie

G82.– *Paraparese und Paraplegie, Tetraparese und Tetraplegie,* fünfte Stelle „.2" oder „.3"

als Hauptdiagnose anzugeben.

Wird ein Patient dagegen zur Behandlung einer anderen Erkrankung wie z.B. Harnwegsinfektion, Fraktur des Femur etc. aufgenommen, ist die zu behandelnde Erkrankung gefolgt von einem Kode der Kategorie

G82.– *Paraparese und Paraplegie, Tetraparese und Tetraplegie,* fünfte Stelle „.2" oder „.3"

anzugeben sowie andere vorliegende Erkrankungen. Die Reihenfolge dieser Diagnosen muss sich an der Definition der Hauptdiagnose orientieren.

Für die funktionale Höhe der Rückenmarksschädigung ist zusätzlich der passende Kode aus

G82.6-! *Funktionale Höhe der Schädigung des Rückenmarkes*

anzugeben.

Kommentar

In der ICD-10-GM findet sich unter dem Kode G82.- *Paraparese und Paraplegie, Tetraparese und Tetraplegie* der Hinweis, dass diese Kategorie zur Verschlüsselung von Paresen und Plegien bei Querschnittlähmungen oder Hirnerkrankungen dient, wenn andere Schlüsselnummern nicht zur Verfügung stehen. Weiter heißt es dort, dass diese Kategorie auch zur multiplen Verschlüsselung dient, um diese durch eine beliebige Ursache hervorgerufenen Krankheitszustände zu kennzeichnen. Dies wirft die Frage auf, ob eine wegen einer anderen Grunderkrankung aufgetretene akute inkomplette nichttraumatische schlaffe Tetraparese und Tetraplegie, zum Beispiel bei einem Guillain-Barré-Syndrom zusätzlich zur Grunderkrankung mit einem Kode aus G82.3- *Schlaffe Tetraparese und Tetraplegie* als Nebendiagnose kodiert werden kann.

Unter Bezug auf den Hinweis zur multiplen Verschlüsselung können Kodes aus G82.- auch dann verschlüsselt werden, wenn die Paraparese und Paraplegie beziehungsweise Tetraparese und Tetraplegie nicht durch eine Querschnittlähmung hervorgerufen ist. Allerdings sind die fünften Stellen 0-3 bei den Subkategorien G82.0- bis G82.5- auf das Vorliegen einer Querschnittlähmung eingeschränkt. Andere Ursachen, z.B. Hirnerkrankungen, sind mit der fünften Stelle 9 zu kodieren. Im genannten Beispiel bei einem Guillain-Barré-Syndrom mit schlaffer Tetraparese ist die Kodierung mit G82.39 *Schlaffe Tetraparese und Tetraplegie, nicht näher bezeichnet* korrekt.

0611u Neurolyse und Dekompression bei Karpaltunnelsyndrom

Entscheidung des Schlichtungsausschusses zu der KDE 468, veröffentlicht am 19.08.2020

Frage: Aufnahme zur Durchführung einer Neurolyse bei Karpaltunnelsyndrom. Ist zusätzlich zu einem OPS-Kode aus 5-056.4 *Neurolyse und Dekompression eines Nerven, Nerven Hand* der OPS Kode 5-056.3 *Neurolyse und Dekompression eines Nerven, Nerven Arm* kodierbar?

Entscheidung: Die einfache Neurolyse und Dekompression des Nervus medianus mit Durchtrennung des Retinaculum flexorum bei Karpaltunnelsyndrom wird mit einem Kode aus 5-056.4 *Neurolyse und Dekompression eines Nerven, Nerven Hand* kodiert.

Nach proximal erweiterte Eingriffe über die Beugefalte am Handgelenk hinaus mit Dekompression des Nervus medianus am Unterarm werden zusätzlich mit dem Kode 5-056.3 *Neurolyse und Dekompression eines Nerven, Nerven Arm* kodiert.

7 KRANKHEITEN DES AUGES UND DER AUGENANHANGSGEBILDE

0702a Katarakt: Sekundäre Linseninsertion

In Fällen, in denen die Linse entweder in einer vorangegangenen Operation entfernt wurde oder die Linse disloziert oder subluxiert und nicht korrekt positioniert ist, ist bei der Insertion einer Linse als Diagnosekode

H27.0 *Aphakie*

zuzuweisen.

0704c Versagen oder Abstoßung eines Kornea-Transplantates

Versagen und Abstoßung eines Hornhauttransplantates des Auges ist mit dem Kode

T86.83 *Versagen und Abstoßung eines Hornhauttransplantates des Auges*

zu kodieren.

Nebendiagnosen im Zusammenhang mit der Abstoßung oder dem Versagen eines Kornea-Transplantates werden zusätzlich zu T86.83 kodiert, zum Beispiel:

H44.0 *Purulente Endophthalmitis*
H44.1 *Sonstige Endophthalmitis*
H20.– *Iridozyklitis*
H16.– *Keratitis*
H18.– *Sonstige Affektionen der Hornhaut*
Z96.1 *Vorhandensein eines intraokularen Linsenimplantates*

8 KRANKHEITEN DES OHRES UND DES WARZENFORTSATZES

0801p Schwerhörigkeit und Taubheit

Die Diagnosen Schwerhörigkeit und Taubheit können mit einem passenden Kode aus den Kategorien

H90.– *Hörverlust durch Schallleitungs- oder Schallempfindungsstörung* und

H91.– *Sonstiger Hörverlust*

unter anderem in folgenden Situationen als **Hauptdiagnose** kodiert werden:

- Untersuchung bei Kindern, wenn ein CT unter Sedierung oder Hörtests durchgeführt werden
- plötzlicher Hörverlust bei Erwachsenen
- Stationäre Aufnahme zur Einführung eines Kochlea- oder Hörimplantates

9 KRANKHEITEN DES KREISLAUFSYSTEMS

0901f Ischämische Herzkrankheit

Angina pectoris (I20.–)

Liegt bei einem Patienten eine Angina pectoris vor, ist der entsprechende Kode **vor** dem Kode der Koronaratherosklerose anzugeben.

Wenn ein Patient mit instabiler Angina pectoris aufgenommen wird und diese sich während des Krankenhausaufenthaltes zu einem Myokardinfarkt entwickelt, ist nur der Kode für einen Myokardinfarkt anzugeben.

Wenn der Patient jedoch eine Postinfarkt-Angina entwickelt, kann I20.0 *Instabile Angina pectoris* als zusätzlicher Kode angegeben werden.

Kommentar:

Zur Kodierung der Angina pectoris ist gemäß der medizinschen Definition neben der entsprechenden Symptomatik zu fordern, dass die Symptomatik im Zusammenhang mit einer Ischämie steht (Missverhältnis zwischen myokardialem Sauerstoffbedarf und -angebot). Die Angina pectoris ist kein „Symptomkode" für Thoraxschmerzen aller Art, sondern findet sich in der ICD unter „Ischämische Herzkrankheiten". Der entsprechende Zusammenhang mit einer Herzerkrankung muss gegeben sein, wobei dies nicht zwangsläufig das Vorliegen relevanter Koronarstenosen voraussetzt (also auch bei typischen Beschwerden infolge einer relativen Koronarinsuffizienz, z.B. im Rahmen einer hochgradigen Aortenstenose zu kodieren).

Die Kodierrichtlinie regelt, dass bei einer instabilen Angina pectoris, die sich während des Krankenhausaufenthaltes zu einem Myokardinfarkt entwickelt, nur der Kode für einen Myokardinfarkt anzugeben ist. In einigen Fällen kann es allerdings vorkommen, dass die Aufnahme wegen instabiler Angina pectoris erfolgt, diese im Rahmen einer Akutintervention behoben wird und es dann postinterventionell – beispielsweise durch eine akute Stentthrombose – zu einem Myokardinfarkt kommt. In solchen Fällen ist die Angabe beider Kodes gerechtfertigt, da sich ja nicht die ursprünglich zur Aufnahme führende instabile Angina pectoris zu einem Infarkt entwickelt hat, sondern der Infarkt als postinterventionelle Komplikation aufgetreten ist.

Akuter Myokardinfarkt (I21.–)

Ein als akut bezeichneter oder bis zu vier Wochen (28 Tage) zurückliegender Myokardinfarkt ist mit einem Kode aus

I21.– *Akuter Myokardinfarkt*

zu verschlüsseln.

Kodes der Kategorie I21.– *Akuter Myokardinfarkt* sind anzugeben sowohl für die initiale Behandlung eines Infarktes im ersten Krankenhaus, das den Infarktpatienten aufnimmt, als auch in anderen Einrichtungen, in die der Patient innerhalb von vier Wochen (28 Tage) nach dem Infarkt aufgenommen oder verlegt wird.

Kommentar:
Diese Regel legt fest, **wie lange** ein Myokardinfarkt als akut zu kodieren ist. Sie macht keine Aussage zur Frage **Haupt- oder Nebendiagnose**. Entsprechend gilt auch in diesem Zeitintervall von 28 Tagen DKR D002 *Hauptdiagnose.* Das bedeutet, dass auch bei einem Patienten, der innerhalb von 28 Tagen nach dem akuten Infarktereignis beispielsweise wegen einer Verletzung wieder stationär aufgenommen wird, der Aufnahmegrund (hier die Verletzung) zur Hauptdiagnose wird. Hat der Myokardinfarkt in diesem zweiten Aufenthalt das Patientenmanagement beeinflusst, ist er entsprechend mit einem Kode aus I21.- als Nebendiagnose zu verschlüsseln

Rezidivierender Myokardinfarkt (I22.–)

Mit dieser Kategorie ist ein Infarkt zu kodieren, der innerhalb von **vier Wochen** (28 Tagen) **nach** einem vorangegangenen Infarkt auftritt.

Alter Myokardinfarkt (I25.2-)

Die Schlüsselnummer

I25.2- *Alter Myokardinfarkt*

kodiert eine **anamnestische Diagnose**, auch wenn sie nicht als „Z-Kode“ in Kapitel XXI enthalten ist. Sie ist nur dann zusätzlich zu kodieren, wenn sie Bedeutung für die aktuelle Behandlung hat.

Sonstige Formen der chronischen ischämischen Herzkrankheit (I25.8)

Ein Myokardinfarkt, der mehr als vier Wochen (28 Tage) nach dem Eintritt behandelt wird, ist mit

I25.8 *Sonstige Formen der chronischen ischämischen Herzkrankheit*

zu verschlüsseln.

Ischämische Herzkrankheit, die früher chirurgisch/interventionell behandelt wurde

Wenn während des aktuellen Krankenhausaufenthaltes eine ischämische Herzkrankheit behandelt wird, die früher chirurgisch/interventionell behandelt wurde, ist folgendermaßen zu verfahren:

Wenn die vorhandenen Bypässe/Stents offen sind und ein erneuter Eingriff durchgeführt wird, um weitere Gefäßabschnitte zu behandeln, ist der Kode

I25.11 *Atherosklerotische Herzkrankheit, Ein-Gefäß-Erkrankung,*

I25.12 *Atherosklerotische Herzkrankheit, Zwei-Gefäß-Erkrankung,*

I25.13 *Atherosklerotische Herzkrankheit, Drei-Gefäß-Erkrankung* oder

I25.14 *Atherosklerotische Herzkrankheit, Stenose des linken Hauptstammes*

und entweder

Z95.1 *Vorhandensein eines aortokoronaren Bypasses*

oder

Z95.5 *Vorhandensein eines Implantates oder Transplantates nach koronarer Gefäßplastik*

zu kodieren.

Die Kodes

I25.15 *Atherosklerotische Herzkrankheit mit stenosierten Bypass-Gefäßen*

I25.16 *Atherosklerotische Herzkrankheit mit stenosierten Stents*

sind **nur** zu verwenden, wenn der Bypass/Stent selbst betroffen ist. In diesem Fall ist

Z95.1 *Vorhandensein eines aortokoronaren Bypasses* oder

Z95.5 *Vorhandensein eines Implantates oder Transplantates nach koronarer Gefäßplastik*

als Zusatzdiagnose nicht anzugeben.

Beispiel 1

Ein Patient wurde mit einer instabilen Angina aufgenommen, die sich drei Jahre nach einer Bypassoperation entwickelt hat. Die Herzkatheteruntersuchung zeigte eine koronare Herzerkrankung im Bereich des Venenbypasses.

Hauptdiagnose:	I20.0	*Instabile Angina pectoris*
Nebendiagnose(n):	I25.15	*Atherosklerotische Herzkrankheit mit stenosierten Bypass-Gefäßen*

Voraussetzung für die Zuweisung der Kodes

Z95.1 *Vorhandensein eines aortokoronaren Bypasses* oder

Z95.5 *Vorhandensein eines Implantates oder Transplantates nach koronarer Gefäßplastik*

ist außer dem Vorliegen anamnestischer Informationen über das Vorhandensein eines Koronararterienbypasses oder eine frühere Koronarangioplastie, dass diese Angaben für die aktuelle Krankenhausbehandlung **von Bedeutung** sind (siehe DKR D003 *Nebendiagnosen* (Seite 15)).

0902a Akutes Lungenödem

Wenn ein „akutes Lungenödem" diagnostiziert wird, ist nach der zugrunde liegenden Ursache zu kodieren. Zum Beispiel ist ein akutes kardiales Lungenödem mit

I50.14 *Linksherzinsuffizienz mit Beschwerden in Ruhe*

zu verschlüsseln.

S.a. die Hinweise und Exklusiva zu

J81 *Akutes Lungenödem*

in der ICD-10-GM.

0903u Herzstillstand und operative Reanimation

Herzstillstand oder Herz- und Atemstillstand (I46.– *Herzstillstand*) sind **nur** zu kodieren, wenn Wiederbelebungsmaßnahmen in unmittelbarem zeitlichen Zusammenhang mit der Aufnahme (z.B. präklinisch durch den Notarzt) oder während des stationären Aufenthaltes ergriffen werden, unabhängig vom Ergebnis für den Patienten.

Der Herzstillstand (I46.– *Herzstillstand*) ist **nicht** als Hauptdiagnose anzugeben, wenn die zugrunde liegende Ursache bekannt ist.

0903

Bei Reanimation durch das Krankenhaus im Rahmen eines Herzstillstandes ist außerdem

8-771 *Kardiale oder kardiopulmonale Reanimation*

zuzuweisen.

Operative Reanimation

Entscheidung des Schlichtungsausschusses zu der KDE 344, veröffentlicht am 21.07.2020

Frage: Anlage eines aortokoronaren 3fach-Bypasses. Kurz nach Abgehen von der Herz-Lungen-Maschine (HLM) kommt es bei noch offenem Thorax zum Kreislaufzusammenbruch. Entschluss zum erneuten Einsatz der HLM, bis dahin überbrückend manuelle Herzkompression über drei Minuten. Ist die manuelle Herzkompression mit

5-379.0 *Andere Operationen an Herz und Perikard, Offene Herzmassage*
und zusätzlich
8-772 *Maßnahmen im Rahmen der Reanimation, Operative Reanimation*
zu kodieren?

Entscheidung: Die manuelle Herzkompression zur Reanimation bei bereits im Rahmen einer anderen Operation eröffnetem Thorax ist mit dem Kode 5-379.0 *Andere Operationen an Herz und Perikard, Offene Herzmassage* zu kodieren.

0904d Hypertensive Herzkrankheit (I11.–)

Steht eine Herzkrankheit in **kausalem Zusammenhang** zur Hypertonie, so ist ein Kode für die Herzkrankheit (z.B. aus I50.– *Herzinsuffizienz* oder I51.– *Komplikationen einer Herzkrankheit und ungenau beschriebene Herzkrankheit*) gefolgt von I11.– *Hypertensive Herzkrankheit* anzugeben. Wenn für die Herzerkrankung kein anderer Kode der ICD-10-GM außer I11.– *Hypertensive Herzkrankheit* zur Verfügung steht, wird dieser allein kodiert.

Liegen Herzerkrankungen und Hypertonie aber *ohne* kausale Beziehung vor, werden Hypertonie und Herzkrankheit einzeln kodiert.

0905d Hypertensive Nierenerkrankung (I12.–)

Steht eine Nierenerkrankung in **kausalem Zusammenhang** zur Hypertonie, so ist ein Kode für die Nierenerkrankung (z.B. aus N18.– *Chronische Nierenkrankheit*) gefolgt von I12.– *Hypertensive Nierenkrankheit* anzugeben. Wenn für die Nierenerkrankung kein anderer Kode der ICD-10-GM außer I12.– *Hypertensive Nierenkrankheit* zur Verfügung steht, wird dieser allein kodiert.

Liegen Nierenerkrankungen und Hypertonie aber *ohne* kausale Beziehung vor, werden Hypertonie und Nierenkrankheit einzeln kodiert.

0906d Hypertensive Herz- und Nierenkrankheit (I13.–)

In Fällen, bei denen sowohl eine hypertensive Herzkrankheit (I11.–) als auch eine hypertensive Nierenkrankheit (I12.–) vorliegt, ist ein Kode für die Herzkrankheit (z.B. aus I50.– *Herzinsuffizienz*) und für die Nierenkrankheit (z.B. aus N18.– *Chronische Nierenkrankheit*) gefolgt von

I13.– *Hypertensive Herz- und Nierenkrankheit*

zuzuordnen. Wenn für die Herz- und Nierenerkrankung kein anderer Kode der ICD-10-GM außer I13.– *Hypertensive Herz- und Nierenkrankheit* zur Verfügung steht, wird dieser allein kodiert.

Die Hauptdiagnose ist entsprechend DKR D002 *Hauptdiagnose* (Seite 4) festzulegen.

0908l Zusätzliche Prozeduren im Zusammenhang mit Herzoperationen

Herz-Lungen-Maschine (HLM)

Bei Operationen, bei denen die Herz-Lungen-Maschine **grundsätzlich** zum Einsatz kommt, ist ihre Anwendung im Operationskode enthalten. Dies ist durch entsprechende Hinweise im OPS gekennzeichnet.

Eine Ausnahme davon stellen Operationen dar, bei denen der Einsatz der Herz-Lungen-Maschine in tiefer oder profunder Hypothermie erfolgt. In diesen Fällen ist ein Kode aus

8-851.4 *Operativer äußerer Kreislauf (bei Anwendung der Herz-Lungen-Maschine): Mit tiefer Hypothermie (20 bis unter 26 °C)*

oder

8-851.5 *Operativer äußerer Kreislauf (bei Anwendung der Herz-Lungen-Maschine): Mit profunder Hypothermie (unter 20 °C)*

zusätzlich anzugeben.

Eine intraaortale Ballonokklusion ist entsprechend des jeweiligen Grades der Hypothermie (auch bei Normothermie) mit einem Kode aus

8-851 *Operativer äußerer Kreislauf (bei Anwendung der Herz-Lungen-Maschine) [...]*

6. Stelle „1“ *Mit intraaortaler Ballonokklusion*

zu verschlüsseln.

Wenn die Anwendung der Herz-Lungen-Maschine **nicht** im Operationskode enthalten ist (z.B. 5-362 *Anlegen eines aortokoronaren Bypass durch minimalinvasive Technik*), ist sie mit der passenden Schlüsselnummer aus

8-851 *Operativer äußerer Kreislauf (bei Anwendung der Herz-Lungen-Maschine)*

zu kodieren.

Temporärer Herzschrittmacher, temporäre Elektroden

Da die Implantation der Sonden zur temporären Herzfrequenzstimulation ein Routinebestandteil einer Bypassoperation ist, ist sie nicht gesondert zu kodieren.

0909d Revisionen oder Reoperationen an Herz und Perikard

Die Reoperation ist ein erneuter Eingriff nach vorausgegangener Herzoperation mit Eröffnung des Perikards oder offener Operation an Herzklappen.

Grundsätzlich ist bei jeder Reoperation am Herzen zusätzlich zu den spezifischen Operationskodes der Kode

5-379.5 *Andere Operationen an Herz und Perikard: Reoperation*

anzugeben.

Wird ein vorhandener Bypass revidiert oder neu angelegt, sind zusätzlich die Kodes

5-363.1 *Koronararterienbypass-Revision*

oder

5-363.2 *Koronararterienbypass-Neuanlage*

zuzuweisen.

Beispiel 1

Ein Patient wird zum Wechsel der Aortenklappe aufgenommen. 8 Jahre zuvor wurde die Aortenklappe durch eine Bioprothese ersetzt und gleichzeitig ein Koronararterienbypass gelegt.

Prozedur(en)	5-352.00	*Wechsel eines Xenotransplantats der Aortenklappe durch Kunstprothese*
	5-379.5	*Andere Operationen an Herz und Perikard: Reoperation*

0911d Schrittmacher/Defibrillatoren

Anmerkung: Diese Richtlinie enthält Erläuterungen zur Kodierung von Diagnosen und Prozeduren im Zusammenhang mit Schrittmachern. Diese gelten sinngemäß auch für die Kodierung von Implantation, Wechsel und Entfernung eines Defibrillators.

Permanente Schrittmacher

Wenn eine **temporäre Sonde entfernt wird und ein permanenter Schrittmacher implantiert wird,** ist der permanente Schrittmacher als Erstimplantation zu kodieren, nicht als Ersatz.

Die **Überprüfung** eines Schrittmachers wird routinemäßig während des stationären Aufenthaltes zur Schrittmacherimplantation durchgeführt; daher ist ein gesonderter Prozedurenkode hierfür nicht anzugeben.

Für die Überprüfung zu einem anderen Zeitpunkt (also nicht im Zusammenhang mit einer Implantation beim gleichen Aufenthalt) ist der Kode

1-266.0 *Elektrophysiologische Untersuchung des Herzens, nicht kathetergestützt, bei implantiertem Schrittmacher*

zuzuweisen.

Bei **Aufnahme zum Aggregatwechsel** eines Herzschrittmachers/Defibrillators ist ein Kode aus

Z45.0- *Anpassung und Handhabung eines kardialen (elektronischen) Geräts*

als Hauptdiagnose zuzuweisen, zusammen mit den passenden Verfahrenkodes.

Komplikationen des Schrittmachersystems/Defibrillators sind mit einem der folgenden Kodes zu verschlüsseln:

T82.1 *Mechanische Komplikation durch ein kardiales elektronisches Gerät* (Dieser Kode beinhaltet die Funktionsstörung des Schrittmachers und der Sonden, eines Sondenstückes oder das Ablösen der Sonde.)

T82.7 *Infektion und entzündliche Reaktion durch sonstige Geräte, Implantate oder Transplantate im Herzen und in den Gefäßen*

T82.8 *Sonstige näher bezeichnete Komplikationen durch Prothesen, Implantate oder Transplantate im Herzen und in den Gefäßen*

Einem **Patienten mit Schrittmacher/Defibrillator** ist der Kode

Z95.0 *Vorhandensein eines kardialen elektronischen Geräts*

zuzuweisen.

0912f Aufnahme zum Verschluss einer AV-Fistel oder zum Entfernen eines AV-Shunts

Bei der Krankenhausaufnahme zum Verschluss einer AV-Fistel oder zum Entfernen eines AV- Shunts ist als Hauptdiagnosekode

Z48.8 *Sonstige näher bezeichnete Nachbehandlung nach chirurgischem Eingriff*

zuzuweisen, zusammen mit dem folgenden Prozedurenkode

5-394.6 *Verschluss eines arteriovenösen Shuntes.*

0913u Tachyarrhythmia absoluta

Entscheidung des Schlichtungsausschusses zu der KDE 338, veröffentlicht am 19.08.2020

Frage: Ein Patient wird vom Notarzt wegen neu aufgetretener Tachyarrhythmia absoluta bei Vorhofflimmern eingewiesen. Es erfolgt eine frequenzregulierende Therapie und der Patient wird antikoaguliert. Kann neben der Hauptdiagnose I48.10 *Vorhofflattern und Vorhofflimmern, Vorhofflimmern, paroxysmal* I47.1 *Paroxysmale Tachykardie, Supraventrikuläre Tachykardie* zusätzlich als Nebendiagnose kodiert werden?

Entscheidung: Eine Tachyarrhythmia absoluta aufgrund von Vorhofflimmern ist mit dem zutreffenden Kode aus I48.- *Vorhofflimmern und Vorhofflattern* zu kodieren. Der Kode I47.1 *Supraventrikuläre Tachykardie* ist für die Tachyarrhythmia absoluta bei Vorhofflimmern nicht zusätzlich zu kodieren.

0914u Vitien mehrerer Herzklappen

Entscheidung des Schlichtungsausschusses zu der KDE 533, veröffentlicht am 21.07.2020

Frage: Bei einem Patienten liegen eine leichte Aortenstenose und eine höhergradige Mitralinsuffizienz vor. Die Genese der Klappenvitien ist nicht bekannt. Sind die Vitien jeweils spezifisch nach der Art des Vitiums zu kodieren oder ist eine Schlüsselnummer aus I08.- *Krankheiten mehrerer Herzklappen* zu verwenden?

Entscheidung: Liegen gleichzeitig Vitien mehrerer Herzklappen vor, so ist für jede betroffene Herzklappe jeweils der Kode, welcher Art und Ursache des Vitiums zutreffend beschreibt, zu kodieren. Kombinations-Schlüsselnummern dürfen nur verwendet werden, wenn sie die genannten Informationen klappenspezifisch genau beschreiben.

10 KRANKHEITEN DES ATMUNGSSYSTEMS

1001w Maschinelle Beatmung

Definition (im Sinne der Deutschen Kodierrichtlinien)

Maschinelle Beatmung („künstliche Beatmung") ist ein Vorgang, bei dem Gase mittels einer mechanischen Vorrichtung in die Lunge bewegt werden.

Beatmung kann invasiv über eine Trachealkanüle oder einen Tubus erfolgen. Beatmung kann auch nichtinvasiv über ein Maskensystem erfolgen.

Für die Berechnung von Beatmungsstunden bei Patienten, die das 6. Lebensjahr vollendet haben, sind nur Verfahren heranzuziehen, bei denen bei positiver Druckbeatmung eine Druckdifferenz zwischen Inspiration und Exspiration von mindestens 6 mbar besteht.

Kodierung

Beatmungsstunden sind nur bei „intensivmedizinisch versorgten" Patienten zu kodieren, das heißt bei Patienten, bei denen die für das Leben notwendigen sogenannten vitalen oder elementaren Funktionen von Kreislauf, Atmung, Homöostase oder Stoffwechsel lebensgefährlich bedroht oder gestört sind und die mit dem Ziel behandelt, überwacht und gepflegt werden, diese Funktionen zu erhalten, wiederherzustellen oder zu ersetzen, um Zeit für die Behandlung des Grundleidens zu gewinnen. Das Grundleiden, das die intensivmedizinische Behandlung bedingt hat, muss in diesem Zusammenhang nicht mit der Hauptdiagnose identisch sein.

Diese intensivmedizinische Versorgung umfasst mindestens ein Monitoring von Atmung und Kreislauf und eine akute Behandlungsbereitschaft (ärztliche und pflegerische Interventionen zur Stabilisierung der Vitalfunktionen unmittelbar möglich).

> Entscheidung des Schlichtungsausschusses zu dem Antrag S20220010 „Klärung: Notwendigkeit einer täglichen art. oder kap. Blutgasanalyse zur Berechnung von Beatmungsstunden", veröffentlicht am 19.10.2022
>
> **Entscheidung:** Das zur Kodierung von Beatmungsstunden gemäß DKR 1001 erforderliche Monitoring der Atmung erfolgt im Einzelfall gemäß den bestehenden medizinischen Erfordernissen. Es umfasst dabei die Gasaustauschparameter (z.B. pO2, pH, pCO2, sO2) mit invasiven oder nicht invasiven Messverfahren (z.B. arterieller, kapillärer oder venöser Blutgasanalyse, Pulsoxymetrie, transkutane Oxymetrie und CO2-Messung) sowie relevante Gerätemesswerte (z.B. Atemfrequenz, Atemzugvolumen, Atemminutenvolumen, Beatmungsdrücke).

Wenn eine maschinelle Beatmung die obige Definition und die o.g. Anforderungen erfüllt, ist

1) zunächst die **Dauer** der künstlichen Beatmung zu erfassen. Hierfür steht ein separates Datenfeld im Datensatz nach § 301 SGB V (Sozialgesetzbuch Fünftes Buch) sowie § 21 KHEntgG (Krankenhausentgeltgesetz) zur Verfügung.

2) Dann ist **zusätzlich:**

   2a) einer der folgenden Kodes

   8-701 *Einfache endotracheale Intubation*
   8-704 *Intubation mit Doppellumentubus*
   8-706 *Anlegen einer Maske zur maschinellen Beatmung*

und/oder

2b) der zutreffende Kode aus

5-311 *Temporäre Tracheostomie* oder

5-312 *Permanente Tracheostomie*

anzugeben, wenn zur Durchführung der künstlichen Beatmung ein Tracheostoma angelegt wurde.

3) Bei **Neugeborenen und Säuglingen** ist **zusätzlich** ein Kode aus

8-711 *Maschinelle Beatmung und Atemunterstützung bei Neugeborenen und Säuglingen*

anzugeben.

Bei **Kindern und Jugendlichen** ist **zusätzlich** ein Kode aus

8-712 *Maschinelle Beatmung und Atemunterstützung bei Kindern und Jugendlichen*

anzugeben.

4) Bei **heimbeatmeten Patienten, die über ein Tracheostoma beatmet werden**, sind die Beatmungszeiten zu erfassen, wenn es sich im Einzelfall um einen „intensivmedizinisch versorgten Patienten" handelt (Definition: s.o.).

5) Für die Beatmungsentwöhnung und die Einstellung einer häuslichen Beatmung sind die passenden Kodes aus

8-718 *Beatmungsentwöhnung [Weaning] bei maschineller Beatmung*

und

8-716 *Einstellung einer häuslichen maschinellen Beatmung*

anzugeben.

6) Bei allen Patienten, die länger als 95 Stunden beatmet werden, ist gemäß der „Vereinbarung gemäß § 9 Absatz 1a Nummer 8 KHEntgG über das Nähere von Abschlägen bei Nichteinschätzung des Beatmungsstatus/Beatmungsentwöhnungspotentials und fehlender Verordnung einer erforderlichen Anschlussversorgung (B-BEP-Abschlagsvereinbarung)" der Status zur Beatmung bei Entlassung und zu der formlosen Verordnung gemäß § 3 der B-BEP-Abschlagsvereinbarung durch die Angabe eines passenden Entlassungs-/Verlegungsgrunds (Schlüsselverzeichnis 1. u. 2. Stelle 01 bis 04 oder 09 bis 11) in Verbindung mit der 3. Stelle des Entlassungs-/Verlegungsgrunds wie folgt anzugeben:

3 arbeitsfähig: keine Angabe; invasiv beatmet i.S. B-BEP-Abschlagsvereinbarung; keine Verordnung einer Anschlussversorgung zur Beatmungsentwöhnung

4 arbeitsfähig: keine Angabe; invasiv beatmet i.S. B-BEP-Abschlagsvereinbarung; Verordnung einer Anschlussversorgung zur Beatmungsentwöhnung

5 arbeitsfähig: keine Angabe; invasiv beatmet; B-BEP-Abschlagsvereinbarung nicht anwendbar; keine Verordnung

Berechnung der Dauer der Beatmung

Eine maschinelle Beatmung (siehe Definition, Abs. 1), die zur Durchführung einer Operation oder während einer Operation begonnen wird und die **nicht länger als 24 Stunden** dauert, **zählt nicht** zur Gesamtbeatmungszeit. Die maschinelle Beatmung während einer Operation im Rahmen der Anästhesie wird als integraler Bestandteil des chirurgischen Eingriffs angesehen.

Wenn die maschinelle Beatmung jedoch zur Durchführung einer Operation oder während einer Operation begonnen wird und **länger als 24 Stunden** dauert, dann **zählt** sie zur Gesamtbeatmungszeit. Die Berechnung der Dauer beginnt in diesem Fall mit der Intubation; die Intubation ist in diesem Fall zu kodieren, obwohl sie zur Operation durchgeführt wurde.

Eine Beatmung, die nicht zum Zweck einer Operation begonnen wurde, z.B. in der Intensivbehandlung nach einer Kopfverletzung oder einer Verbrennung, zählt unabhängig von der Dauer immer zur Gesamtbeatmungszeit. Werden bereits beatmete Patienten operiert, so zählt die Operationszeit zur Gesamtbeatmungszeit.

Die Beatmungsdauer berechnet sich wie folgt:

- Liegen die Beatmungsstunden (gemäß der Definition in DKR 1001) pro Kalendertag unter 8 Stunden, werden nur die erbrachten Beatmungsstunden (gemäß DKR 1001) entsprechend berechnet.
- Liegen die Beatmungsstunden (gemäß der Definition in DKR 1001) pro Kalendertag bei 8 Stunden oder mehr, werden 24 Beatmungsstunden für den Kalendertag berechnet.

Am Tag der Aufnahme und der Entlassung oder der Verlegung sind nur die erbrachten Beatmungsstunden zu berücksichtigen.

Solange ein Patient für mindestens 8 Stunden pro Kalendertag ein Verfahren erhält, bei dem bei positiver Druckbeatmung eine Druckdifferenz zwischen Inspiration und Exspiration von mindestens 6 mbar besteht (gilt nur für Patienten ab dem vollendeten 6. Lebensjahr), sind auch beatmungsfreie Intervalle an diesen Tagen mitzuzählen, unabhängig davon, ob sich der Patient bereits in der Entwöhnung von der Beatmung befindet oder nicht und unabhängig davon, ob der Patient während der beatmungsfreien Intervalle eine Sauerstoffinsufflation oder Sauerstoffinhalation erhält.

Während eines Krankenhausaufenthaltes ist zunächst die Gesamtbeatmungszeit gemäß obigen Regeln zu ermitteln, die Summe ist zur nächsten ganzen Stunde aufzurunden. (s.a. DKR P005 *Multiple Prozeduren/Prozeduren, unterschieden auf der Basis von Größe, Zeit oder Anzahl/Bilaterale Prozeduren* (Seite 62)).

Beispiel 1

Ein 40-jähriger Patient wird seit dem 05.07. ab 21:00 Uhr intubiert über die Notaufnahme aufgenommen und in Folge fortlaufend invasiv mit einer Druckdifferenz > 6 mbar beatmet.

Am 08.07. um 07:00 Uhr wird der Patient extubiert und weiter nichtinvasiv mit einer Druckdifferenz > 6 mbar intermittierend beatmet.

Am 10.07. wird der Patient letztmalig insgesamt 7 Stunden (Druckdifferenz > 6 mbar) beatmet.

Die Berechnung der Gesamtbeatmungsdauer ergibt sich wie folgt:

1001

Datum	Beatmung	Beatmung von – bis	Beatmung h/Tag ohne beatmungs-freie Intervalle	Anzurechnende Beatmungsdauer
05.07.	fortlaufend invasiv	21:00 Uhr – 24:00 Uhr	3	3
06.07.	fortlaufend invasiv	00:00 Uhr – 24:00 Uhr	24	24
07.07.	fortlaufend invasiv	00:00 Uhr – 24:00 Uhr	24	24
08.07.	Wechsel auf NIV (um 07:00 Uhr) intermittierend	00:00 Uhr – 07:00 Uhr (invasiv) 07:00 Uhr – 24:00 Uhr (NIV) davon insgesamt 12 h Beatmung mit Druck-differenz (> 6 mbar)	7 + 12	24
09.07.	NIV intermittierend	00:00 Uhr – 24:00 Uhr davon 10 h Beatmung	10	24
10.07.	NIV intermittierend	00:00 Uhr – 24:00 Uhr davon 7 h Beatmung	7	7
			Gesamtbeatmungsdauer:	106 Stunden

Beginn

Die Berechnung der Dauer der Beatmung beginnt mit **einem der folgenden Ereignisse**:

- **Endotracheale Intubation**

  Für Patienten, die zur künstlichen Beatmung intubiert werden, beginnt die Berechnung der Dauer mit dem Anschluss an die Beatmungsgeräte.

  Gelegentlich muss die endotracheale Kanüle wegen mechanischer Probleme ausgetauscht werden. Zeitdauer der Entfernung und des unmittelbaren Ersatzes der endotrachealen Kanüle sind in diesem Fall als Teil der Beatmungsdauer anzusehen; die Berechnung der Dauer wird fortgesetzt.

  Für Patienten, bei denen eine künstliche Beatmung durch endotracheale Intubation begonnen und bei denen später eine Tracheotomie durchgeführt wird, beginnt die Berechnung der Dauer mit der Intubation. Die Zeitdauer der Beatmung über das Tracheostoma wird hinzugerechnet.

- **Maskenbeatmung**

  Die Berechnung der Dauer der künstlichen Beatmung beginnt zu dem Zeitpunkt, an dem die maschinelle Beatmung einsetzt.

- **Tracheotomie**

  (mit anschließendem Beginn der künstlichen Beatmung). Die Berechnung der Dauer der künstlichen Beatmung beginnt zu dem Zeitpunkt, an dem die maschinelle Beatmung einsetzt.

- **Aufnahme eines beatmeten Patienten**

  Für jene Patienten, die maschinell beatmet aufgenommen werden, beginnt die Berechnung der Dauer mit dem Zeitpunkt der Aufnahme (s.a. „Verlegte Patienten", unten).

Verlegte Patienten

Beatmete und/oder intubierte Patienten

Wenn ein **beatmeter** Patient verlegt wird, finden die folgenden Grundregeln Anwendung:

Das verlegende Krankenhaus erfasst die Dauer der dort durchgeführten Beatmung und gibt die zutreffenden Kodes an:

- für den Zugang bei maschineller Beatmung (8-70),
- für die Tracheostomie (5-311; 5-312),
- für maschinelle Beatmung und Atemunterstützung bei Neugeborenen und Säuglingen (8-711),
- für maschinelle Beatmung und Atemunterstützung bei Kindern und Jugendlichen (8-712),
- für Beatmungsentwöhnung (Weaning) (8-718)

wenn diese Maßnahmen von der verlegenden Einrichtung durchgeführt worden sind.

Das aufnehmende Krankenhaus erfasst die Dauer der dort durchgeführten Beatmung, bei Neugeborenen und Säuglingen wird zusätzlich ein Kode aus 8-711 bzw. bei Kindern und Jugendlichen zusätzlich ein Kode aus 8-712 zugewiesen. Ein Kode für die Einleitung der Beatmung wird nicht angegeben, da diese Maßnahmen vom verlegenden Krankenhaus durchgeführt wurden.

Wenn ein **nicht beatmeter** intubierter oder tracheotomierter Patient verlegt wird, kodiert das verlegende Krankenhaus den Zugang bei maschineller Beatmung (8-70) sowie ggf. die Tracheostomie (5-311; 5-312). Das aufnehmende Krankenhaus kodiert diese bereits geleisteten Prozeduren nicht noch einmal.

Intubation ohne maschinelle Beatmung

Eine Intubation kann auch durchgeführt werden, wenn keine künstliche Beatmung erforderlich ist, z.B. wenn es notwendig ist, den Luftweg offen zu halten.

Eine Intubation ist in diesen Fällen mit einem Kode aus

8-700 *Offenhalten der oberen Atemwege*

8-701 *Einfache endotracheale Intubation*

zu verschlüsseln.

Atemunterstützung: Kontinuierlicher positiver Atemwegsdruck (CPAP), High flow nasal cannula (HFNC) und Humidified high flow nasal cannula (HHFNC)

Kodes aus

8-711.0 *Atemunterstützung mit kontinuierlichem positivem Atemwegsdruck [CPAP]* oder

8-711.4 *Atemunterstützung durch Anwendung von High-Flow-Nasenkanülen [HFNC-System]*

sind nur bei **Neugeborenen und Säuglingen** zu kodieren, unabhängig von der Behandlungsdauer (also auch unter 24 Stunden; bei OPS-Kode 8-711.00 mindestens aber 30 Minuten).

Die Dauer der Atemunterstützung mit kontinuierlichem positivem Atemwegsdruck (CPAP) ist bei Neugeborenen, Säuglingen und Kindern bis zum vollendeten 6. Lebensjahr für die Ermittlung der Beatmungsdauer zu berücksichtigen, sofern diese intensivmedizinisch versorgt sind.

Die Dauer der Atemunterstützung mit High flow nasal cannula (HFNC) und Humidified high flow nasal cannula (HHFNC) ist bei Neugeborenen und Säuglingen für die Ermittlung der Beatmungsdauer zu berücksichtigen, sofern diese intensivmedizinisch versorgt sind.

Wenn diese Atemunterstützung (HFNC/HHFNC bis zum vollendeten 1. Lebensjahr/CPAP bis zum vollendeten 6. Lebensjahr) weniger als 8 Stunden pro Kalendertag beträgt und eine intensivmedizinische Versorgung stattfand, sind nur die erbrachten Atemunterstützungsstunden als Beatmungsstunden zu berechnen.

Wenn diese Atemunterstützung (HFNC/HHFNC bis zum vollendeten 1. Lebensjahr/CPAP bis zum vollendeten 6. Lebensjahr) 8 oder mehr Stunden pro Kalendertag beträgt und eine intensivmedizinische Versorgung stattfand, sind 24 Beatmungsstunden zu berechnen. Dies gilt unabhängig davon, ob der Patient während der Intervalle ohne Atemunterstützung eine Sauerstoffinsufflation oder Sauerstoffinhalation erhält.

Am Tag der Aufnahme, der Entlassung oder der Verlegung sind nur die erbrachten Beatmungsstunden zu berücksichtigen.

Beispiel 2

Ein drei Monate alter intensivmedizinisch versorgter Säugling erhält seit dem 06.07. (Aufnahmetag) ab 12:00 Uhr Atemunterstützung mit HFNC.

Seit dem 10.07. wird die Atemunterstützung mit HFNC schrittweise reduziert

am 11.07. erfolgt HFNC für insgesamt 6 Stunden

am 12.07. erfolgt HFNC für insgesamt 4 Stunden.

Die Berechnung der Gesamtbeatmungsdauer ergibt sich wie folgt:

Datum	Atemunter stützung	Atemunterstützung von – bis	Beatmung h/Tag ohne beatmungsfreie Intervalle	Anzurechnende Beatmungsdauer
06.07.	HFNC	12:00 Uhr – 24:00 Uhr	12	12
07.07.	HFNC	00:00 Uhr – 24:00 Uhr	24	24
08.07.	HFNC	00:00 Uhr – 24:00 Uhr	24	24
09.07.	HFNC	00:00 Uhr – 24:00 Uhr	24	24
10.07.	HFNC	Insgesamt 10 h HFNC	10	24
11.07.	HFNC	Insgesamt 6 h HFNC	6	6
12.07.	HFNC	Insgesamt 4 h HFNC	4	4
			Gesamtbeatmungsdauer:	118 Stunden

Wenn **bei Erwachsenen, Kindern und Jugendlichen** eine Störung wie Schlafapnoe mit CPAP behandelt wird, sind Kodes aus 8-711.0 und 8-712.0 *Atemunterstützung mit kontinuierlichem positivem Atemwegsdruck [CPAP]* sowie die Beatmungsdauer **nicht** zu verschlüsseln. Die Ersteinstellung einer CPAP-Therapie bzw. die Kontrolle oder Optimierung einer früher eingeleiteten CPAP-Therapie werden mit einem Kode aus 8-717 *Einstellung einer nasalen oder oronasalen Überdrucktherapie bei schlafbezogenen Atemstörungen* verschlüsselt.

1004u Respiratorische Insuffizienz

Entscheidung des Schlichtungsausschusses zu der KDE 37, veröffentlicht am 15.10.2020

Frage: Wann ist respiratorische Insuffizienz zu kodieren?

Entscheidung: Eine respiratorische Insuffizienz (J96.-) kann kodiert werden, wenn bei Vorliegen diesbezüglich bestehender klinischer Zeichen (ein oder mehrere) unter Raumluft (sofern der Zustand des Patienten eine Messung unter Raumluft zulässt):

- eine pathologisch veränderte arterielle oder kapilläre Blutgasanalyse (z. B. Sauerstoffsättigung oder eine Hyperkapnie oder Hypoxämie (gemäß den Normwerten des verwendeten Analysegerätes) vorliegt oder
- eine erniedrigte Sauerstoffsättigung ≤ 92% (nur bei Messung durch eine periphere Pulsoxymetrie) gemessen wurde.

1005u Misslungene oder schwierige Intubation

Entscheidung des Schlichtungsausschusses zu der KDE 403, veröffentlicht am 19.08.2020

Frage: Bei zu erwartender schwieriger Intubation wegen einer Säbelscheidentrachea mit inspiratorischem Stridor und begleitender Adipositas per magna wird zur Struma-Operation elektiv eine komplikationslose fiberoptische Intubation der wachen Patientin durchgeführt. Ist als Nebendiagnose T88.4 *Sonstige Komplikationen bei chirurgischen Eingriffen und medizinischer Behandlung, anderenorts nicht klassifiziert, Misslungene oder schwierige Intubation* zu kodieren?

Entscheidung: Erfolgt bei einer zu erwartenden schwierigen Intubation beispielsweise wegen einer Säbelscheidentrachea, Struma oder Adipositas per magna eine primär geplante und komplikationslose fiberoptische Intubation, so ist der Kode T88.4 *Misslungene oder schwierige Intubation* nicht zu kodieren. Diejenigen Erkrankungen/Störungen, die den erschwerten Intubationsbedingungen zugrunde liegen, sind zusätzlich zu kodieren (hier Säbelscheidentrachea, Struma, Adipositas per magna).

1006

1006u Bronchoskopische Blutstillung

Entscheidung des Schlichtungsausschusses zu der KDE 493, veröffentlicht am 19.08.2020

Frage: Im Rahmen einer Bronchoskopie wird eine Biopsie aus der Bronchialschleimhaut entnommen. Bei der abschließenden Inspektion zeigt sich eine Sickerblutung an der Biopsiestelle. Diese wird mittels Adrenalinlösung gestillt. Ist in diesem Fall die Blutstillung gesondert zu kodieren?

Entscheidung: Erfolgt in einer, im Rahmen einer Bronchoskopie durchgeführten Biopsie aus der Bronchialschleimhaut, eine Blutstillung mittels Adrenalinlösung, so ist diese in den Kodes aus 1-430.1- *Endoskopische Biopsie an respiratorischen Organen, Bronchus* enthalten.

Entscheidung des Schlichtungsausschusses zu der KDE 571, veröffentlicht am 06.10.2020

Frage: Stationäre Aufnahme wegen leichten, rezidivierenden Hämoptysen zur Abklärung. Im Rahmen der flexiblen Tracheobronchoskopie konnte eine leichte Sickerblutung im Unterlappenbronchus nachgewiesen werden. Zur Blutstillung erfolgte die Einlage eines resorbierbaren Hämostyptikums in den Unterlappenbronchus.
Wie ist die bronchoskopische Blutstillung zu kodieren?

Entscheidung: Wird im Rahmen einer flexiblen diagnostischen Tracheobronchoskopie eine leichte Sickerblutung nachgewiesen und wird diese Blutung durch Einlage eines resorbierbaren Hämostyptikums gestillt, so ist dies nicht zusätzlich zu kodieren.

11 KRANKHEITEN DES VERDAUUNGSSYSTEMS

1101a Appendizitis

Zur Zuweisung einer Schlüsselnummer aus den Kategorien

K35.– *Akute Appendizitis*

K36 *Sonstige Appendizitis*

K37 *Nicht näher bezeichnete Appendizitis*

ist die **klinische** Diagnose Appendizitis ausreichend. Es ist nicht zwingend erforderlich, dass ein histopathologischer Befund diese Diagnose sichert.

1102v Adhäsionen

Die Lösung von abdominalen Adhäsionen kann eine aufwändige „Hauptprozedur" oder eine im Rahmen einer anderen Prozedur mitdurchgeführte Begleitprozedur („Nebenprozedur") sein. Auch wenn Adhäsionen im Verlauf einer anderen Bauchoperation gelöst werden, kann der Vorgang im Einzelfall relevanten Aufwand verursachen. Dann sind ein Diagnosekode (z.B. K66.0 *Peritoneale Adhäsionen*) für die Adhäsion und ein Prozedurenkode aus

5-469.1 *Bridenlösung* oder

5-469.2 *Adhäsiolyse*

für die Lösung der Adhäsionen anzugeben.

Entscheidung des Schlichtungsausschusses zu dem Antrag S20220002 „Adhäsiolyse", veröffentlicht am 27.04.2022

Entscheidung: Die DKR 1102 ist anzuwenden. Ein „relevanter Aufwand" liegt beispielsweise vor, wenn:

- das Fortschreiten einer Operation oder die eigentlich geplante Operation durch eine notwendig werdende Adhäsiolyse deutlich behindert oder verzögert wird oder
- außerhalb der Präparation des geplanten Operationsfeldes eine eigenständige aufwendige Adhäsiolyse vorgenommen wird.

Eine Adhäsiolyse, die durch einfaches Lösen mittels Schere (wenige Scherenschläge) erfolgt, stellt keinen relevanten Aufwand dar.

1103a Magenulkus mit Gastritis

Bei Patienten mit Magenulkus ist ein Kode aus

K25.– *Ulcus ventriculi*

anzugeben, gefolgt von einem Kode aus

K29.– *Gastritis und Duodenitis*,

wenn beide Erkrankungen vorliegen.

1105d Gastrointestinale Blutung

Wenn ein Patient zur Abklärung einer oberen gastrointestinalen (GI) Blutung aufgenommen wird und bei der Endoskopie ein Ulkus, Erosionen oder Varizen gefunden werden, wird die gefundene Erkrankung „mit einer Blutung" kodiert; ein akutes Ulcus ventriculi mit Blutung ist zum Beispiel mit

K25.0 *Ulcus ventriculi, akut, mit Blutung*

zu kodieren.

Im Falle einer Refluxösophagitis mit Blutung ist

K21.0 *Gastroösophageale Refluxkrankheit mit Ösophagitis* und

K22.81 *Ösophagusblutung*

zu kodieren.

Man kann davon ausgehen, dass die Blutung der Läsion, die im Endoskopiebericht angegeben wird, zugeordnet werden kann, auch wenn die Blutung weder während der Untersuchung noch während des Krankenhausaufenthaltes auftritt.

Nicht alle Kategorien, die zur Verschlüsselung von gastrointestinalen Läsionen zur Verfügung stehen, stellen einen Kode mit der Modifikation „mit einer Blutung" zur Verfügung. In solchen Fällen wird für die Blutung ein zusätzlicher Kode aus

K92.– *Sonstige Krankheiten des Verdauungssystems*

angegeben.

Wenn bei einer „peranalen Blutung" die aktuelle Blutungsquelle **nicht** bestimmt werden kann oder keine entsprechende Untersuchung durchgeführt wurde, ist

K92.2 *Gastrointestinale Blutung, nicht näher bezeichnet*

zu kodieren. Ein Kode aus

K62.5- *Hämorrhagie des Anus und des Rektums*

ist in diesem Fall **nicht** zuzuweisen.

Wird ein Patient hingegen wegen Meläna (Teerstuhl) oder okkultem Blut im Stuhl untersucht, ist nicht ohne weiteres davon auszugehen, dass eine endoskopisch gefundene Läsion auch die Ursache der Meläna oder des okkulten Blutes im Stuhl ist. Wenn keine kausale Verbindung zwischen Symptom und dem Ergebnis der Untersuchung besteht, ist zunächst das Symptom und danach das Untersuchungsergebnis anzugeben.

Patienten mit der Anamnese einer vor kurzem stattgefundenen gastrointestinalen Blutung werden manchmal zur Endoskopie aufgenommen, um die Blutungsquelle festzustellen, zeigen aber während der Untersuchung keine Blutung. Wird aufgrund der Vorgeschichte oder anderer Anhaltspunkte eine *klinische* Diagnose gestellt, schließt die Tatsache, dass während des Krankenhausaufenthaltes keine Blutung auftritt, nicht von vornherein die Eingabe eines Kodes mit der Modifikation „mit einer Blutung" aus, auch nicht die Zuweisung eines Kodes der Kategorie K92.– (*Sonstige Krankheiten des Verdauungssystems*) in den Fällen, in denen der Grund für die vorher stattgefundene Blutung nicht bestimmt werden konnte.

1107a Dehydratation bei Gastroenteritis

Bei stationärer Aufnahme zur Behandlung einer Gastroenteritis mit Dehydratation wird die Gastroenteritis als Hauptdiagnose und „Dehydratation" (E86 *Volumenmangel*) als Nebendiagnose angegeben.

1108u Gastroösophageale Refluxkrankheit Stadium IV

Entscheidung des Schlichtungsausschusses zu der KDE 513, veröffentlicht am 19.08.2020

Frage: Stationäre Aufnahme wegen retrosternalem Brennen und rezidivierendem Brechreiz. Gastroskopisch Nachweis einer Hiatusgleithernie mit ausgeprägter Refluxösophagitis Stadium IV mit mehreren cardianahen Ulcera, jedoch ohne Blutungszeichen. Wie ist die Refluxösophagitis Stadium IV zu kodieren?

Entscheidung: Das Stadium IV einer Gastroösophagealen Refluxkrankheit (GERD) ist mit einem Kode aus K21.- *Gastroösophageale Refluxkrankheit* und den im Einzelfall zutreffenden Kodes für die Komplikationen, z. B. K22.1 *Ösophagusulkus*, K22.2 *Ösophagusverschluss*, K22.7 *Barrett-Ösophagus*, K22.81 *Ösophagusblutung* zu kodieren.

1109u Therapeutische Peritonealdrainage

Entscheidung des Schlichtungsausschusses zu der KDE 596, veröffentlicht am 25.11.2020

Frage: Welche Voraussetzungen sind für die Kodierung des OPS 8-148.0 *Therapeutische Drainage von anderen Organen und Geweben, Peritonealraum* zu fordern?

Entscheidung: Bei einer therapeutischen Peritonealdrainage (OPS 8-148.0 *Therapeutische Drainage von anderen Organen und Geweben, Peritonealraum*) wird die aus therapeutischen Zwecken zu entfernende Flüssigkeit mittels eines gelegten Schlauchsystems über einen bestimmten Zeitraum abgelassen (z. B. mittels Schwerkraft, Sog- oder Kapillarwirkung). Das Legen der Peritonealdrainage erfolgt durch den Arzt. Das Ablassen der Flüssigkeit erfordert in der Regel keine ärztliche Anwesenheit und erfolgt im Rahmen der allgemeinen fachlichen Beobachtung im Krankenhaus durch das Pflegepersonal.

1110u Toxische Leberkrankheit mit Cholestase

Entscheidung des Schlichtungsausschusses zu der KDE 454, veröffentlicht am 21.07.2020

Frage: Ist bei Vorliegen einer extrahepatischen Cholestase durch ein präpapilläres Konkrement, welche durch Papillotomie behandelt wurde, neben dem ICD-Kode K80.51 *Gallengangsstein ohne Cholangitis oder Cholezystitis, mit Gallenwegsobstruktion* zusätzlich der ICD-Kode K71.0 *Toxische Leberkrankheit mit Cholestase* anzugeben?

Entscheidung: Der Kode K71.0 *Toxische Leberkrankheit mit Cholestase* ist nur dann anzuwenden, wenn eine durch Giftstoffe ausgelöste toxische Leberkrankheit mit nachfolgender, zumeist intrahepatischer Cholestase vorliegt.

12 KRANKHEITEN DER HAUT UND DER UNTERHAUT

1205u Plastische Chirurgie

Der Einsatz plastischer Chirurgie kann aus kosmetischen oder medizinischen Gründen erfolgen. Bei Operationen aus medizinischen Gründen ist der Krankheitszustand bzw. Risikofaktor, der Grund für den Eingriff war, als Hauptdiagnose zu kodieren.

Ist der Grund für den Eingriff rein kosmetisch, dann ist ein „Z-Kode" die Hauptdiagnose.

Revision einer Narbe

Wird eine Narbe revidiert, ist

L90.5 *Narben und Fibrosen der Haut*

anzugeben, wenn die Narbe wegen Problemen (z.B. Schmerz) nachbehandelt wird.

Wenn die Nachbehandlung der Narbe(n) dagegen aus kosmetischen Gründen erfolgt, ist

Z42.– *Nachbehandlung unter Anwendung plastischer Chirurgie*

zu kodieren.

Kommentar:

Kodes aus Z42.- *Nachbehandlung unter Anwendung plastischer Chirurgie* sind bei **sekundärer** Anwendung plastischer Chirurgie bzw. bei Nachbehandlung mit plastischer Chirurgie anzuwenden. Der Kode Z41.1 *Plastische Chirurgie aus kosmetischen Gründen* steht für **primäre** Eingriffe mit plastischer Chirurgie zur Verfügung. Das Exklusivum unter Z42.- *Plastische Chirurgie: aus kosmetischen Gründen* verweist auf Z41.1, das Exklusivum unter Z41.1 verweist wiederum auf Z42.-, wenn es sich um plastische und rekonstruktive Chirurgie nach abgeheilter Verletzung oder Operation handelt. Das Exklusivum unter Z42.- stellt somit keinen Widerspruch zur DKR 1205 dar, in der zur Nachbehandlung aus kosmetischen Gründen auf Z42.- verwiesen wird.

Exzision einer breiten Narbe am Unterschenkel

Entscheidung des Schlichtungsausschusses zu der KDE 206, veröffentlicht am 15.10.2020

Frage: Aufnahme eines Patienten zur Exzision einer schmerzhaften breiten Narbe am Unterschenkel. Zum Wundverschluss wurden die Wundränder durch Spreizen des Subcutangewebes mobilisiert und Burow-Dreiecke reseziert (kleine Hautdreiecke, die zum Längenausgleich an ungleich langen Wundrändern aus dem Endbereich des kürzeren Randes zu dessen Verlängerung herausgeschnitten werden), um ein kosmetisch gutes Ergebnis zu erzielen. Ist die zusätzliche Kodierung einer Dehnungsplastik mit einem OPS-Kode aus 5-903 *Lokale Lappenplastik an Haut und Unterhaut* korrekt?

Entscheidung: Erfolgt die Aufnahme eines Patienten zur Exzision einer schmerzhaften breiten Narbe am Unterschenkel und werden zum Wundverschluss die Wundränder durch Spreizen des Subcutangewebes mobilisiert und Burow-Dreiecke reseziert (kleine Hautdreiecke, die zum Längenausgleich an ungleich langen Wundrändern aus dem Endbereich des kürzeren Randes zu dessen Verlängerung herausgeschnitten werden), um ein kosmetisch gutes Ergebnis zu erzielen, ist dies bei einer lokalen Exzision (Fläche von bis zu 4 cm^2 oder Raum von bis zu 1 cm^3) nicht zusätzlich mit einem OPS-Kode aus 5-903.- *Lokale Lappenplastik an Haut und Unterhaut* zu dem zutreffenden OPS-Kode aus 5-894.- *Lokale Exzision von erkranktem Gewebe an Haut und Unterhaut* zu kodieren.

1205

Dermektomie nach Gewichtsabnahme

Entscheidung des Schlichtungsausschusses zu der KDE 107, veröffentlicht am 21.07.2020

Frage: Korrekte Kodierung der Hauptdiagnose bei plastisch-chirurgischen Eingriffen nach Gewichtsabnahme:
Eine Patientin wird wegen "Z.n. massiver Gewichtsabnahme mit Intertriginalekzem und ausgeprägten Hautüberschüssen" in einer Abteilung für Plastische Chirurgie behandelt. Therapeutisch erfolgt eine zirkuläre Dermektomie. Wird als Hauptdiagnose R63.4 *Abnorme Gewichtsabnahme* angegeben mit der Nebendiagnose L30.4 *Intertriginöses Ekzem* oder ist L30.4 Hauptdiagnose?

Entscheidung: Wird ein Patient nach einer massiven Gewichtsabnahme mit Intertriginalekzem und ausgeprägten Hautüberschüssen mit einer zirkulären Dermektomie (Fettschürzenreduktion) stationär behandelt, ist als Hauptdiagnose der Kode L98.7 *Überschüssige und erschlaffte Haut und Unterhaut* und als Nebendiagnose der Kode L30.4 *Intertriginöses Ekzem* zu kodieren.

Entfernung von Brustimplantaten

Brustimplantate werden aus medizinischen oder kosmetischen Gründen entfernt.

Bei medizinischen Gründen zur Entfernung von Brustimplantaten wird einer der folgenden Kodes

T85.4 *Mechanische Komplikation durch Mammaprothese oder -implantat*

T85.73 *Infektion und entzündliche Reaktion durch Mammaprothese oder -implantat*

T85.82 *Kapselfibrose der Mamma durch Mammaprothese oder -implantat*

T85.83 *Sonstige Komplikationen durch Mammaprothese oder -implantat*

zugewiesen.

Bei kosmetischen Gründen für die Implantatentfernung ist

Z42.1 *Nachbehandlung unter Anwendung plastischer Chirurgie der Mamma [Brustdrüse]*

zu kodieren.

Vorsorglicher Wechsel einer Mammaprothese

Entscheidung des Schlichtungsausschusses zu der KDE 430, veröffentlicht am 16.12.2020

Frage: Ablatio mammae rechts wegen Mammakarzinom. Nach abgeschlossener Chemotherapie erfolgte der Brustaufbau mit Mammaprothese. Aufgrund einer fehlerhaft hergestellten Mammaprothese wurde der Versicherten angeraten, das Implantat vorsorglich entfernen zu lassen. Die Untersuchungen einschließlich bildgebender Verfahren sind ohne pathologischen Befund. Es erfolgt eine Reoperation mit Prothesenwechsel. Bei der histologischen Untersuchung des periprothetischen Gewebes Fremdkörperreaktionen ohne Hinweis auf Prothesendefekt. Was ist die Hauptdiagnose?

Entscheidung: Wenn bei einer Patientin mit Zustand nach Ablatio mammae rechts wegen Mammakarzinom nach abgeschlossener Chemotherapie sowie nach Brustaufbau mit Mammaprothese nunmehr aufgrund einer fehlerhaft hergestellten Mammaprothese der Patientin angeraten wird das Implantat vorsorglich entfernen zu lassen, die diesbezüglichen Untersuchungen einschließlich bildgebender Verfahren ohne pathologischen Befund sind, eine Reoperation mit Prothesenwechsel erfolgt und bei der histologischen Untersuchung des periprothetischen Gewebes Fremdkörperreaktionen ohne Hinweis auf einen Prothesendefekt bzw. eine eingetretene Komplikation gefunden werden, wird der Kode Z40.8 *Sonstige prophylaktische Operation* als Hauptdiagnose angegeben.

Subkutane prophylaktische Brustamputation

Diese Operation wird z.B. bei Diagnosen wie Brustkrebs in der Familienanamnese, chronischem Schmerz, chronischer Infektion, lobulärem Mammakarzinom in der Brust der Gegenseite, Carcinoma in situ der Mamma oder fibrozystischer Mastopathie durchgeführt. **Diese Zustände sind als Hauptdiagnose zu kodieren**.

Kommentar:

Dieser Abschnitt in der DKR 1205 regelt bei stationärer Aufnahme zur subkutanen prophylaktischen Brustamputation die Kodierung bestimmter Zustände als Hauptdiagnose. Bei z.B. positiver Familienanamnese und nachgewiesener Genmutation wäre Z80.3 *Bösartige Neubildung der Brustdrüse [Mamma] in der Familienanamnese* die Hauptdiagnose. Es kann daraus nicht abgeleitet werden, dass ein Kode aus Z40.0- *Prophylaktische Operation wegen Risikofaktoren in Verbindung mit bösartigen Neubildungen* nicht zusätzlich angegeben werden darf, sofern die Nebendiagnosendefinition erfüllt ist. Entsprechend kann in der genannten Fallkonstellation Z40.00 *Prophylaktische Operation an der Brustdrüse [Mamma]* zusätzlich verschlüsselt werden.

1205

Entscheidung des Schlichtungsausschusses zu der KDE 561, veröffentlicht am 06.10.2020

Frage: Der stationäre Aufenthalt einer 35-jährigen Frau mit nachgewiesener BRCA1-Mutation und positiver Familienanamnese erfolgt zur prophylaktischen Mastektomie. Was ist die Hauptdiagnose? Kann Q99.8 *Sonstige näher bezeichnete Chromosomenanomalien* als Nebendiagnose angegeben werden?

Entscheidung: Erfolgt die Aufnahme zur prophylaktischen Operation der Brust bei nachgewiesener BRCA1-Mutation und positiver Familienanamnese und findet sich im Resektat keine maligne Neubildung ist Z80.3 *Bösartige Neubildung der Brustdrüse [Mamma] in der Familienanamnese* als Hauptdiagnose anzugeben. Der Kode Q99.8 *Sonstige näher bezeichnete Chromosomenanomalien* kann im vorliegenden Fall nicht als Nebendiagnose angegeben werden.

13 KRANKHEITEN DES MUSKEL-SKELETT-SYSTEMS UND DES BINDEGEWEBES

1310u Multimodale rheumatologische Komplexbehandlung

Entscheidung des Schlichtungsausschusses zu der KDE 372, veröffentlicht am 16.12.2020

Frage: OPS 8-983 *Multimodale rheumatologische Komplexbehandlung* fordert Leistungen in definierter „Therapiedichte" bei Einsatz explizit benannter Therapiebereiche.

1. Können solche Leistungen hinzugerechnet werden, die durch das Pflegepersonal der Station erbracht werden?
2. Können Leistungen in vollem Zeitumfang hinzugerechnet werden, die keine durchgehende Anwesenheit eines Vertreters der benannten Therapiebereiche erfordern (z.B. Belassen eines Coolpacks oder einer Rotlichtlampe für 30 Minuten)?

Entscheidung: Bei der Anrechnung von Therapiezeiten der genannten Therapiebereiche im Rahmen des OPS-Kodes 8-983 *Multimodale rheumatologische Komplexbehandlung* sind die Leistungen von Pflegepersonal nur dann anzurechnen, sofern die jeweils hierzu erforderliche berufsrechtliche bzw. fachliche Qualifikation für den zutreffenden Therapiebereich vorliegt.

Es können pauschal Leistungen in hälftigem Zeitumfang (z. B. 15 Minuten für eine Therapieeinheit von 30 Minuten) hinzugerechnet werden, die keine durchgehende Anwesenheit eines Vertreters der benannten Therapiebereiche erfordern (z. B. Rotlichtlampe).

14 KRANKHEITEN DES UROGENITALSYSTEMS

1401w Dialyse

Diagnosen

Die Hauptdiagnose bei Patienten, die speziell zur Dialyse aufgenommen werden, hängt von der Dauer des Krankenhausaufenthaltes ab.

a) Ein **Tagesfall** (Aufnahme und Entlassung am selben Tag oder nach Nachtdialyse am darauf folgenden Tag) hat die Hauptdiagnose

Z49.1 *Extrakorporale Dialyse.*

Als Nebendiagnose ist außerdem die zugrunde liegende Krankheit zu kodieren.

b) Bei einem **mehrtägigen Aufenthalt** (Entlassung am Tag, der dem Aufnahmetag folgt oder später) ist als Hauptdiagnose die Krankheit zu kodieren, die die Aufnahme ins Krankenhaus erforderte. Z49.1 *Extrakorporale Dialyse* und Z99.2 *Langzeitige Abhängigkeit von Dialyse bei Niereninsuffizienz* sind nicht zuzuweisen.

Kommentar:

Der letzte Satz in Absatz b) regelt, dass Z49.1 *Extrakorporale Dialyse* und Z99.2 *Langzeitige Abhängigkeit von Dialyse bei Niereninsuffizienz* bei mehrtägigem Aufenthalt **nicht zuzuweisen sind**, also auch nicht als Nebendiagnosen.

Prozeduren

Die Kodes für **kontinuierlich durchgeführte** Hämofiltrationen (8-853.1, .7, .8), Hämodialysen (8-854.6, .7), Hämodiafiltrationen (8-855.1, .7, .8) und Peritonealdialysen (8-857.1, .2) verschlüsseln an 6. Stelle die Dauer der Maßnahme.

Die Dauer ist vom Beginn bis zum Ende einer Behandlung zu ermitteln. Bei mehreren Anwendungen eines kontinuierlichen Verfahrens während eines stationären Aufenthaltes ist jede Anwendung mit einem Kode zu verschlüsseln (keine Addition der Behandlungszeiten). Ein Filterwechsel oder eine vergleichbare technisch bedingte Unterbrechung sowie eine Unterbrechung bis 24 Stunden eines kontinuierlichen Verfahrens begründet jedoch keine erneute Verschlüsselung.

Entscheidung des Schlichtungsausschusses zu dem Antrag S20210008 „Berechnung der Dauer einer kontinuierlichen Dialyse", veröffentlicht am 06.09.2023

Entscheidung: Bei kontinuierlichen Nierenersatzverfahren gemäß den OPS-Kodes 8-853, 8-854, 8-855, 8-857 und 8-85a sind Zeiten einer Unterbrechung von jeweils bis zu 24 Stunden bei der Berechnung der Dauer der einzelnen Behandlungszyklen/Anwendungen mitzuzählen. Sofern, retrospektiv betrachtet, das Verfahren nach einer Unterbrechung von mehr als 24 Stunden endete oder nach mehr als 24 Stunden wiederaufgenommen wurde, ist der Behandlungszyklus abgeschlossen. Am letzten Tag des Behandlungszyklus wird die Stundenzahl von 00:00 Uhr bis zur tatsächlichen Beendigung des Verfahrens, auf volle Stunden aufgerundet, berechnet.

1403d Anogenitale Warzen

Aufnahmen zur Behandlung von **anogenitalen Warzen** werden mit einer Hauptdiagnose aus der unten angeführten Liste kodiert:

Perianal	K62.8	*Sonstige näher bezeichnete Krankheiten des Anus und des Rektums*
Cervix uteri betreffend	N88.8	*Sonstige näher bezeichnete nichtentzündliche Krankheiten der Cervix uteri*
Vaginal	N89.8	*Sonstige näher bezeichnete nichtentzündliche Krankheiten der Vagina*
Vulva betreffend	N90.8	*Sonstige näher bezeichnete nichtentzündliche Krankheiten der Vulva und des Perineums*
Penis betreffend	N48.8	*Sonstige näher bezeichnete Krankheiten des Penis*

Der Kode

A63.0 *Anogenitale (venerische) Warzen*

ist als Nebendiagnose anzugeben.

15 SCHWANGERSCHAFT, GEBURT UND WOCHENBETT

1501s Definition von Lebend-, Totgeburt und Fehlgeburt

Lebendgeborenes

Ein Lebendgeborenes ist eine aus der Empfängnis stammende Frucht, die unabhängig vom Schwangerschaftsalter vollständig aus dem Mutterleib ausgestoßen oder extrahiert ist, nach Verlassen des Mutterleibes atmet oder irgendein anderes Lebenszeichen erkennen lässt, wie Herzschlag, Pulsation der Nabelschnur oder deutliche Bewegung der willkürlichen Muskulatur, gleichgültig, ob die Nabelschnur durchtrennt oder die Plazenta ausgestoßen wurde oder nicht. Jedes unter diesen Voraussetzungen neugeborene Kind ist als lebendgeboren zu betrachten.

(1) Eine Lebendgeburt liegt vor, wenn bei einem Kind nach der Scheidung vom Mutterleib entweder das Herz geschlagen oder die Nabelschnur pulsiert oder die natürliche Lungenatmung eingesetzt hat.[3]

Fetaltod [totgeborener Fetus]

Fetaltod ist der Tod einer aus der Empfängnis stammenden Frucht vor der vollständigen Ausstoßung oder Extraktion aus dem Mutterleib, unabhängig von der Dauer der Schwangerschaft; der Tod wird dadurch angezeigt, dass der Fetus nach dem Verlassen des Mutterleibs weder atmet noch andere Lebenszeichen erkennen lässt, wie zum Beispiel Herzschlag, Pulsation der Nabelschnur oder deutliche Bewegungen der willkürlichen Muskulatur.

(2) Hat sich keines der in Absatz 1 genannten Merkmale des Lebens gezeigt, gilt die Leibesfrucht als ein tot geborenes Kind im Sinne des § 21 Absatz 2 des Gesetzes, wenn

1. das Gewicht des Kindes mindestens 500 Gramm beträgt oder
2. das Gewicht des Kindes unter 500 Gramm beträgt, aber die 24. Schwangerschaftswoche erreicht wurde,

im Übrigen als Fehlgeburt. Eine Fehlgeburt wird nicht im Personenstandsregister beurkundet. Sie kann von einer Person, der bei Lebendgeburt die Personensorge zugestanden hätte, dem Standesamt, in dessen Zuständigkeitsbereich die Fehlgeburt erfolgte, angezeigt werden. In diesem Fall erteilt das Standesamt dem Anzeigenden auf Wunsch eine Bescheinigung mit einem Formular nach dem Muster der Anlage 11.[4]

(3) Eine Fehlgeburt ist abweichend von Absatz 2 Satz 2 als ein tot geborenes Kind zu beurkunden, wenn sie Teil einer Mehrlingsgeburt ist, bei der mindestens ein Kind nach Absatz 1 oder 2 zu beurkunden ist; § 21 Absatz 2 des Gesetzes gilt entsprechend.[3]

(ICD-10 Band II, Regelwerk, Kapitel 5.7.1)

[3] *Deutsche Definition nach Paragraph 31, Abs. 1 der Verordnung zur Ausführung des Personenstandsgesetzes i.d.F. der Bekanntmachung vom 28.11.2008 (BGBl.I.,S. 2263).*

[4] *Siehe Deutsche Definition nach Paragraph 31, Abs. 2 und 3 der Verordnung zur Ausführung des Personenstandsgesetzes i.d.F. der Bekanntmachung vom 29.10.2018 (BGBl.I.,S. 1768).*

1504o Komplikationen nach Abort, Extrauteringravidität und Molenschwangerschaft (O08.–)

Ein Kode aus

O08.– *Komplikationen nach Abort, Extrauteringravidität und Molenschwangerschaft*

wird **nur dann** als **Hauptdiagnose** zugewiesen, wenn eine Patientin wegen einer Spätkomplikation in Folge eines zuvor behandelten Aborts stationär aufgenommen wird.

Beispiel 1

Eine Patientin wird mit disseminierter intravasaler Gerinnung nach einem Abort in der 10. SSW aufgenommen, der vor zwei Tagen in einem anderen Krankenhaus stattfand.

Hauptdiagnose:	O08.1	*Spätblutung oder verstärkte Blutung nach Abort, Extrauteringravidität und Molenschwangerschaft*
Nebendiagnose:	D65.1	*Disseminierte intravasale Gerinnung [DIG, DIC]*

Die Schwangerschaftsdauer wird nicht als Nebendiagnose kodiert, da die Aufnahme zur Behandlung einer Komplikation nach zuvor behandeltem Abort erfolgt.

Ein Kode aus

O08.– *Komplikationen nach Abort, Extrauteringravidität und Molenschwangerschaft*

wird als **Nebendiagnose** zugeordnet, um eine mit den Diagnosen der Kategorien O00–O02 (*Extrauteringravidität, Blasenmole, sonstige abnorme Konzeptionsprodukte)* verbundene Komplikation zu verschlüsseln.

Beispiel 2

Eine Patientin wird wegen Tubarruptur bei Eileiterschwangerschaft in der 6. SSW mit Schock aufgenommen.

Hauptdiagnose:	O00.1	*Tubargravidität*
Nebendiagnose(n):	O08.3	*Schock nach Abort, Extrauteringravidität und Molenschwangerschaft*
	O09.1!	*Schwangerschaftsdauer, 5 bis 13 vollendete Wochen*

Wenn eine Patientin aufgenommen wird, weil nach Abortbehandlung bei einer vorhergehenden Behandlung Teile der Fruchtanlage zurückgeblieben sind, wird als Hauptdiagnose ein **inkompletter** Abort mit Komplikation kodiert (O03–O06 mit einer vierten Stelle .0 bis .3).

Beispiel 3

Eine Patientin wird mit Blutung bei retinierter Fruchtanlage zwei Wochen nach einem Spontanabort stationär aufgenommen. Der Abort fand in der 5. Schwangerschaftswoche statt und wurde ambulant behandelt.

Hauptdiagnose:	O03.1	*Spontanabort, inkomplett, kompliziert durch Spätblutung oder verstärkte Blutung*

Die Schwangerschaftsdauer wird nicht als Nebendiagnose kodiert, da die Aufnahme zur Behandlung einer Komplikation nach zuvor behandeltem Abort erfolgt.

Ein Kode aus

O08.– *Komplikationen nach Abort, Extrauteringravidität und Molenschwangerschaft*

wird in Verbindung mit Diagnosen der Kategorien O03–O07 **als Nebendiagnose** angegeben, wenn die Kodierung dadurch genauer wird (vergleiche Beispiel 3 und Beispiel 4).

Beispiel 4

Eine Patientin wird mit einem inkompletten Abort in der 12. Schwangerschaftswoche und Kreislaufkollaps stationär aufgenommen.

Hauptdiagnose:	O03.3	*Spontanabort, inkomplett, mit sonstigen und nicht näher bezeichneten Komplikationen*
Nebendiagnose(n):	O08.3	*Schock nach Abort, Extrauteringravidität und Molenschwangerschaft*
	O09.1!	*Schwangerschaftsdauer, 5 bis 13 vollendete Wochen*

1505m Vorzeitige Beendigung der Schwangerschaft

Erfolgt die Aufnahme zur vorzeitigen Beendigung der Schwangerschaft durch Abort (Fetalgewicht unter 500g, keine Vitalitätszeichen), z.B. aus medizinischen Gründen, oder aufgrund eines behandlungs- bzw. überwachungsbedürftigen Zustandes und es kommt im selben Aufenthalt zur vorzeitigen Beendigung der Schwangerschaft durch Abort, so ist

O04.– *Ärztlich eingeleiteter Abort*

als Hauptdiagnose zuzuordnen, zusammen mit einem Kode aus

O09.–! *Schwangerschaftsdauer*

und einem Kode, der den Grund für die Beendigung angibt, wie z.B.

O35.0 *Betreuung der Mutter bei (Verdacht auf) Fehlbildung des Zentralnervensystems beim Fetus.*

Erfolgt die Aufnahme zur vorzeitigen Beendigung der Schwangerschaft durch Entbindung, z.B. aus medizinischen Gründen, oder aufgrund eines behandlungs- bzw. überwachungsbedürftigen Zustandes und es kommt im selben Aufenthalt zur vorzeitigen Beendigung der Schwangerschaft durch Entbindung, so ist der Grund für die vorzeitige Beendigung der Schwangerschaft als Hauptdiagnose anzugeben, wie z.B.

O35.0 *Betreuung der Mutter bei (Verdacht auf) Fehlbildung des Zentralnervensystems beim Fetus.*

Als Nebendiagnosen sind

O60.1 *Vorzeitige spontane Wehen mit vorzeitiger Entbindung* oder
O60.3 *Vorzeitige Entbindung ohne spontane Wehen*

O09.–! *Schwangerschaftsdauer*

sowie

Z37.0! *Lebendgeborener Einling* oder
Z37.1! *Totgeborener Einling*
(bzw. die analogen Kodes bei Mehrlingen)

zuzuweisen.

Kommentar:

Diese Kodierrichtlinie kann in bestimmten Fällen im Widerspruch zur DKR D002 *Hauptdiagnose* stehen und findet immer dann Anwendung, wenn eine Schwangerschaft vorzeitig beendet wird, auch wenn es nicht der Hauptdiagnosendefinition entspricht. Beispiel: Stationäre Aufnahme einer Patientin mit Morbus Crohn, Schwangerschaft nicht bekannt. Während des stationären Aufenthaltes wird die Schwangerschaft festgestellt und aufgrund der Erkrankung und ihrer Behandlung während desselben Aufenthaltes aus medizinischen Gründen beendet. Hauptdiagnose ist in diesem Fall der ärztlich eingeleitete Abort (O04.-) und nicht Morbus Crohn.

Die in DKR 1505 getroffenen Regelungen zum Abort gelten nur für den ärztlich eingeleiteten Abort im Sinne einer aktiven vorzeitigen Beendigung der Schwangerschaft. Für alle anderen Aborte gilt die Hauptdiagnosendefinition.

1507e Resultat der Entbindung

Für **jede** Entbindung ist von dem Krankenhaus, in dem die Geburt stattgefunden hat, der passende Kode aus

Z37.–! *Resultat der Entbindung*

bei der Mutter zu kodieren. Er darf nicht die Hauptdiagnose sein.

Kommentar:

Ein Kode aus Z37.-! *Resultat der Entbindung* ist dann von dem Krankenhaus anzugeben, wenn die Geburt auch in diesem Krankenhaus stattgefunden hat. Eine Geburt hat im Krankenhaus stattgefunden, wenn die Nabelschnur im Krankenhaus durchtrennt worden ist.

1508n Dauer der Schwangerschaft

Ein Kode aus

O09.–! *Schwangerschaftsdauer*

ist bei stationärer Aufnahme einer Schwangeren immer als Nebendiagnose zu kodieren (in den Basisdaten der Mutter). Maßgeblich ist die Schwangerschaftsdauer zum Zeitpunkt der Aufnahme.

Bei Aufnahme zur Behandlung von Komplikationen nach zuvor behandeltem Abort wird die Schwangerschaftsdauer **nicht** kodiert.

Beispiel 1

Spontane vaginale Geburt eines gesunden Neugeborenen in der 39. Schwangerschaftswoche, Damm intakt.

Hauptdiagnose:	O80	*Spontangeburt eines Einlings*
Nebendiagnose(n):	Z37.0!	*Lebendgeborener Einling*
	O09.6!	*Schwangerschaftsdauer 37. Woche bis 41 vollendete Wochen*
Prozedur:	9-260	*Überwachung und Leitung einer normalen Geburt*

Kommentar:

Ein Kode für das Schwangerschaftsalter bzw. die Schwangerschaftsdauer ist immer nur einmal und in Bezug auf den Zeitpunkt der Aufnahme zu verschlüsseln, auch wenn eine Schwangere in der 28. Schwangerschaftswoche aufgenommen und erst nach der Geburt ihres Kindes in der 39. Schwangerschaftswoche entlassen wird.

Die DKR konnte bis einschließlich 2014 missverstanden werden, dass das Schwangerschaftsalter zwingend zum Zeitpunkt der Aufnahme zu kodieren ist. Ab 2015 ist daher durch eine Umformulierung des Textes klargestellt worden, dass das zum Zeitpunkt der Aufnahme bestehende Schwangerschaftsalter zu kodieren ist, unabhängig vom Datum der Kodierung.

1509a Mehrlingsgeburt

Wenn eine Mehrlingsschwangerschaft zur spontanen Geburt von z.B. Zwillingen führt, werden die Kodes

O30.0 *Zwillingsschwangerschaft*

Z37.2! *Zwillinge, beide lebendgeboren*

9-261 *Überwachung und Leitung einer Risikogeburt*

zugewiesen.

Wenn die Kinder einer Mehrlingsgeburt auf unterschiedliche Weise geboren werden, sind beide Entbindungsmethoden zu kodieren.

Beispiel 1

Vorzeitige Zwillingsgeburt in der 35. Woche, der erste Zwilling wird durch Extraktion aus Beckenendlage, der zweite durch eine „klassische Sectio“ (transisthmischen Querschnitt) bei Geburtshindernis durch Querlage entbunden.

Hauptdiagnose:	O64.8	*Geburtshindernis durch sonstige Lage-, Haltungs- und Einstellungsanomalien*
Nebendiagnose(n):	O32.5	*Betreuung der Mutter bei Mehrlingsschwangerschaft mit Lage- und Einstellungsanomalie eines oder mehrerer Feten*
	O30.0	*Zwillingsschwangerschaft*
	O60.1	*Vorzeitige spontane Wehen mit vorzeitiger Entbindung*
	O09.5!	*Schwangerschaftsdauer, 34 bis 36 vollendete Wochen*
	Z37.2!	*Zwillinge, beide lebendgeboren*
Prozedur(en):	5-727.1	*Spontane und vaginale operative Entbindung bei Beckenendlage, Assistierte Entbindung mit Spezialhandgriffen*
	5-740.1	*Klassische Sectio caesarea, sekundär*

1510v Komplikationen in der Schwangerschaft

Kapitel XV enthält zwei Bereiche zur Kodierung von Komplikationen in der Schwangerschaft:

O20–O29 *Sonstige Krankheiten der Mutter, die vorwiegend mit der Schwangerschaft verbunden sind*

und

O94–O99 *Sonstige Krankheitszustände während der Gestationsperiode, die anderenorts nicht klassifiziert sind.*

Zustände, die vorwiegend in Zusammenhang mit einer Schwangerschaft auftreten, können mit spezifischen Kodes aus O20–O29 verschlüsselt werden.

Beispiel 1

Eine Patientin wird in der 30. Schwangerschaftswoche zur Behandlung eines Karpaltunnelsyndroms, das sich durch die Schwangerschaft verschlimmerte, aufgenommen.

Hauptdiagnose:	O26.82	*Karpaltunnelsyndrom während der Schwangerschaft*
Nebendiagnose:	O09.4!	*Schwangerschaftsdauer 26.Woche bis 33 vollendete Wochen*

Das Karpaltunnelsyndrom, verschlimmert durch die Schwangerschaft, ist mit einer spezifischen Schlüsselnummer in Kapitel XV (O26.– *Betreuung der Mutter bei sonstigen Zuständen, die vorwiegend mit der Schwangerschaft verbunden sind*) vertreten. Die Schlüsselnummer gibt die Diagnose ausreichend genau wieder.

Diffuse Beschwerden bei bestehender Schwangerschaft, für die keine spezifische Ursache gefunden wird, sind mit

O26.88 *Sonstige näher bezeichnete Zustände, die mit der Schwangerschaft verbunden sind*

zu kodieren.

Um einen Diabetes mellitus in der Schwangerschaft zu kodieren, stehen die Kodes aus O24.– *Diabetes mellitus in der Schwangerschaft* zur Verfügung. Diese werden zusammen mit Kodes aus E10 bis E14 zur Bezeichnung des jeweils vorliegenden Diabetes mellitus sowie zur Abbildung vorliegender Komplikationen angegeben. Liegen Komplikationen (Manifestationen) vor, ist bei einem Kode aus E10 bis E14 die vierte Stelle entsprechend der Manifestation/en zu verschlüsseln. Außerdem sind die Kodes für die spezifischen Manifestationen anzugeben, sofern diese der Nebendiagnosendefinition entsprechen.

Um Infektionen des Urogenitaltraktes in der Schwangerschaft zu kodieren, stehen die Kodes aus O23.– *Infektionen des Urogenitaltraktes in der Schwangerschaft* zur Verfügung. Diese werden zusammen mit dem jeweils spezifischen Kode aus Kapitel XIV *Krankheiten des Urogenitalsystems* der ICD-10-GM zur Bezeichnung der jeweils vorliegenden Infektion angegeben. Die Kriterien der Nebendiagnosendefinition gelten entsprechend.

Um Erkrankungen der Leber in der Schwangerschaft zu kodieren, stehen Kodes aus O26.6- *Leberkrankheiten während der Schwangerschaft, der Geburt und des Wochenbettes* zur Verfügung. Dieser wird zusammen mit dem jeweils spezifischen Kode aus B15–B19 *Virushepatitis* oder aus K70–K77 *Krankheiten der Leber* der ICD-10-GM zur Bezeichnung der jeweils vorliegenden Leberkrankheit angegeben. Die Kriterien der Nebendiagnosendefinition gelten entsprechend.

Um einen Schock während oder nach Wehentätigkeit und Entbindung zu kodieren, steht der Kode O75.1 *Schock während oder nach Wehentätigkeit und Entbindung* zur Verfügung. Dieser wird zusammen mit dem spezifischen Kode aus R57.– *Schock, anderenorts nicht klassifiziert* angegeben. Die Kriterien der Nebendiagnosendefinition gelten entsprechend.

Um andere Komplikationen in der Schwangerschaft (oder Zustände, die sich in der Schwangerschaft verschlimmern oder die hauptsächlicher Anlass für geburtshilfliche Maßnahmen sind) zu kodieren, stehen die Kategorien

O98.– *Infektiöse und parasitäre Krankheiten der Mutter, die anderenorts klassifizierbar sind, die jedoch Schwangerschaft, Geburt und Wochenbett komplizieren*

und

O99.– *Sonstige Krankheiten der Mutter, die anderenorts klassifizierbar sind, die jedoch Schwangerschaft, Geburt und Wochenbett komplizieren*

zur Verfügung, die zusammen mit einem Nebendiagnosekode aus anderen Kapiteln der ICD-10-GM zur Bezeichnung der jeweils vorliegenden Erkrankung anzugeben sind (siehe die Beispiele 2 und 3).

Beispiel 2

Schwangerschaft (30. Schwangerschaftswoche), kompliziert durch Eisenmangelanämie

Hauptdiagnose:	O99.0	*Anämie, die Schwangerschaft, Geburt und Wochenbett kompliziert*
Nebendiagnose(n):	D50.9	*Eisenmangelanämie, nicht näher bezeichnet*
	O09.4!	*Schwangerschaftsdauer 26. Woche bis 33 vollendete Wochen*

Eine die Schwangerschaft komplizierende Anämie ist unter der Schlüsselnummer O99.0 klassifiziert. Es wird ein zusätzlicher Kode benötigt, um die Art der Anämie zu spezifizieren.

1510

Beispiel 3

Eine Patientin in der 30. Schwangerschaftswoche wird wegen eines allergischen Asthma bronchiale aufgenommen, das die Schwangerschaft kompliziert.

Hauptdiagnose:	O99.5	*Krankheiten des Atmungssystems, die Schwangerschaft, Geburt und Wochenbett komplizieren*
Nebendiagnose(n):	J45.09	*Vorwiegend allergisches Asthma bronchiale, ohne Angabe zu Kontrollstatus und Schweregrad*
	O09.4!	*Schwangerschaftsdauer 26.Woche bis 33 vollendete Wochen*

Kommentar:

Bei Vorliegen einer Schwangerschaft hat das Sonderkapitel XV "Schwangerschaft, Geburt und Wochenbett" in der ICD Vorrang vor den Organkapiteln [Quelle: ICD-10 (WHO), Band 2 – Regelwerk, Kapitel 4.2.8 und 4.5.4, 2016]. Wird z.B. eine Patientin notfallmäßig mit unklaren Unterbauchschmerzen in der 21. Schwangerschaftswoche in die Frauenklinik aufgenommen, eine akute Appendizitis diagnostiziert und eine Appendektomie durchgeführt, lautet die Hauptdiagnose O99.6 *Krankheiten des Verdauungssystems, die Schwangerschaft, Geburt und Wochenbett komplizieren.* K35.8 *Akute Appendizitis, nicht näher bezeichnet* wird als Nebendiagnose kodiert.

Schwangerschaft als Nebenbefund

Wenn eine Patientin wegen einer Erkrankung aufgenommen wird, die weder die Schwangerschaft kompliziert noch durch die Schwangerschaft kompliziert wird, wird der Kode für diese Erkrankung als Hauptdiagnose mit der passenden Nebendiagnose aus

Z34 *Überwachung einer normalen Schwangerschaft* oder

Z35.– *Überwachung einer Risikoschwangerschaft*

zugeordnet.

Beispiel 4

Eine Patientin in der 30. Schwangerschaftswoche wird mit Mittelhandfraktur aufgenommen.

Hauptdiagnose:	S62.32	*Fraktur eines sonstigen Mittelhandknochens, Schaft*
Nebendiagnose(n):	Z34	*Überwachung einer normalen Schwangerschaft*
	O09.4!	*Schwangerschaftsdauer 26.Woche bis 33 vollendete Wochen*

1512m Abnorme Kindslagen und -einstellungen

Kindliche Lage-, Haltungs- und Einstellungsanomalien sind zu kodieren, wenn sie **bei der Geburt** vorliegen.

Bei Geburt z.B. aus Beckenendlage ist bei Vorliegen eines Geburtshindernisses

O64.1 *Geburtshindernis durch Beckenendlage*

zu kodieren, oder bei Spontangeburt ohne Geburtshindernis

O32.1 *Betreuung der Mutter wegen Beckenendlage.*

Hinterhauptslagen wie die vordere, hintere, seitliche oder diagonale Hinterhauptslage werden nur dann kodiert, wenn ein Eingriff erfolgt.

1514c Verminderte Kindsbewegungen

Bei Aufnahmen mit der Diagnose „verminderte fetale Bewegungen" ist

O36.8 *Betreuung der Mutter wegen sonstiger näher bezeichneter Komplikationen beim Fetus*

zu kodieren, wenn die zugrunde liegende Ursache nicht bekannt ist.

Wenn eine zugrunde liegende Ursache für die verminderten fetalen Bewegungen bekannt ist, ist diese Ursache zu kodieren. O36.8 ist in diesem Fall nicht anzugeben.

1515a Uterusnarbe

O34.2 *Betreuung der Mutter bei Uterusnarbe durch vorangegangenen chirurgischen Eingriff* ist zuzuweisen, wenn:

- die Patientin aufgrund eines früheren Kaiserschnitts für einen Elektivkaiserschnitt aufgenommen wird.
- der Versuch einer vaginalen Entbindung bei Uterusnarbe (z.B. Kaiserschnitt- oder andere operative Uterusnarbe) nicht gelingt und zu einer Kaiserschnittgeburt führt.
- eine bestehende Uterusnarbe eine Behandlung erfordert, die Entbindung aber nicht während dieses Krankenhausaufenthaltes erfolgt, z.B. vorgeburtliche Betreuung wegen Uterusschmerzen durch eine bestehende Narbe.

1518a Entbindung vor der Aufnahme

Wenn eine Patientin vor der Aufnahme in das Krankenhaus ein Kind entbunden hat, keine operativen Prozeduren bezogen auf die Entbindung während der stationären Behandlung durchgeführt wurden und bei der Mutter keine Komplikationen im Wochenbett entstehen, wird der passende Kode aus Kategorie

Z39.– *Postpartale Betreuung und Untersuchung der Mutter*

zugeordnet.

Wenn eine **Komplikation** zur stationären Aufnahme führt, ist diese Komplikation als Hauptdiagnose zu kodieren. Ein Kode aus Z39.– ist als Nebendiagnose zuzuweisen.

Wenn eine Patientin nach einer Entbindung in ein anderes Krankenhaus verlegt wird, um ein krankes Kind zu begleiten, und die Patientin dort eine nachgeburtliche Routinebetreuung erhält, wird dort ebenfalls der passende Kode aus Z39.– zugeordnet.

1518

Kommentar:

Eine Geburt endet per definitionem mit der Geburt der Plazenta. Im ersten Absatz von DKR 1518 wird der Fall geregelt, bei dem eine Patientin vor der Aufnahme in das Krankenhaus **ein Kind** entbunden hat. Das bedeutet nicht, dass die Geburt abgeschlossen sein muss. Daher ist bei Geburt **eines Kindes außerhalb** des Krankenhauses und Geburt der **Plazenta im Krankenhaus** ohne Komplikationen und/oder operative Prozeduren ein Kode aus Z39.- *Postpartale Betreuung und Untersuchung der Mutter* die korrekte Hauptdiagnose. Bei Geburt eines Kindes außerhalb des Krankenhauses und Geburt der Plazenta im Krankenhaus mit Komplikationen und/oder operativen Prozeduren wird die entsprechende Komplikation als Hauptdiagnose kodiert.

Wenn eine Patientin zur Nachbetreuung nach Kaiserschnitt von einem Krankenhaus in ein anderes verlegt wird, ohne dass ein Zustand die Definition einer Haupt- oder Nebendiagnose erfüllt, dann ist dort der passende Z39.– Kode als Hauptdiagnose **und**

Z48.8 *Sonstige näher bezeichnete Nachbehandlung nach chirurgischem Eingriff*

als Nebendiagnose zuzuordnen.

1519m Frühgeburt, vorzeitige Wehen und frustrane Kontraktionen

Eine Entbindung (spontan, eingeleitet oder durch Kaiserschnitt) vor der abgeschlossenen 37. Schwangerschaftswoche (Frühgeburt) wird mit

O60.1 *Vorzeitige spontane Wehen mit vorzeitiger Entbindung* oder
O60.3 *Vorzeitige Entbindung ohne spontane Wehen*

kodiert.

Vorzeitige Wehen **mit** Wirkung auf die Zervix vor der abgeschlossenen 37. Schwangerschaftswoche, die zu einer termingerechten Entbindung beim selben Krankenhausaufenthalt führen, werden mit

O60.2 *Vorzeitige Wehen mit termingerechter Entbindung*

kodiert.

Vorzeitige Wehen **mit** Wirkung auf die Zervix vor der abgeschlossenen 37. Schwangerschaftswoche, die **nicht** zu einer Entbindung beim selben Krankenhausaufenthalt führen, werden mit

O60.0 *Vorzeitige Wehen ohne Entbindung*

kodiert.

Kontraktionen **ohne** Wirkung auf die Zervix werden mit

O47.0 *Frustrane Kontraktionen vor 37 vollendeten Schwangerschaftswochen* oder
O47.1 *Frustrane Kontraktionen ab 37 oder mehr vollendeten Schwangerschaftswochen*

kodiert.

Wenn der Grund für die Frühgeburt, die vorzeitigen Wehen oder die frustranen Kontraktionen bekannt ist, so ist dieser Grund zusätzlich zu verschlüsseln.

Außerdem ist jeweils bei allen Konstellationen als Nebendiagnose ein Kode aus

O09.–! *Schwangerschaftsdauer*

zuzuordnen.

1520n Verlängerte Schwangerschaftsdauer und Übertragung

O48 *Übertragene Schwangerschaft*

ist zu kodieren, wenn die Entbindung nach vollendeter 41. Schwangerschaftswoche erfolgt oder das Kind deutliche Übertragungszeichen zeigt.

1521o Protrahierte Geburt

Bei aktiver Wehensteuerung im Krankenhaus wird eine Geburt als protrahiert bezeichnet, wenn sie nach **18 Stunden** regelmäßiger Wehentätigkeit nicht unmittelbar bevorsteht. Die Kodierung erfolgt mit passenden Kodes aus:

O63.– *Protrahierte Geburt*

O75.5 *Protrahierte Geburt nach Blasensprengung*

O75.6 *Protrahierte Geburt nach spontanem oder nicht näher bezeichnetem Blasensprung*

Kommentar:

Diese Kodierrichtlinie definiert einen Mindestaufwand von 18 Stunden für die Dauer der gesamten Geburt, unabhängig von der Dauer der einzelnen Geburtsphasen. Eine protrahierte Geburt kann also nur dann kodiert werden, wenn die Geburt nach **insgesamt** 18 Stunden regelmäßiger Wehentätigkeit nicht unmittelbar bevorsteht. Die Kodierung soll u.a. mit einem passenden Kode aus O63.- erfolgen. In der Regel kommt hierfür nur O63.0 Protrahiert verlaufende Eröffnungsperiode (bei der Geburt) in Frage.

Ab 2016 ist in DKR 1521 klargestellt, dass auch mehrere Kodes verschlüsselt werden dürfen, wenn zum Beispiel Eröffnungs- und Austreibungsphase protrahiert verlaufen. Voraussetzung zur Kodierung der protrahierten Geburt bleibt aber eine Gesamtdauer von 18 Stunden regelmäßiger Wehentätigkeit im Krankenhaus. DKR 1521 dient - wie alle Regelungen der DKR - der Abbildung von Krankenhausleistungen, d.h. dass die regelmäßige Wehentätigkeit von 18 Stunden Dauer als Voraussetzung zur Kodierung einer protrahierten Geburt im Krankenhaus stattgefunden haben muss. Die Begleitung oder Betreuung einer Gebärenden mit Wehen außerhalb des Krankenhauses stellt keine vom Krankenhaus erbrachte Leistung dar.

1524a Verlängerung der Austreibungsphase bei Epiduralanästhesie

Eine Epiduralanästhesie kann die Austreibungsphase verlängern. Ist das der Fall, wird

O74.6 *Sonstige Komplikationen bei Spinal- oder Periduralanästhesie während der Wehentätigkeit und bei der Entbindung*

zugewiesen.

1525j Primärer und sekundärer Kaiserschnitt

Ein **primärer** Kaiserschnitt ist definiert als ein Kaiserschnitt, der als geplante Prozedur vor oder nach dem Einsetzen der Wehen durchgeführt wird; die Entscheidung zur Sectio wird dabei vor Einsetzen der Wehen getroffen.

1525

Ein **sekundärer** Kaiserschnitt (inkl. Notfallkaiserschnitt) wird definiert als ein Kaiserschnitt, der aufgrund einer Notfallsituation oder des Geburtsverlaufs aus mütterlicher oder kindlicher Indikation (z.B. HELLP-Syndrom, Geburtsstillstand, fetaler Distress) erforderlich war, auch wenn dieser primär geplant war. Zur Kodierung ist der passende Kode aus

5-74 *Sectio caesarea und Entwicklung des Kindes*

auszuwählen.

Beispiel 1

Bei einer Patientin mit Beckenendlage ist die Entbindung durch Kaiserschnitt in der 40. Schwangerschaftswoche geplant. Sie wird zwei Tage vor dem OP-Termin am Abend mit vorzeitigem Blasensprung aufgenommen. Alle Befunde sind unauffällig, kein Anhalt für eine beginnende oder drohende Amnioninfektion, keine Wehentätigkeit. Routinevorbereitung zur Sectio und Entscheidung zum Abwarten bis zum nächsten Morgen, an dem eine klassische Sectio durchgeführt wird.

Prozedur: 5-740.0 *Klassische Sectio caesarea: Primär*

Beispiel 2

Bei einer Patientin mit Beckenendlage ist die Entbindung durch Kaiserschnitt in der 40. Schwangerschaftswoche geplant. Sie wird zwei Tage vor dem OP-Termin am Abend mit vorzeitigem Blasensprung aufgenommen. Alle Befunde sind unauffällig, kein Anhalt für eine beginnende oder drohende Amnioninfektion, keine Wehentätigkeit. Routinevorbereitung zur Sectio und Entscheidung zum Abwarten bis zum nächsten Morgen. Im Laufe der Nacht zunehmende Wehen und Abgang von grünem Fruchtwasser. Entscheidung zur vorgezogenen Sectio noch in der Nacht aus kindlicher Indikation.

Prozedur: 5-740.1 *Klassische Sectio caesarea: Sekundär*

Kommentar:

Die im Jahr 2006 wegen fehlender Relevanz gestrichene DKR 1525 wurde 2009 wieder aufgenommen und modifiziert zur Klarstellung der Verschlüsselung einer primären bzw. sekundären Kaiserschnittentbindung, für die es keine einheitliche Definition gibt. Im Jahr 2011 wurden zur Erläuterung zwei Beispiele aufgenommen

Zum besseren Verständnis der Differenzierung soll noch folgendes Beispiel dienen:

Bei einer Patientin mit Beckenendlage ist die Entbindung durch Kaiserschnitt in der 40. Schwangerschaftswoche geplant. Sie wird zwei Tage vor dem OP-Termin am Abend mit vorzeitigem Blasensprung aufgenommen. Alle Befunde sind unauffällig, kein Anhalt für eine beginnende oder drohende Amnioninfektion, keine Wehentätigkeit. Routinevorbereitung zur Sectio, die noch am Abend durchgeführt wird.

Prozedur: 5-740.0 *Klassische Sectio caesarea: Primär*

16 BESTIMMTE ZUSTÄNDE, DIE IHREN URSPRUNG IN DER PERINATALPERIODE HABEN

1601a Neugeborene

Die Neonatalperiode ist in Deutschland wie folgt definiert:

„Die Neonatalperiode beginnt mit der Geburt und endet mit Vollendung des 28. Tages nach der Geburt."

(ICD Band II -Regelwerk, Kapitel 5.7.1)

Ein Kode der Kategorie

Z38.– *Lebendgeborene nach dem Geburtsort*

ist als Hauptdiagnose anzugeben, wenn das Neugeborene gesund ist (einschließlich der Kinder, bei denen eine Beschneidung vorgenommen wurde). Diese Kategorie beinhaltet Kinder, die

a) im Krankenhaus geboren wurden

b) außerhalb des Krankenhauses geboren und unmittelbar nach der Geburt aufgenommen wurden.

Beispiel 1

Ein Neugeborenes, zu Hause geboren (vaginale Entbindung), wird aufgenommen. Es liegt keine Erkrankung vor.

Hauptdiagnose:	Z38.1	*Einling, Geburt außerhalb des Krankenhauses*

Für Frühgeborene und bereits bei Geburt oder während des stationären Aufenthaltes erkrankte Neugeborene werden die Kodes für die krankhaften Zustände **vor** einem Kode aus Z38.– *Lebendgeborene nach dem Geburtsort* kodiert.

Beispiel 2

Ein Neugeborenes, im Krankenhaus gesund geboren (vaginale Entbindung), wird wegen drei Tage nach der Geburt auftretenden Krampfanfällen behandelt.

Hauptdiagnose:	P90	*Krämpfe beim Neugeborenen*
Nebendiagnose(n):	Z38.0	*Einling, Geburt im Krankenhaus*

Beispiel 3

Ein Frühgeborenes mit Entbindung in der 36. Schwangerschaftswoche und einem Geburtsgewicht von 2280 Gramm sowie leichter Asphyxie unter der Geburt wird sofort nach der Geburt behandelt.

Hauptdiagnose:	P07.12	*Neugeborenes mit sonstigem niedrigem Geburtsgewicht, Geburtsgewicht 1500 bis 2500 Gramm*
Nebendiagnose(n):	P21.1	*Leichte oder mäßige Asphyxie unter der Geburt*
	Z38.0	*Einling, Geburt im Krankenhaus*

Kodes aus Z38.– sind **nicht** zu verwenden, wenn die Behandlung während einer zweiten oder nachfolgenden stationären Aufnahme erfolgt.

Beispiel 4

Ein männliches Neugeborenes wird am 2. Tag nach einem Kaiserschnitt mit Atemnotsyndrom und Pneumothorax aus dem Krankenhaus A in das Krankenhaus B verlegt.

Krankenhaus A:

Hauptdiagnose:	P22.0	*Atemnotsyndrom [Respiratory distress syndrome] des Neugeborenen*
Nebendiagnose(n):	P25.1	*Pneumothorax mit Ursprung in der Perinatalperiode*
	Z38.0	*Einling, Geburt im Krankenhaus*

Krankenhaus B:

Hauptdiagnose:	P22.0	*Atemnotsyndrom [Respiratory distress syndrome] des Neugeborenen*
Nebendiagnose(n):	P25.1	*Pneumothorax mit Ursprung in der Perinatalperiode*

Beispiel 5

Ein Neugeborenes wird im Alter von sieben Tagen mit Icterus neonatorum wieder zur Phototherapie aufgenommen. Es wird eine anhaltende Lichttherapie über 12 Stunden durchgeführt.

Hauptdiagnose:	P59.9	*Neugeborenenikterus, nicht näher bezeichnet*
Prozedur(en):	8-560.2	*Lichttherapie des Neugeborenen (bei Hyperbilirubinämie)*

1602a Definition der Zustände, die ihren Ursprung in der Perinatalperiode haben

Die Perinatalperiode ist in Deutschland wie folgt definiert:

„Die Perinatalperiode beginnt mit Vollendung der 22. Schwangerschaftswoche (154 Tage; die Zeit, in der das Geburtsgewicht normalerweise 500 g beträgt) und endet mit der Vollendung des 7. Tages nach der Geburt."

(ICD Band II -Regelwerk, Kapitel 5.7.1)

Zur Verschlüsselung von Zuständen, die ihren Ursprung in der Perinatalperiode haben, steht das Kapitel XVI *Bestimmte Zustände, die ihren Ursprung in der Perinatalperiode haben* der ICD-10-GM zur Verfügung. Es sind auch die Erläuterungen im Kapitel XVI zu beachten.

Beispiel 1

Ein Frühgeborenes wird mit Lungenhypoplasie in die Kinderklinik eines anderen Krankenhauses verlegt. Die Mutter hatte in der 25. SSW einen vorzeitigen Blasensprung. Die Schwangerschaft wurde durch Tokolyse bis zur 29. SSW hinaus gezögert. Wegen V.a. Amnioninfektionssyndrom und pathologischem CTG erfolgte eine Schnittentbindung in der 29. SSW. Die Lungenhypoplasie wird auf die Frühgeburtlichkeit infolge des Blasensprungs zurückgeführt. Die aufnehmende Kinderklinik kodiert wie folgt:

Hauptdiagnose:	P28.0	*Primäre Atelektase beim Neugeborenen*
Nebendiagnose(n):	P01.1	*Schädigung des Fetus und Neugeborenen durch vorzeitigen Blasensprung*

Es ist auch zu berücksichtigen, dass einige Zustände (wie z.B. Stoffwechselstörungen), die während der Perinatalperiode auftreten können, nicht im Kapitel XVI klassifiziert sind. Wenn solch ein Zustand beim Neugeborenen auftritt, ist ein Kode aus dem entsprechenden Kapitel der ICD-10-GM **ohne** einen Kode aus Kapitel XVI zuzuordnen.

Beispiel 2

Ein Neugeborenes wird wegen Rotavirenenteritis aus der Geburtshilfe in die Pädiatrie verlegt.

Hauptdiagnose:	A08.0	*Enteritis durch Rotaviren*
Nebendiagnose(n):	Z38.0	*Einling, Geburt im Krankenhaus*

Kommentar:

Die P-Kodes aus Kapitel XVI der ICD beziehen sich auf "bestimmte Zustände, die ihren Ursprung in der **Perinatalperiode** haben". Die Perinatalperiode beginnt mit Vollendung der 22. Schwangerschaftswoche und endet mit der Vollendung des 7. Tages nach der Geburt.

Die ICD-Definition sollte wörtlich genommen werden. Auch wenn die Erkrankung nach dem 7. Tag auftritt oder behandelt wird, aber ihren Ursprung in der Perinatalperiode hat, darf z.B. P27.1 *Bronchopulmonale Dysplasie mit Ursprung in der Perinatalperiode* verschlüsselt werden. Die Festlegung des zeitlichen Urprungs bedarf der fachlichen Einschätzung im Einzelfall.

1603t Besondere Maßnahmen für das kranke Neugeborene

Parenterale Therapie

Ein Kode aus

8-010 *Applikation von Medikamenten und Elektrolytlösungen über das Gefäßsystem bei Neugeborenen*

wird z.B. zugewiesen, wenn **parenterale Flüssigkeitszufuhr** zur Behandlung mit Kohlenhydraten, zur Hydratation oder bei Elektrolytstörungen eingesetzt wird. Gleiches gilt für die präventive parenterale Flüssigkeitszufuhr bei Frühgeborenen unter 2000 g, die erfolgt, um einer Hypoglykämie oder Elektrolytentgleisung vorzubeugen.

1603

Kommentar:

Die beispielhafte Nennung der parenteralen Flüssigkeitszufuhr zur Behandlung mit Kohlenhydraten, zur Hydratation oder bei Elektrolytstörungen lässt nicht darauf schließen, dass auch andere Indikationen die Anwendung von Prozedurenkodes aus 8-010 rechtfertigen und z.B. eine präventive Flüssigkeitszufuhr bei Neugeborenen über 2000 g verschlüsselt werden darf. Die Möglichkeit der Kodierung bei präventiver parenteraler Flüssigkeitszufuhr gilt hier **ausschließlich** für Frühgeborene **unter** 2000 g.

Lichttherapie

Ein Diagnosekode für Neugeborenengelbsucht wird **nur** zugeordnet, wenn eine Lichttherapie **länger als zwölf Stunden** durchgeführt wurde.

1604a Atemnotsyndrom des Neugeborenen/Hyaline Membranenkrankheit/Surfactantmangel

Der Kode für das Atemnotsyndrom bei Neugeborenen (P22.0 *Atemnotsyndrom [Respiratory distress syndrome] des Neugeborenen*) ist der Kodierung folgender Zustände vorbehalten:

- Hyaline Membranenkrankheit
- Atemnotsyndrom
- Surfactant-Mangel

1605u Massives Aspirationssyndrom und transitorische Tachypnoe beim Neugeborenen

Die Kategorie

P24.– *Aspirationssyndrome beim Neugeborenen*

ist zu verwenden, wenn die Atemstörung – bedingt durch das Aspirationssyndrom – eine **Sauerstoffzufuhr** von **über 24 Stunden** Dauer erforderte.

Der Kode

P22.1 *Transitorische Tachypnoe beim Neugeborenen*

ist bei folgenden Diagnosen zu verwenden:

- transitorische Tachypnoe beim Neugeborenen (ungeachtet der Dauer der Sauerstofftherapie)

oder

- Aspirationssyndrom beim Neugeborenen, wenn die Atemstörung eine **Sauerstoffzufuhr** von **weniger als 24 Stunden** Dauer erforderte.

Systemische prophylaktische Chemotherapie bei transitorischer Tachypnoe bei Neugeborenen

Entscheidung des Schlichtungsausschusses zu der KDE 262, veröffentlicht am 21.07.2020

Frage: Einem Frühgeborenen wird wegen stöhnender Atmung und Tachypnoe bei Zustand nach vorzeitigem Blasensprung ein Antibiotikum (Mezlocillin) verabreicht. Beendigung der Gabe nach fünf Tagen bei fehlenden Entzündungsparametern, da sich kein Hinweis auf eine Neugeboreneninfektion ergab. Kann Z29.2 *Sonstige prophylaktische Chemotherapie* zusätzlich zu P22.1 *Transitorische Tachypnoe beim Neugeborenen* kodiert werden?

Entscheidung: Die prophylaktische Gabe eines Antibiotikums an ein Früh- oder Neugeborenes wegen stöhnender Atmung und Tachypnoe sowie Zustand nach vorzeitigem Blasensprung der Mutter ist mit dem Kode P22.1 *Transitorische Tachypnoe beim Neugeborenen* und zusätzlich dem Kode Z29.21 *Systemische prophylaktische Chemotherapie* zu kodieren.

1606e Hypoxisch-ischämische Enzephalopathie (HIE)

Die hypoxisch-ischämische Enzephalopathie wird klinisch wie folgt eingestuft:

1. Grad Übererregbarkeit, Hyperreflexie, erweiterte Pupillen, Tachykardie, aber keine Krampfanfälle.
2. Grad Lethargie, Miosis, Bradykardie, verminderte Reflexe (z.B. Moro-Reflex), Hypotonie und Krampfanfälle.
3. Grad Stupor, Schlaffheit, Krampfanfälle, fehlende Moro- und bulbäre Reflexe.

Die ICD-10-GM sieht für die Kodierung einer hypoxisch-ischämischen Enzephalopathie den Kode

P91.6 *Hypoxisch-ischämische Enzephalopathie beim Neugeborenen [HIE]*

vor. Die Kodes für den jeweiligen Schweregrad der HIE sind wie unten aufgelistet zusätzlich zu kodieren. Die oben aufgeführten Symptome sind – mit Ausnahme von Konvulsionen – nicht separat zu kodieren.

Kodierung 1. Grad	P91.3 +	*Zerebrale Übererregbarkeit des Neugeborenen*
	P21.0 **oder**	*Schwere Asphyxie unter der Geburt*
	P20.–	*Intrauterine Hypoxie*
Kodierung 2. Grad	P91.4 +	*Zerebraler Depressionszustand des Neugeborenen*
	P90 +	*Krämpfe beim Neugeborenen* (falls vorhanden)
	P21.0 **oder**	*Schwere Asphyxie unter der Geburt*
	P20.–	*Intrauterine Hypoxie*

1606

Kodierung 3. Grad	P91.5 +	*Koma beim Neugeborenen*
	P90 +	*Krämpfe beim Neugeborenen* (falls vorhanden)
	P21.0 **oder**	*Schwere Asphyxie unter der Geburt*
	P20.–	*Intrauterine Hypoxie*

18 SYMPTOME UND ABNORME KLINISCHE UND LABORBEFUNDE, DIE ANDERENORTS NICHT KLASSIFIZIERT SIND

1804f Inkontinenz

Der Befund Inkontinenz ist von klinischer Bedeutung, wenn

- die Inkontinenz nicht als im Rahmen einer Behandlung „normal" angesehen werden kann (z.B. nach bestimmten Operationen und bei bestimmten Zuständen).
- die Inkontinenz nicht als der normalen Entwicklung entsprechend angesehen werden kann (wie z.B. bei Kleinkindern).
- die Inkontinenz bei einem Patienten mit deutlicher Behinderung oder geistiger Retardierung andauert.

Die Kodes für Urin- oder Stuhlinkontinenz

N39.3 *Belastungsinkontinenz [Stressinkontinenz]*

N39.4- *Sonstige näher bezeichnete Harninkontinenz*

R32 *Nicht näher bezeichnete Harninkontinenz*,

R15 *Stuhlinkontinenz*

sind nur anzugeben, wenn die Inkontinenz ein Grund für eine stationäre Behandlung ist oder eine oben genannte klinische Bedeutung hat.

Kommentar:

Die klinische Bedeutung einer Inkontinenz im Sinne der in dieser Richtlinie angegebenen bzw. ausgeschlossenen Sachverhalte ist Voraussetzung für die Kodierung. Zu den Inkontinenzen, die im Rahmen einer Behandlung/Operation als „**normal**" angesehen werden und deshalb nicht zu kodieren sind, zählen beispielsweise eine postoperativ vorübergehende Harninkontinenz nach Prostataresektion oder die Stuhlinkontinenz nach tiefer Rektum-resektion.

1805f Fieberkrämpfe

R56.0 *Fieberkrämpfe*

wird nur dann als Hauptdiagnosekode angegeben, wenn keine auslösenden Erkrankungen wie Pneumonie oder andere Infektionsherde vorliegen. Ist eine zugrunde liegende Ursache bekannt, wird diese als Hauptdiagnose angegeben und R56.0 *Fieberkrämpfe* wird als Nebendiagnose zusätzlich kodiert.

1806u Schmerzdiagnosen und Schmerzbehandlungsverfahren

Akuter Schmerz

Wenn ein Patient wegen postoperativer Schmerzen oder wegen Schmerzen im Zusammenhang mit einer anderen Erkrankung behandelt wird, sind nur die durchgeführte Operation oder die schmerzverursachende Erkrankung zu kodieren.

R52.0 *Akuter Schmerz*

wird nur dann zugeordnet, wenn Lokalisation und Ursache des akuten Schmerzes nicht bekannt sind.

Entscheidung des Schlichtungsausschusses zu der KDE 168, veröffentlicht am 15.10.2020

Frage: Es wird ein Patient mit in das Bein ausstrahlenden heftigsten Rückenschmerzen im Sinne einer Lumboischialgie aufgenommen. Radiologisch findet sich eine Osteochondrose im LWS-Bereich. Es werden eine intensive Physiotherapie durchgeführt sowie Analgetika verabreicht. Ferner kommen Infiltrationen zur Anwendung. Was ist Hauptdiagnose?

Entscheidung: In dem beschriebenen Fall (KDE-168), bei dem der Patient mit in das Bein ausstrahlenden heftigen Rückenschmerzen im Sinne einer Lumboischialgie aufgenommen wird und sich radiologisch eine leicht ausgeprägte Osteochondrose im LWS-Bereich findet, worauf der Patient insgesamt mit einer intensiven Physiotherapie, Analgetika und Infiltrationen behandelt wird, ist die Lumboischialgie als Hauptdiagnose zu kodieren.

Nichtoperative Analgesieverfahren für akuten Schmerz (mit Ausnahme des OPS-Kodes 8-919 *Komplexe Akutschmerzbehandlung*) sind anzugeben, wenn sie als alleinige Maßnahme durchgeführt werden. Sie sind mit einem Kode aus 8-91 zu verschlüsseln (siehe **Fehler! Linkreferenz ungültig.** Beispiel 3 (Seite 50)).

Chronischer/therapieresistenter Schmerz/Tumorschmerz

Wird ein Patient speziell zur Schmerzbehandlung aufgenommen und wird ausschließlich der Schmerz behandelt, ist der Kode für die Lokalisation des Schmerzes als Hauptdiagnose anzugeben. Dies gilt auch für den Tumorschmerz. Die zugrunde liegende Erkrankung ist analog zu **Fehler! Linkreferenz ungültig.** (Seite 4) Absatz „Zuweisung eines Symptoms als Hauptdiagnose" als Nebendiagnose zu kodieren.

1806

Beispiel 1

Ein Patient wird zur Behandlung chronischer, therapieresistenter Schmerzen in der Kreuzgegend aufgrund eines Knochentumors aufgenommen. Dem Patienten wird ein Rückenmarkstimulator (Einzelelektrodensystem) mit einem permanenten Einzelelektrodensystem zur epiduralen Dauerstimulation implantiert. Es wird ausschließlich der Kreuzschmerz behandelt.

Hauptdiagnose:	M54.5	*Kreuzschmerz*
Nebendiagnose:	C41.4	*Bösartige Neubildung des Beckenknochens*
Prozedur(en):	5-039.e0	*Implantation oder Wechsel eines Neurostimulators zur epiduralen Rückenmarkstimulation mit Implantation oder Wechsel einer Neurostimulationselektrode, Einkanalstimulator, vollimplantierbar, nicht wiederaufladbar*
	5-039.34	*Implantation oder Wechsel einer permanenten Elektrode zur epiduralen Dauerstimulation, perkutan*

Die Kodes

R52.1 *Chronischer unbeeinflussbarer Schmerz* oder

R52.2 *Sonstiger chronischer Schmerz*

sind nur dann als **Hauptdiagnose** anzugeben, wenn die Lokalisation der Schmerzen nicht näher bestimmt ist (*siehe Ausschlusshinweise bei Kategorie* R52.–) **und** die Definition der Hauptdiagnose zutrifft.

Beispiel 2

Ein Patient wird ins Krankenhaus zur Untersuchung eines chronischen therapieresistenten Schmerzes aufgenommen. Ursache und nähere Zuordnung des Schmerzes kann während des Krankenhausaufenthaltes nicht bestimmt werden.

Hauptdiagnose:	R52.1	*Chronischer unbeeinflussbarer Schmerz*

In allen anderen Fällen von chronischem Schmerz muss die Erkrankung, die den Schmerz verursacht, als Hauptdiagnose angegeben werden, soweit diese für die stationäre Behandlung verantwortlich war.

Beispiel 3

Ein Patient wird zur Behandlung von Knochenmetastasen eines bösartigen Lungentumors im Oberlappen aufgenommen. Er erhält u.a. Morphium, um die schweren Knochenschmerzen zu kontrollieren.

Hauptdiagnose:	C79.5	*Sekundäre bösartige Neubildung des Knochens und des Knochenmarkes*
Nebendiagnose(n):	C34.1	*Bösartige Neubildung der Bronchien und der Lunge, Oberlappen (-Bronchus)*

Kommentar:

Die Kodierrichtlinie regelt die Hauptdiagnose in Fällen, in denen Patienten speziell zur Schmerzbehandlung aufgenommen werden und ausschließlich der Schmerz behandelt wird. Bei Patienten, die zur Behandlung des Krankheitsbildes einer chronischen Schmerzstörung mit somatischen und psychischen Faktoren aufgenommen werden und dieses Krankheitsbild (also nicht „ausschließlich der Schmerz“) behandelt wird, kann der Kode F45.41 *Chronische Schmerzstörung mit somatischen und psychischen Faktoren* Hauptdiagnose sein, wenn die medizinisch-inhaltlichen Voraussetzungen für seine Kodierung sowie die Definition der Hauptdiagnose erfüllt sind.

1807u Fieber, postoperativ

Entscheidung des Schlichtungsausschusses zu der KDE 77, veröffentlicht am 19.08.2020

Frage: Kann als Nebendiagnose T81.4 *Infektion nach einem Eingriff, anderenorts nicht klassifiziert* verschlüsselt werden, wenn nach der Operation kurzfristig postoperatives Fieber (einmalig am 3. postoperativen Tag) "ohne anatomisches Korrelat" bei "prophylaktischer" iv.-Antibiose auftritt?

Entscheidung: Einmalig auftretendes postoperatives Fieber (kontrolliert oder behandelt) ohne Infektion und ohne anatomisches Korrelat (z. B. Resorptionsfieber) ist mit dem Kode R50.9 *Fieber, nicht näher bezeichnet* zu kodieren. Der Kode T81.4 *Infektion nach einem Eingriff, anderenorts nicht klassifiziert* kann nicht kodiert werden, wenn keine Infektion vorliegt.

1808u Kachexie

Entscheidung des Schlichtungsausschusses zu der KDE 16, veröffentlicht am 15.10.2020

Frage: Wann darf R64 *Kachexie* verschlüsselt werden?

Entscheidung: Der Kode R64 *Kachexie* kann kodiert werden, wenn der Gewichtsverlust ≥ 5%* in ≤ 12 Monaten bei Vorliegen einer Erkrankung beträgt, PLUS DREI der folgenden Kriterien vorliegen:

- Verringerte Muskelkraft (z. B. Handgriffstärke)
- Erschöpfung
- Appetitlosigkeit
- Niedriger Fettfreie-Masse-Index (fettfreie Masse [kg]/Körpergröße^2 [m^2])
- Abnormale Biochemie
  - erhöhte Entzündungsmarker (CRP > 5,0 mg/L, IL-6 > 4,0 pg/mL), oder
  - Anämie (Hb < 12 g/dL), oder
  - niedriges Serumalbumin (< 32 g/L)

* ohne Ödem; falls Gewichtsverlust nicht eruierbar, ist ein BMI <20,0 kg/m^2 für die Diagnose der Kachexie ausreichend.

19 VERLETZUNGEN, VERGIFTUNGEN UND BESTIMMTE ANDERE FOLGEN ÄUSSERER URSACHEN

1902a Oberflächliche Verletzungen

Oberflächliche Verletzungen, z.B. Abschürfungen oder Prellungen, werden nicht kodiert, wenn sie mit schwereren Verletzungen derselben Lokalisation in Zusammenhang stehen, es sei denn, sie erhöhen den Aufwand für die Behandlung der schwereren Verletzung, z.B. durch eine zeitliche Verzögerung (s.a. DKR D003 *Nebendiagnosen* (Seite 15)).

Beispiel 1

Ein Patient kommt zur Behandlung einer suprakondylären Humerusfraktur und Prellung des Ellbogens sowie einer Fraktur des Skapulakorpus.

Hauptdiagnose:	S42.41	*Fraktur des distalen Endes des Humerus, suprakondylär*
Nebendiagnose(n):	S42.11	*Fraktur der Skapula, Korpus*

In diesem Fall ist die Prellung des Ellbogens nicht zu kodieren.

1903c Fraktur und Luxation

Zur Kodierung von Wirbelfrakturen/Luxationen s.a. DKR 1910 *Verletzung des Rückenmarks* (Seite 181).

Fraktur und Luxation mit Weichteilschaden

Zwei Kodes werden benötigt, um Frakturen und Luxationen mit Weichteilschaden zu kodieren. Zuerst ist der Kode der Fraktur oder der Kode der Luxation anzugeben und danach der entsprechende Kode für den Schweregrad des Weichteilschadens der Fraktur/Luxation (Sx1.84!–Sx1.89!). Nur geschlossene Frakturen 0. Grades oder Luxationen mit Weichteilschaden 0. Grades (gekennzeichnet durch „geringen Weichteilschaden, einfache Bruchform“) oder nicht näher bezeichneten Grades erhalten keine zusätzliche Schlüsselnummer.

Beispiel 1

Ein Patient wird mit einer offenen Oberschenkelfraktur II. Grades aufgenommen.

Hauptdiagnose:	S72.3	*Fraktur des Femurschaftes*
Nebendiagnose(n):	S71.88!	*Weichteilschaden II. Grades bei offener Fraktur oder Luxation der Hüfte und des Oberschenkels*

Beispiel 2

Ein Patient wird zur Behandlung einer offenen Schulterluxation mit Verlagerung des Humerus nach vorne und Weichteilschaden I. Grades aufgenommen.

Hauptdiagnose:	S43.01	*Luxation des Humerus nach vorne*
Nebendiagnose(n):	S41.87!	*Weichteilschaden I. Grades bei offener Fraktur oder Luxation des Oberarmes*

Luxationsfraktur

In diesen Fällen ist sowohl für die Fraktur als auch für die Luxation ein Kode zuzuweisen; der erste Kode für die Fraktur. In bestimmten Fällen sieht die ICD-10-GM für die mit einer Luxation kombinierte Fraktur eine von dieser Regel abweichende Kodierung vor:

Zum Beispiel ist die Monteggia-Luxationsfraktur als Fraktur klassifiziert (S52.21 *Fraktur des proximalen Ulnaschaftes mit Luxation des Radiuskopfes*).

Fraktur und Luxation an gleicher oder unterschiedlicher Lokalisation

Bei Vorliegen einer kombinierten Verletzung an gleicher Lokalisation ist die Angabe **eines** Zusatzkodes für den Weichteilschaden ausreichend.

Beispiel 3

Ein Patient wird zur Behandlung einer offenen Humeruskopffraktur I. Grades mit (offener) Schulterluxation nach vorne mit Weichteilschaden I. Grades aufgenommen.

Hauptdiagnose:	S42.21	*Fraktur des proximalen Endes des Humerus, Kopf*
Nebendiagnose(n):	S41.87!	*Weichteilschaden I. Grades bei offener Fraktur oder Luxation des Oberarmes*
	S43.01	*Luxation des Humerus nach vorne*

Liegen bei einem Patienten mehrere Frakturen oder Luxationen unterschiedlicher Lokalisation vor, so ist für jede Lokalisation der entsprechende Kode für den Schweregrad des Weichteilschadens der Fraktur/Luxation (Sx1.84!–Sx1.89!) anzugeben, soweit es sich nicht um einen Weichteilschaden 0. Grades handelt.

Knochenkontusion

Eine Knochenkontusion („bone bruise“, bildgebender Nachweis einer Fraktur der Spongiosa bei intakter Kortikalis) wird wie eine Fraktur an entsprechender Lokalisation kodiert.

1905l Offene Wunden/Verletzungen

Für jede Körperregion steht im Kapitel XIX ein Abschnitt für offene Wunden zur Verfügung. Hier sind auch Kodes aufgeführt, mit denen offene Wunden verschlüsselt werden, die mit einer Fraktur oder einer Luxation in Verbindung stehen oder bei denen durch die Haut in Körperhöhlen eingedrungen wurde (d.h. intrakranielle Wunden, intrathorakale Wunden und intraabdominale Wunden).

Die offene Wunde ist in diesen Fällen **zusätzlich** zur Verletzung (z.B. der Fraktur) zu kodieren, s.a. DKR 1903 *Fraktur und Luxation* (Seite 177).

Offene Verletzungen mit Gefäß-, Nerven- und Sehnenbeteiligung

Liegt eine Verletzung mit Gefäßschaden vor, hängt die Reihenfolge der Kodes davon ab, ob der Verlust der betroffenen Gliedmaße droht. Ist dies der Fall, so ist bei einer Verletzung mit Schädigung von Arterie und Nerv

- zuerst die arterielle Verletzung,
- danach die Verletzung des Nervs,
- danach ggf. eine Verletzung der Sehnen,
- schließlich die Fleischwunde anzugeben.

In Fällen, bei denen trotz einer Nerven- und Arterienschädigung der Verlust von Gliedmaßen unwahrscheinlich ist, ist die Reihenfolge der Kodierung je nach der Schwere der jeweiligen Schäden festzulegen.

Offene intrakranielle/intrathorakale/intraabdominelle Verletzung

Wenn eine offene intrakranielle/intrathorakale/intraabdominelle Verletzung vorliegt, ist zuerst der Kode für die intrakranielle/intrathorakale/intraabdominelle Verletzung anzugeben, gefolgt vom Kode für die offene Wunde.

Beispiel 1

Ein Patient wird mit vollständiger Zerreißung des Nierenparenchyms, Milzriss mit Parenchymbeteiligung und kleinen Risswunden an mehreren Dünndarmabschnitten sowie Heraustreten von Eingeweiden durch die Bauchwand aufgenommen.

Hauptdiagnose:	S37.03	*Komplette Ruptur des Nierenparenchyms*
Nebendiagnose(n):	S36.03	*Rissverletzung der Milz mit Beteiligung des Parenchyms*
	S36.49	*Verletzung des Dünndarmes, sonstiger und mehrere Teile des Dünndarmes*
	S31.83!	*Offene Wunde (jeder Teil des Abdomens, der Lumbosakralgegend und des Beckens) mit Verbindung zu einer intraabdominalen Verletzung*

Offene Fraktur mit intrakranieller/intrathorakaler/intraabdomineller Verletzung

Wo eine offene Schädelfraktur verbunden mit einer intrakraniellen Verletzung/offene Fraktur des Rumpfes zusammen mit einer intrathorakalen/intraabdominellen Verletzung vorliegt, ist

- ein Kode für die intrakranielle/intrakavitäre Verletzung anzugeben,
- einer der folgenden Kodes

  S01.83! *Offene Wunde (jeder Teil des Kopfes) mit Verbindung zu einer intrakraniellen Verletzung*

  S21.83! *Offene Wunde (jeder Teil des Thorax) mit Verbindung zu einer intrathorakalen Verletzung*

  oder

  S31.83! *Offene Wunde (jeder Teil des Abdomens, der Lumbosakralgegend und des Beckens) mit Verbindung zu einer intraabdominalen Verletzung*

- die Kodes für die Fraktur

und

- ein Kode für den Schweregrad des Weichteilschadens der offenen Fraktur aus

  S01.87!–S01.89!,

  S21.87!–S21.89!

  oder

  S31.87!–S31.89!.

Komplikationen offener Wunden

Die Kodierung von Komplikationen offener Wunden ist davon abhängig, ob die Komplikation wie z.B. eine Infektion mit einem spezifischen Kode näher bezeichnet werden kann. Ist die Kodierung mit einer spezifischen Schlüsselnummer der ICD-10-GM möglich, so ist zuerst der spezifische Kode für die Komplikation (z.B. Infektion wie Erysipel, Phlegmone oder Sepsis etc.) gefolgt von dem Kode für die offene Wunde anzugeben.

Beispiel 2

Ein Patient wird mit einer Phlegmone an der Hand nach einem Katzenbiss aufgenommen. Das Alter des Bisses ist nicht bekannt. Bei der Aufnahme finden sich am Daumenballen zwei punktförmige Wunden, die Umgebung ist gerötet, die Hand und der Unterarm sind stark geschwollen. Im Abstrich findet sich Staphylococcus aureus. Es wird eine intravenöse antibiotische Therapie eingeleitet.

Hauptdiagnose:	L03.10	*Phlegmone an der oberen Extremität*
Nebendiagnose(n):	S61.0	*Offene Wunde eines oder mehrerer Finger ohne Schädigung des Nagels*
	B95.6!	*Staphylococcus aureus als Ursache von Krankheiten, die in anderen Kapiteln klassifiziert sind*

Ist eine spezifische Verschlüsselung der Komplikation einer offenen Wunde nicht möglich, ist der Kode für die offene Wunde anzugeben, gefolgt von einem Kode aus

T89.0- *Komplikationen einer offenen Wunde.*

1909c Bewusstlosigkeit

Bewusstlosigkeit im Zusammenhang mit einer Verletzung

Wenn ein Verlust des Bewusstseins **im** Zusammenhang mit einer Verletzung aufgetreten ist, ist die Art der Verletzung **vor** einem Kode aus S06.7-! *Bewusstlosigkeit bei Schädel-Hirn-Trauma* für die Dauer der Bewusstlosigkeit anzugeben.

Beispiel 1

Der Patient wird mit einer Fraktur des Siebbeins (Röntgenaufnahme) aufgenommen. Im CT zeigt sich ein großes subdurales Hämatom. Der Patient war 3 Stunden bewusstlos.

Hauptdiagnose:	S06.5	*Traumatische subdurale Blutung*
Nebendiagnose(n):	S02.1	*Schädelbasisfraktur*
	S06.71!	*Bewusstlosigkeit bei Schädel-Hirn-Trauma, 30 Minuten bis 24 Stunden*
Prozedur(en):	3-200	*Native Computertomographie des Schädels*

Bewusstlosigkeit ohne Zusammenhang mit einer Verletzung

Sofern die Bewusstlosigkeit eines Patienten **nicht** mit einer Verletzung im Zusammenhang steht, sind folgende Kodes zu verwenden:

R40.0 *Somnolenz*
R40.1 *Sopor*
R40.2 *Koma, nicht näher bezeichnet*

1910t Verletzung des Rückenmarks (mit traumatischer Paraplegie und Tetraplegie)

Die akute Phase – unmittelbar posttraumatisch

Unter der akuten Phase einer Rückenmarksverletzung versteht man den Behandlungszeitraum unmittelbar nach dem Trauma. Sie kann mehrere Krankenhausaufenthalte umfassen.

Wenn ein Patient mit einer Verletzung des Rückenmarks aufgenommen wird (z.B. mit Kompression des Rückenmarks, Kontusion, Riss, Querschnitt oder Quetschung), sind folgende Details zu kodieren:

1. Die Art der Läsion des Rückenmarks ist als erster Kode anzugeben (komplette oder inkomplette Querschnittverletzung).
2. Die funktionale Höhe (Ebene) der Rückenmarksläsion ist mit einem Kode aus

   S14.7-!, S24.7-!, S34.7-! *Funktionale Höhe einer Verletzung des zervikalen/thorakalen/lumbosakralen Rückenmarkes*

zu verschlüsseln. Für die Höhenangabe der funktionalen Höhe sind die Hinweise bei S14.7-!, S24.7-! und S34.7-! in der ICD-10-GM zu beachten.

Patienten mit Rückenmarksverletzungen haben mit hoher Wahrscheinlichkeit eine Wirbelfraktur oder -luxation erlitten; demnach sind auch folgende Angaben zu kodieren:

3. Die Bruchstelle, wenn eine Fraktur der Wirbel vorliegt.
4. Der Ort der Luxation, wenn eine Luxation vorliegt.
5. Schweregrad des Weichteilschadens der Fraktur/Luxation

1910

Beispiel 1

Ein Patient wird mit einer Kompressionsfraktur an T12 aufgenommen. Es liegt eine Kompressionsverletzung des Rückenmarks auf derselben Höhe mit inkompletter Paraplegie auf der funktionalen Höhe L2 vor.

Hauptdiagnose:	S24.12	*Inkomplette Querschnittverletzung des thorakalen Rückenmarkes*
Nebendiagnose(n):	S34.72!	*Funktionale Höhe einer Verletzung des lumbosakralen Rückenmarkes, L2*
	S22.06	*Fraktur eines Brustwirbels, T11 und T12*

Die akute Phase – Verlegung des Patienten

Wenn ein Patient in Folge eines Traumas eine Verletzung des Rückenmarks erlitten hat und unmittelbar von einem Akutkrankenhaus in ein anderes Akutkrankenhaus verlegt wurde, ist in beiden Häusern der Kode für die Art der Verletzung als Hauptdiagnose anzugeben und der entsprechende Kode für die funktionale Höhe der Rückenmarksverletzung als erste Nebendiagnose.

Beispiel 2

Ein Patient wird mit einer schweren Rückenmarksverletzung in Krankenhaus A aufgenommen. Ein CT bestätigt eine Luxation des T7/8 Wirbels mit Verletzung des Rückenmarks auf derselben Höhe. Neurologisch zeigt sich ein inkompletter Querschnitt unterhalb T8. Nach Stabilisierung im Krankenhaus A wird der Patient ins Krankenhaus B verlegt, in dem eine Spondylodese durchgeführt wird.

	Krankenhaus A	
Hauptdiagnose:	S24.12	*Inkomplette Querschnittverletzung des thorakalen Rückenmarkes*
Nebendiagnose(n):	S24.75!	*Funktionale Höhe einer Verletzung des thorakalen Rückenmarkes, T8/T9*
	S23.14	*Luxation eines Brustwirbels, Höhe T7/8 und T8/9*
Prozedur(en):	3-203	*Native Computertomographie von Wirbelsäule und Rückenmark*
	Krankenhaus B	
Hauptdiagnose:	S24.12	*Inkomplette Querschnittverletzung des thorakalen Rückenmarkes*
Nebendiagnose(n):	S24.75!	*Funktionale Höhe einer Verletzung des thorakalen Rückenmarkes, T8/T9*
	S23.14	*Luxation eines Brustwirbels, Höhe T7/8 und T8/9*
Prozedur(en):	5-836.41	*Spondylodese, dorsal und ventral kombiniert, interkorporal, 2 Segmente*
	5-83b.31	*Osteosynthese (dynamische Stabilisierung) an der Wirbelsäule: durch ventrales Schrauben-Platten-System, 2 Segmente*

Rückenmarksverletzung – chronische Phase

Von der chronischen Phase einer Paraplegie/Tetraplegie spricht man, wenn die Behandlung der akuten Erkrankung (z.B. einer akuten Rückenmarksverletzung), die die Lähmungen verursachte, abgeschlossen ist.

Kommt ein Patient in dieser chronischen Phase zur Behandlung der Paraplegie/Tetraplegie, ist ein Kode der Kategorie

G82.– *Paraparese und Paraplegie, Tetraparese und Tetraplegie,* fünfte Stelle „.2" oder „.3"

als Hauptdiagnose anzugeben.
Wird ein Patient dagegen zur Behandlung einer anderen Erkrankung wie z.B. Harnwegsinfektion, Fraktur des Femur etc. aufgenommen, ist die zu behandelnde Erkrankung gefolgt von einem Kode der Kategorie

G82.– *Paraparese und Paraplegie, Tetraparese und Tetraplegie,* fünfte Stelle „.2" oder „.3"

anzugeben sowie andere vorliegende Erkrankungen. Die Reihenfolge dieser Diagnosen muss sich an der Definition der Hauptdiagnose orientieren.

Für die funktionale Höhe der Rückenmarksschädigung ist zusätzlich der passende Kode aus

G82.6-! *Funktionale Höhe der Schädigung des Rückenmarkes*

anzugeben.

Kommentar:

Bei der Angabe von anderen vorliegenden Erkrankungen ist zu beachten, dass die Nebendiagnosendefinition erfüllt ist.

Die Kodes für die Verletzung des Rückenmarks sind nicht anzugeben, da diese nur in der akuten Phase zu verwenden sind.

Beispiel 3

Ein Patient wird zur Behandlung einer Infektion des Harntraktes aufgenommen. Zusätzlich bestehen eine inkomplette schlaffe Paraplegie auf Höhe von L2, ein inkomplettes Cauda- (equina-) Syndrom und eine neurogene Blasenentleerungsstörung.

Hauptdiagnose:	N39.0	*Harnwegsinfektion, Lokalisation nicht näher bezeichnet*
Nebendiagnose(n):	G82.03	*Schlaffe Paraparese und Paraplegie, chronische inkomplette Querschnittlähmung*
	G82.66!	*Funktionale Höhe der Schädigung des Rückenmarkes, L2-S1*
	G83.41	*Inkomplettes Cauda- (equina-) Syndrom*
	G95.81	*Harnblasenlähmung bei Schädigung des unteren motorischen Neurons [LMNL]*

Anmerkung: Bei Vorliegen eines Cauda- (equina-) Syndroms mit neurogener Blasenfunktionsstörung wird der zutreffende Kode aus G83.4- *Cauda- (equina-) Syndrom* zusammen mit dem zutreffenden Kode aus G95.8- *Sonstige näher bezeichnete Krankheiten des Rückenmarkes* angegeben (siehe auch Hinweise in der ICD-10-GM bei den Kodes G83.4- und G95.8-).

1910

Kodierung von Wirbelfrakturen und -luxationen

Siehe auch DKR 1903 *Fraktur und Luxation* (Seite 177).

Bei Mehrfachfrakturen oder -luxationen wird jede Höhe einzeln angegeben.

Beispiel 4

Ein Patient wird mit einer komplizierten offenen Fraktur II. Grades des zweiten, dritten und vierten Brustwirbels mit Verschiebung auf Höhe T2/T3 und T3/T4 und kompletter Durchtrennung des Rückenmarks in Höhe T3 aufgenommen. Die neurologische Untersuchung bestätigt einen kompletten Querschnitt unterhalb T3.

Hauptdiagnose:	S24.11	*Komplette Querschnittverletzung des thorakalen Rückenmarkes*
Nebendiagnose(n):	S24.72!	*Funktionale Höhe einer Verletzung des thorakalen Rückenmarkes, T2/T3*
	S22.01	*Fraktur eines Brustwirbels, Höhe: T1 und T2*
	S22.02	*Fraktur eines Brustwirbels, Höhe: T3 und T4*
	S21.88!	*Weichteilschaden II. Grades bei offener Fraktur oder Luxation des Thorax*
	S23.11	*Luxation eines Brustwirbels, Höhe: T1/T2 und T2/T3*
	S23.12	*Luxation eines Brustwirbels, Höhe: T3/T4 und T4/T5*

1911s Mehrfachverletzungen und multiple Verletzungen

Diagnosen

Die **einzelnen** Verletzungen werden, wann immer möglich, entsprechend ihrer Lokalisation und ihrer Art so genau wie möglich kodiert.

Kombinationskategorien für **Mehrfachverletzungen** (T00–T07 *Verletzungen mit Beteiligung mehrerer Körperregionen*) und Kodes aus S00–S99 (Kodierung unterschiedlicher Verletzungen einzelner Körperregionen), die z.B. mit einer „.7“ an vierter Stelle **multiple Verletzungen** kodieren, sind nur dann zu verwenden, wenn die Anzahl der zu kodierenden Verletzungen die maximale Zahl der übermittelbaren Diagnosen überschreitet oder wenn die einzelnen Verletzungen entsprechend ihrer Lokalisation und Art bereits mit einer Kombinations-Schlüsselnummer so genau wie möglich kodiert werden können (siehe Beispiel 2). In den Fällen, bei denen die maximale Zahl der übermittelbaren Diagnosen überschritten wird, sind spezifische Kodes (Verletzung nach Lokalisation/Art) für die schwerwiegenderen Verletzungen zu verwenden und die Mehrfachkategorien, um weniger schwere Verletzungen (z.B. oberflächliche Verletzungen, offene Wunden sowie Distorsion und Zerrung) zu kodieren (*s.a.* DKR D012 *Mehrfachkodierung* (Seite 29)).

Beispiel 1

Schmetterlingsfraktur des Beckens

S32.5 **B** *Fraktur des Os pubis*

und

S32.81 **B** *Fraktur: Os ischium*

In der ICD-10-GM ist der Schmetterlingsbruch als Inklusivum dem Kode S32.7 *Multiple Frakturen mit Beteiligung der Lendenwirbelsäule und des Beckens* zugeordnet. Gemäß der oben aufgeführten Regeln zur möglichst genauen Kodierung der einzelnen Verletzungen und der Verwendung der Kodes aus S00–S99, die z.B. mit einer „.7" an vierter Stelle multiple Verletzungen kodieren, ist der Schmetterlingsbruch mit den spezifischen Kodes S32.5 *Fraktur des Os pubis* und S32.81 *Fraktur: Os ischium* zu kodieren, da sowohl die Lokalisation als auch die Art der Verletzungen durch die Einzelkodierung genauer als im Kode S32.7 abgebildet werden.

Beispiel 2

Bimalleolare Sprunggelenkfraktur

S82.81 *Bimalleolarfraktur*

Der Kode S82.81 *Bimalleolarfraktur* beschreibt die Art und Lokalisation der Verletzungen bereits spezifisch. In diesem Fall sind die Kodes S82.5 *Fraktur des Innenknöchels* und S82.6 *Fraktur des Außenknöchels* nicht zu verwenden. Mit der Verwendung der genannten Einzelkodes wäre kein zusätzlicher Informationsgewinn hinsichtlich der Lokalisation und Art der Verletzung verbunden.

Hinweis: Das Alphabetische Verzeichnis der ICD-10-GM schlägt für eine „Mehrfachverletzung" oder ein „Polytrauma" den Kode T07 (*Nicht näher bezeichnete multiple Verletzungen*) vor. Dieser Kode ist unspezifisch und deshalb nach Möglichkeit **nicht** zu verwenden.

1911

Kommentar:

Die Einfügung „z.B." ab 2019 soll darauf hinweisen, dass diese Regelung auch für Kombinationskategorien für Mehrfachverletzungen aus S00 – S99 gilt, wenn diese **nicht** mit einer „.7" an vierter Stelle multiple Verletzungen kodieren. Dies betrifft allerdings nur wenige Kodes, die zum Teil auch bereits in der ICD-10 entsprechende Hinweise bzw. Exklusiva im Hinblick auf die Kodierung der einzelnen Frakturen aufweisen.

Beispielsweise handelt es sich bei S22.1 *Multiple Frakturen der Brustwirbelsäule* um einen Kode für eine Mehrfachverletzung, der mit einer „.1" auf der vierten Stelle kodiert. Dennoch gilt die Regel, hier die spezifischen Kodes (Verletzung nach Lokalisation/Art) für die schwerwiegenderen Verletzungen zu verwenden (also beispielsweise die Einzelkodes für die Brustwirbel-Frakturen aus S22.0- und nicht die Kombinationskategorie), was allerdings auch im Exklusivum des Kodes bereits zum Ausdruck kommt („*Exkl.:* Multiple Frakturen der Brustwirbelsäule bei Angabe der Höhe (S22.0-). Kodiere jede Fraktur einzeln").

Da es bei manchen Anwendern weiterhin begriffliche Unklarheiten gab, wurden ab 2020 die Überschrift ergänzt („Mehrfachverletzungen und multiple Verletzungen"), weitere textliche Anpassungen vorgenommen und ein entsprechendes Beispiel eingefügt (Beispiel 1) um zu verdeutlichen, dass die Regelung sowohl für Mehrfachverletzungen (Verletzungen mehrerer Körperregionen) als auch für multiple Verletzungen (mehrere Verletzungen einer Körperregion) gilt. Zusätzlich wurde aber auch durch ein weiteres Beispiel verdeutlicht, dass die Verwendung mehrerer Kodes nicht vorgesehen ist, wenn sich die Verletzungen mit einem spezifischen Kode abbilden lassen (Beispiel 2).

Reihenfolge der Kodes bei multiplen Verletzungen

Im Fall von mehreren näher beschriebenen Verletzungen, die in Bezug zu Aufnahme, Untersuchungsbefunden und/oder der durchgeführten Therapie gleichermaßen die Kriterien für die Hauptdiagnose erfüllen, muss vom behandelnden Arzt entschieden werden, welche Diagnose am besten der Hauptdiagnose-Definition entspricht. Nur in diesem Fall ist vom behandelnden Arzt diejenige auszuwählen, die für Untersuchung und/oder Behandlung die meisten Ressourcen verbraucht hat.

Beispiel 3

Ein Patient wird mit fokaler Hirnkontusion, traumatischer Amputation eines Ohres, 20-minütiger Bewusstlosigkeit, Prellung von Gesicht, Kehlkopf und Schulter sowie mit Schnittwunden in Wange und Oberschenkel aufgenommen.

Hauptdiagnose:	S06.31	*Umschriebene Hirnkontusion*
Nebendiagnose(n):	S06.70!	*Bewusstlosigkeit bei Schädel-Hirn-Trauma, weniger als 30 Minuten*
	S08.1	*Traumatische Amputation des Ohres*
	S01.41	*Offene Wunde der Wange*
	S71.1	*Offene Wunde des Oberschenkels*
	S00.85	*Oberflächliche Verletzung sonstiger Teile des Kopfes, Prellung*
	S10.0	*Prellung des Rachens*
	S40.0	*Prellung der Schulter und des Oberarms*

In diesem Fall werden S09.7 *Multiple Verletzungen des Kopfes* und T01.8 *Offene Wunden an sonstigen Kombinationen von Körperregionen* **nicht** angegeben, da individuelle Kodes anzugeben sind, wann immer dies möglich ist.

Prozeduren

Zusätzlich zu den Kodes für die einzelnen durchgeführten Prozeduren ist bei der Versorgung von Mehrfachverletzungen und Polytraumen der passende **Zusatzkode**

5-981 *Versorgung bei Mehrfachverletzung*

bzw. aus

5-982 *Versorgung bei Polytrauma*

anzugeben.

1914u Verbrennungen und Verätzungen

Reihenfolge der Kodes

Das Gebiet mit der schwersten Verbrennung/Verätzung ist zuerst anzugeben. Eine Verbrennung/Verätzung 3. Grades ist demnach **vor** einer Verbrennung/Verätzung 2. Grades anzugeben, auch dann, wenn die Verbrennung/Verätzung 2. Grades einen größeren Teil der Körperoberfläche betrifft.

Verbrennungen/Verätzungen desselben Gebietes, aber unterschiedlichen Grades sind als Verbrennungen/Verätzungen des höchsten vorkommenden Grades zu kodieren.

Beispiel 1

Eine Verbrennung 2. und 3. Grades des Knöchels ist zu kodieren mit

Hauptdiagnose:	T25.3	*Verbrennung 3. Grades der Knöchelregion und des Fußes*

Verbrennungen/Verätzungen, die eine Hauttransplantation erfordern, sind immer **vor** denjenigen anzugeben, die keine Hauttransplantation erfordern.

Wenn mehrere Verbrennungen/Verätzungen **selben Grades** existieren, dann wird das Gebiet mit der größten betroffenen Körperoberfläche zuerst angegeben. Alle weiteren Verbrennungen/Verätzungen sind, wann immer möglich, mit ihrer jeweiligen Lokalisation zu kodieren.

Beispiel 2

Eine Verbrennung Grad 2a der Bauchwand und des Perineums ist wie folgt zu kodieren:

Hauptdiagnose:	T21.23	*Verbrennung Grad 2a des Rumpfes, Bauchdecke*
Nebendiagnose(n):	T21.25	*Verbrennung Grad 2a des Rumpfes, (äußeres) Genitale*

Wenn die Anzahl der Kodes für einen stationären Fall die maximale Zahl der übermittelbaren Diagnosen übersteigt, ist es sinnvoll, die Kodes für mehrfache Verbrennungen oder Verätzungen (T29.– *Verbrennungen oder Verätzungen mehrerer Körperregionen*) zu benutzen. Bei Verbrennungen/Verätzungen 3. Grades sind immer die differenzierten Kodes zu verwenden. Wenn Mehrfachkodes erforderlich sind, werden diese für Verbrennungen/Verätzungen 2. Grades benutzt.

1914

Körperoberfläche (KOF)

Jeder Verbrennungs-/Verätzungsfall ist **zusätzlich** mit einem Kode aus

T31.–! *Verbrennungen, klassifiziert nach dem Ausmaß der betroffenen Körperoberfläche*
bzw.

T32.–! *Verätzungen, klassifiziert nach dem Ausmaß der betroffenen Körperoberfläche*

zu versehen, um den Prozentsatz der betroffenen Körperoberfläche anzuzeigen.

Die vierte Stelle beschreibt die Summe aller einzelnen Verbrennungen/Verätzungen, angegeben in Prozent der Körperoberfläche.

Ein Kode aus T31.–! und T32.–! ist nur einmal nach dem letzten Kode für die betroffenen Gebiete anzugeben.

Komplikationen von Verbrennungen

Entscheidung des Schlichtungsausschusses zu der KDE 555, veröffentlicht am 25.11.2020

Frage: Aufnahme eines Patienten bei Zustand nach großflächiger Kontaktverbrennung II. Grades am Rumpf, welche er sich Tage zuvor zugezogen hatte. Die Wunde zeigte sich infiziert. Im Wundabstrich Nachweis von Streptokokkus agalactiae, Staphylokokkus aureus, Serratia marcescens und Serratia ureilytica. Als Wundmanagement erfolgten eine antibiotische Therapie, wiederholt chirurgische Eingriffe sowie aufwändige Verbandswechsel. Was ist die Hauptdiagnose?

Entscheidung: Wird ein Patient bei Zustand nach großflächiger Kontaktverbrennung II. Grades am Rumpf, welche er sich Tage zuvor zugezogen hat und die sich infiziert zeigt, aufgenommen sowie im Wundabstrich Streptokokkus agalactiae, Staphylokokkus aureus, Serratia marcescens und Serratia ureilytica nachgewiesen und erfolgen als Wundmanagement eine antibiotische Therapie, wiederholt chirurgische Eingriffe sowie aufwändige Verbandswechsel, ist als Hauptdiagnose die Verbrennung zu kodieren.

1915l Missbrauch/Misshandlung von Erwachsenen und Kindern

In Fällen von Missbrauch/Misshandlung ist/sind die vorliegende(n) Verletzung(en) bzw. psychischen Störungen zu kodieren.

Ein Kode der Kategorie

T74.– *Missbrauch von Personen*

als Ursache der Verletzung(en) oder psychischen Störungen ist nur bei Kindern und Jugendlichen bis zur Vollendung des 18. Lebensjahres anzugeben.

Dies gilt auch für die Kodierung beim Münchhausen-Stellvertreter-Syndrom.

1916k Vergiftung durch Arzneimittel, Drogen und biologisch aktive Substanzen

Die Diagnose „Vergiftung durch Arzneimittel/Drogen" wird gestellt bei **irrtümlicher** Einnahme oder **unsachgemäßer** Anwendung (z.B. Einnahme zwecks Selbsttötung und Tötung).

Vergiftungen sind in den Kategorien

T36–T50 *Vergiftungen durch Arzneimittel, Drogen und biologisch aktive Substanzen*

und

T51–T65 *Toxische Wirkungen von vorwiegend nicht medizinisch verwendeten Substanzen*

klassifiziert. Die Absicht der Selbsttötung (X84.9!) ist nicht zu kodieren.

Erfolgt die stationäre Aufnahme **wegen einer mit der Vergiftung in Zusammenhang stehenden Manifestation** (z.B. Koma, Arrhythmie), ist der Kode für die Manifestation als Hauptdiagnose (entsprechend DKR D002 *Hauptdiagnose* (Seite 4)) anzugeben. Die Kodes für die Vergiftung durch die beteiligten (Wirk-)Stoffe (Medikamente, Drogen, Alkohol) sind als Nebendiagnose zu verschlüsseln.

Beispiel 1

Ein Patient wird im Koma aufgrund einer Kodeinüberdosis aufgenommen.

Hauptdiagnose:	R40.2	*Koma, nicht näher bezeichnet*
Nebendiagnose(n):	T40.2	*Vergiftung durch Betäubungsmittel und Psychodysleptika [Halluzinogene], sonstige Opioide*

Beispiel 2

Ein Patient wird mit Hämatemesis aufgrund der Einnahme von Cumarin (verordnet), versehentlich in Verbindung mit Acetylsalicylsäure (nicht verordnet) aufgenommen.

Hauptdiagnose:	K92.0	*Hämatemesis*
Nebendiagnose(n):	T39.0	*Vergiftung durch Salizylate*
	T45.5	*Vergiftung durch primär systemisch und auf das Blut wirkende Mittel, anderenorts nicht klassifiziert, Antikoagulanzien*
optional:	X49.9!	*Akzidentelle Vergiftung*

Für die Insulinüberdosierung ist ein Kode aus E10–E14 (vierte Stelle „.6" für *Diabetes mellitus mit sonstigen näher bezeichneten Komplikationen*) zuerst anzugeben. Die Vergiftung (T38.3 *Vergiftung durch Insulin und orale blutzuckersenkende Arzneimittel [Antidiabetika]*) ist als eine Nebendiagnose anzugeben (*siehe* DKR 0401 *Diabetes mellitus* (Seite 105)).

Bei **Vergiftungen ohne Manifestation** ist als Hauptdiagnose entsprechend DKR D002 ein Kode aus den Kategorien T36–T50 *Vergiftungen durch Arzneimittel, Drogen und biologisch aktive Substanzen* und T51–T65 *Toxische Wirkung von vorwiegend nicht medizinisch verwendeten Substanzen* anzugeben (siehe auch Beispiel 3).

1916

Beispiel 3

Eine Patientin stellt sich in der Notaufnahme vor und gibt an, kurz zuvor in einer unüberlegten Kurzschlussreaktion 20 Tabletten Paracetamol eingenommen zu haben. Nach einer Magenspülung zeigen sich im weiteren Verlauf keine Manifestationen.

Hauptdiagnose:	T39.1	*Vergiftung durch nichtopioidhaltige Analgetika, Antipyretika und Antirheumatika, 4-Aminophenol-Derivate*
Prozedur:	8-120	*Magenspülung*

1917u Unerwünschte Nebenwirkungen von Arzneimitteln (bei Einnahme gemäß Verordnung)

Unerwünschte Nebenwirkungen indikationsgerechter Arzneimittel bei Einnahme gemäß **Verordnung** werden wie folgt kodiert:

ein oder mehrere Kodes für den krankhaften Zustand, in dem sich die Nebenwirkungen manifestieren, **optional** ergänzt durch

Y57.9! *Komplikationen durch Arzneimittel oder Drogen.*

Beispiel 1

Ein Patient kommt zur Behandlung einer Hyponatriämie, die durch ordnungsgemäß eingenommenes Carbamazepin induziert ist.

Hauptdiagnose:	E87.1	*Hypoosmolalität und Hyponatriämie*
Nebendiagnose, optional:	Y57.9!	*Komplikationen durch Arzneimittel oder Drogen*

Beispiel 2

Ein HIV-positiver Patient kommt zur Behandlung einer hämolytischen Anämie, die durch die antiretrovirale Therapie induziert ist.

Hauptdiagnose:	D59.2	*Arzneimittelinduzierte nicht autoimmunhämolytische Anämie*
Nebendiagnose(n):	Z21	*Asymptomatische HIV-Infektion [Humane Immundefizienz-Virusinfektion]*
Nebendiagnose, optional:	Y57.9!	*Komplikationen durch Arzneimittel oder Drogen*

Entscheidung des Schlichtungsausschusses zu der KDE 67, veröffentlicht am 19.08.2020

Frage: Ein Patient bekommt während des stationären Aufenthaltes Cortison, entwickelt daraufhin eine Hyperglykämie und bekommt Altinsulin. Kein Diabetes bekannt, keine weitere Diagnostik diesbezüglich. Wie ist die Hyperglykämie zu kodieren?

Entscheidung: Eine mit Altinsulin therapierte Hyperglykämie, die sich unter einer stationären Kortisontherapie bei einem Patienten entwickelt, bei dem kein Diabetes mellitus bekannt ist, und bei dem keine Diagnostik im Hinblick auf einen Diabetes mellitus erfolgt, wird mit dem Kode R73.9 *Hyperglykämie, nicht näher bezeichnet*, optional ergänzt um den Kode Y57.9! *Komplikationen durch Arzneimittel oder Drogen* kodiert.

Erfolgt die stationäre Aufnahme **wegen einer Blutung unter Einnahme von Antikoagulanzien,** ist der Kode für das konkrete Blutungsereignis als Hauptdiagnose (entsprechend DKR D002 *Hauptdiagnose* (Seite 4)) anzugeben. Die Kodes für die hämorrhagische Diathese durch Antikoagulanzien sind als Nebendiagnose zu verschlüsseln, **optional** ergänzt durch

Y57.9! *Komplikationen durch Arzneimittel oder Drogen.*

Beispiel 3

Ein Patient wird mit unstillbarem Nasenbluten unter Antikoagulation bei ordnungsgemäß eingenommenem Cumarinpräparat stationär aufgenommen. Er erhält eine Nasentamponade, die Antikoagulation wird vorübergehend pausiert und ein Vitamin-K-Präparat verabreicht.

Hauptdiagnose:	R04.0	*Epistaxis*
Nebendiagnose(n):	D68.33	*Hämorrhagische Diathese durch Cumarine (Vitamin-K-Antagonisten)*
Nebendiagnose, optional:	Y57.9!	*Komplikationen durch Arzneimittel oder Drogen*

Beispiel 4

Ein Patient unter Antikoagulation bei ordnungsgemäß eingenommenem Cumarinpräparat wird mit Schlaganfallsymptomatik stationär aufgenommen. Im Schädel-CT zeigt sich eine intrazerebrale Blutung.

Hauptdiagnose:	I61.0	*Intrazerebrale Blutung in die Großhirnhemisphäre, subkortikal*
Nebendiagnose(n):	D68.33	*Hämorrhagische Diathese durch Cumarine (Vitamin-K-Antagonisten)*
Nebendiagnose, optional:	Y57.9!	*Komplikationen durch Arzneimittel oder Drogen*

1917

Entscheidung des Schlichtungsausschusses zu der KDE 326, veröffentlicht am 21.07.2020

Frage: Ein Patient wird wegen eines nichttraumatischen Rektusscheidenhämatoms unter Marcumar®-Einnahme (INR im therapeutischen Bereich) aufgenommen. Was ist die Hauptdiagnose?

Entscheidung: Wird ein Patient wegen eines nichttraumatischen Rektusscheidenhämatoms unter Marcumartherapie® (INR im therapeutischen Bereich, Einnahme gemäß Verordnung) stationär behandelt, ist der Kode M62.88 *Sonstige näher bezeichnete Muskelkrankheiten, sonstige Lokalisation (u.a. Rumpf)* als Hauptdiagnose und der Kode D68.33 *Hämorrhagische Diathese durch Cumarine (Vitamin-K-Antagonisten)* als Nebendiagnose, optional ergänzt um den Kode Y57.9! *Komplikationen durch Arzneimittel oder Drogen* zu kodieren.

Entscheidung des Schlichtungsausschusses zu der KDE 109, veröffentlicht am 06.10.2020

Frage: Der Versicherte stellte sich planmäßig in der gefäßchirurgischen Sprechstunde zur Kontrolle nach Bypass-Operation bei pAVK rechts vor. Zudem Z.n. Mitral- und Aortenklappenersatz (mechanisch). Im Hinblick auf eine geplante zahnärztliche Behandlung war ambulant Marcumar abgesetzt und durch Gabe eines niedermolekularen Heparins ersetzt worden. Aktuell kritischer Abfall der INR. Notfallmäßige stationäre Einweisung zur Vollheparinisierung. Was ist Hauptdiagnose?

Entscheidung: Ein stationärer Aufenthalt eines antikoagulierten Patienten zum Zwecke einer Vollheparinisierung vor einer geplanten zahnärztlichen Behandlung (KDE-109) ist unter anderem mit folgenden Kodes zu kodieren:

- Z51.4 *Vorbereitung auf eine nachfolgende Behandlung, anderenorts nicht klassifiziert* (Hauptdiagnose)
- Z29.9 *Prophylaktische Maßnahme, nicht näher bezeichnet* (Nebendiagnose)
- Z92.1 *Dauertherapie (gegenwärtig) mit Antikoagulanzien in der Eigenanamnese* (Nebendiagnose)

ANHANG A

Grundregeln zur Verschlüsselung (WHO)

Das Alphabetische Verzeichnis enthält viele Bezeichnungen, die in Band 1 nicht vorkommen. Für die Bestimmung einer Schlüsselnummer sind sowohl das Alphabetische Verzeichnis als auch das Systematische Verzeichnis heranzuziehen.

Bevor der Kodierer mit der Verschlüsselungsarbeit beginnt, müssen die Grundsätze der Klassifikation und des Verschlüsselns bekannt sein. Ferner sollte über einige Übungspraxis verfügt werden.

Im Folgenden wird für den gelegentlichen Benutzer der ICD ein einfacher Leitfaden aufgezeichnet:

1. Feststellung der Art der Angabe, die verschlüsselt werden soll, und Zugriff auf den entsprechenden Teil des Alphabetischen Verzeichnisses. Handelt es sich bei der Angabe um eine Krankheit oder Verletzung oder um einen sonstigen in den Kapiteln I-XIX oder XXI-XXII zu klassifizierenden Zustand, ist Teil 1 des Alphabetischen Verzeichnisses zu berücksichtigen. Handelt es sich bei der Angabe um die äußere Ursache einer Verletzung oder um ein Ereignis, das Kapitel XX zuzuordnen ist, ist Teil 2 des Alphabetischen Verzeichnisses zu berücksichtigen.
2. Auffinden des Leitbegriffes. Bei Krankheiten und Verletzungen ist das gewöhnlich die Hauptbezeichnung des pathologischen Zustandes. Dennoch sind im Alphabetischen Verzeichnis auch einige Zustände, die mit Adjektiven oder Eponymen ausgedrückt werden, als Leitbegriffe aufgenommen.
3. Jeder Hinweis unter dem Leitbegriff ist zu lesen und zu befolgen.
4. Sämtliche Bezeichnungen, die in runden Klammern hinter dem Leitbegriff stehen, sind zu lesen (sie haben keinen Einfluss auf die Schlüsselnummer). Ebenso sind sämtliche eingerückte Bezeichnungen unter den Leitbegriffen zu lesen (diese Modifizierer können die Schlüsselnummer verändern), bis sämtliche Einzelbegriffe der Diagnosebezeichnung berücksichtigt sind.
5. Sämtliche Querverweise des Alphabetischen Verzeichnisses („siehe" und „siehe auch") sind zu beachten.
6. Die Richtigkeit der ausgewählten Schlüsselnummern ist durch Rückgriff auf das Systematische Verzeichnis zu überprüfen. Es ist zu beachten, dass im Alphabetischen Verzeichnis eine 3-stellige Kategorie mit einem Strich in der 4. Stelle bedeutet, dass in Band 1 4-stellige Unterteilungen vorhanden sind. Weitere Unterteilungen, die für zusätzliche Stellen angewandt werden können, sind im Alphabetischen Verzeichnis nicht aufgeführt, falls sie doch benutzt werden sollen, sind sie nach Band 1 zu bestimmen.
7. Die Inklusiva und Exklusiva [Inkl. bzw. Exkl.] der jeweils ausgewählten Schlüsselnummer bzw. des Kapitels, der Gruppe oder der Kategorienüberschrift sind zu beachten.
8. Zuweisung der Schlüsselnummer.

ANHANG B

ZUSAMMENFASSUNG DER ÄNDERUNGEN

Deutsche Kodierrichtlinien Version 2024 gegenüber der Vorversion 2023

Arbeitsschritte

Zur Erstellung der Deutschen Kodierrichtlinien (DKR) Version 2024 wurden folgende Arbeitsschritte durchgeführt (s.a. Einleitung Version 2024):

- Redaktionelle Überarbeitung des Manuskripts der Version 2023 (Korrektur grammatikalischer und sprachlicher Fehler sowie fehlerhafter Verweise)
- Anpassung an die ICD-10-GM Version 2024
- Anpassung an den OPS Version 2024
- Inhaltliche Klarstellung einzelner existierender Kodierrichtlinien

Geänderte Textpassagen und Beispiele wurden durch Balken am rechten Seitenrand gekennzeichnet. Geringfügige redaktionelle Änderungen zur Vorversion 2023 sind nicht markiert.

Neue Kodierrichtlinien und Kodierrichtlinien, bei denen sich inhaltliche Änderungen ergeben haben, wurden in der fortlaufenden Nummerierung am Ende mit „w" bezeichnet. Ergaben sich durch die Anpassung von ICD-10-GM bzw. OPS neue Kodiermöglichkeiten, so wurde dies als inhaltliche Änderung der DKR bewertet. Kodierrichtlinien, in denen z.B. nur die Texte in Beispielen angepasst wurden, wurden in der Nummerierung nicht geändert. Rein redaktionelle Anpassungen von ICD-10-GM und OPS werden im Anhang B nicht aufgeführt.

Nachfolgend sind die wesentlichen Änderungen in den einzelnen Abschnitten und für die verschiedenen Kodierrichtlinien kurz dargestellt.

Wesentliche Änderungen

Anmerkung: Veränderungen in den Deutschen Kodierrichtlinien, die sich aufgrund von Streichungen und daraus evtl. resultierenden Umformulierungen anderer Kodierrichtlinien bzw. aus der redaktionellen Bearbeitung (siehe Punkt 1 und 2 unter „Arbeitsschritte") ergeben haben, werden hier nicht explizit aufgeführt, solange die jeweiligen Veränderungen auf eine Kodierrichtlinie beschränkt waren.

Für die Version 2024 werden alle vom Schlichtungsausschuss auf Bundesebene zur Klärung strittiger Kodier- und Abrechnungsfragen nach § 19 KHG (Krankenhausfinanzierungsgesetz) getroffenen Entscheidungen, die bis zum 06.09.2023 veröffentlicht wurden, entweder in den bereits bestehenden Kodierrichtlinien oder im Anhang C zitiert. Zur besseren Übersicht wird in einem Index (SAB-Entscheidungsverzeichnis, Seite 233) für jede Entscheidung dargestellt, an welcher Stelle in den Deutschen Kodierrichtlinien sie zitiert wird. Eine gesonderte Erwähnung jeder einzelnen Entscheidung in der folgenden Zusammenfassung der Änderungen in den jeweiligen Kapiteln erfolgt nicht.

Allgemeine Kodierrichtlinien für Diagnosen

D012v Mehrfachkodierung

Anpassung des Kodebereiches U69.7-! *Sekundäre Schlüsselnummern zur Angabe des Schweregrades einer Hypoglykämie oder des Vorliegens einer Hypoglykämiewahrnehmungsstörung* in der Tabelle 2 (mit einem Ausrufezeichen gekennzeichnete Kategorien/Kodes, die obligatorisch anzugeben sind) an die Änderungen in der ICD-10-GM Version 2024. Darüber hinaus Anpassung des Kodes U69.0-! *Anderenorts klassifizierte, im Krankenhaus erworbene Pneumonie* der Tabelle 2 an die Änderungen in der ICD-10-GM Version 2023. Zusätzlich Streichung des Links zu der Kodierfrage zur ICD-10-GM Nr. 1018 des BfArM und der Fußnote 1 zu den Kodes U07.1!, U07.2! und U99.0! der Tabelle 2.

Allgemeine Kodierrichtlinien für Prozeduren

P003s Hinweise und formale Vereinbarungen für die Benutzung des OPS

Ergänzung des in den OPS Version 2024 aufgenommenen Hinweises bei dem Kodebereich 5-44 *Andere Operationen am Magen* in der Darstellung der 5. und 6. Gliederungsstelle des OPS für die Buchausgabe.

Spezielle Kodierrichtlinien

Kapitel 1 Bestimmte infektiöse und parasitäre Krankheiten

0103w Bakteriämie, Sepsis und Neutropenie

Umfangreiche Überarbeitung der Kodierrichtlinie hinsichtlich der Definition und Kodierung einer Sepsis und der Definition eines septischen Schocks.

0105w SIRS

Ausgliederung des Absatzes „Systemisches inflammatorisches Response-Syndrom [SIRS]" der Kodierrichtlinie 0103 in eine eigene Kodierrichtlinie.

Kapitel 15 Schwangerschaft, Geburt und Wochenbett

1510v Komplikationen in der Schwangerschaft

Anpassung des Klassentitels des Kodes O75.1 *Schock während oder nach Wehentätigkeit und Entbindung* in der Regelung zur Kodierung von Komplikationen in der Schwangerschaft für Fälle mit Schock während der Schwangerschaft, der Geburt und des Wochenbettes.

ANHANG C

Entscheidungen des Schlichtungsausschusses auf Bundesebene zur Klärung strittiger Kodier- und Abrechnungsfragen nach § 19 KHG (Krankenhausfinanzierungsgesetz)

Gemäß § 19 Abs. 6 KHG sind Entscheidungen des Schlichtungsausschusses zu veröffentlichen und gelten als Kodierregeln. In diesem Anhang bzw. in den DKR werden Entscheidungen des Schlichtungsausschusses zitiert, die bis einschließlich 06.09.2023 auf den Internetseiten des Schlichtungsausschusses veröffentlicht wurden. Entscheidungen des Schlichtungsausschusses, die nach dem 06.09.2023 veröffentlicht werden, stehen auf der Internetseite des Schlichtungsausschusses unter www.schlichtungsausschuss-19khg.de zur Verfügung.

Die Entscheidungen des Schlichtungsausschusses gelten gemäß § 19 Absatz 4 KHG für die Erstellung oder Prüfung von Krankenhausabrechnungen für Patientinnen und Patienten, die ab dem ersten Tag des übernächsten auf die Veröffentlichung der Entscheidung folgenden Monats in das Krankenhaus aufgenommen werden und für die Krankenhausabrechnungen, die zum Zeitpunkt der Veröffentlichung der Entscheidung bereits Gegenstand einer Prüfung durch den Medizinischen Dienst nach § 275 Absatz 1 Nummer 1 des Fünften Buches Sozialgesetzbuch sind.

Die Schlichtungsentscheidungen sind unabhängig von der Art und Weise sowie ihrer Verortung in den DKR Kodierregeln gemäß § 19 Absatz 6 KHG.

Entscheidungen gemäß § 19 KHG

Das Veröffentlichungsdatum der Entscheidung auf den Internetseiten des Schlichtungsausschusses wird jeweils hinter der Nummer der Kodierempfehlung bzw. der Verfahrensnummer aufgeführt. Zu jeder Kodierempfehlung werden die ihr zugrunde liegende Frage (Stand 31.12.2019) und die Entscheidung des Schlichtungsausschusses aufgeführt. Die Positionierungen der Sozialmedizinischen Expertengruppe Vergütung und Abrechnung der Medizinischen Dienste (SEG 4) und des Fachausschusses für ordnungsgemäße Kodierung und Abrechnung der Deutschen Gesellschaft für Medizincontrolling (FoKA) zu den zugrunde liegenden Fragen können den Veröffentlichungen der SEG 4 (www.mdk.de/leistungserbringer/kodierempfehlungen/) bzw. des FoKA (foka.medizincontroller.de/index.php/SEG-4) entnommen werden. Die Anträge, die einer Entscheidung des Schlichtungsausschusses zu einer konkreten Verfahrensnummer zugrunde liegen, stehen auf der Internetseite des Schlichtungsausschusses unter www.schlichtungsausschuss-19khg.de zur Verfügung.

Kommentar:

Im neu aufgenommenen Anhang C sind die Entscheidungen des Schlichtungsausschusses Bund bis zur Veröffentlichung der DKR 2021 aufgeführt. Neben der Nummer der SEG 4-Kodierempfehlung sind die Fallschilderung und Fragestellung der SEG 4-Kodierempfehlung sowie die Entscheidung des Schlichtungsausschusses aufgeführt. Weiterführende Unterlagen (z. B. die Begründung der Entscheidung sowie die Stellungnahme des FoKA) finden sich nicht.

Die Entscheidungen gelten als verbindliche Kodierregel für die geschilderte Einzelfallkonstellation. Darüber hinaus enthalten sie keine allgemein gültigen Aussagen in Bezug auf die DKR.

Dies gilt unabhängig davon, an welche Stelle die jeweilige Entscheidung des Schlichtungsausschusses Bund in die DKR aufgenommen wurde. Mit den DKR 2022 wurden einige Schlichtungssprüche an den thematisch passenden Stellen in die DKR eingefügt, andere finden sich weiterhin im Anhang C. Die Platzierung der Entscheidungen des Schlichtungsausschusses in den DKR hat **keine** Bedeutung für die Wertigkeit oder Aussage der jeweiligen Entscheidung. Die Entscheidungen des Schlichtungsausschusses haben Gültigkeit für die jeweilige geschilderte Einzelfallkonstellation und sind **nicht** wie die Beispiele in den DKR zu verstehen.

Die Entscheidungen des Schlichtungsausschusses gelten für die zugelassenen Krankenhäuser, die Krankenkassen und die Medizinischen Dienste für die Erstellung oder Prüfung von Krankenhausabrechnungen für Patientinnen und Patienten, die nach dem ersten Tag des übernächsten, der auf die Veröffentlichung der Entscheidung folgenden Monats in das Krankenhaus aufgenommen werden und für die Krankenhausabrechnungen, die zum Zeitpunkt der Veröffentlichung der Entscheidung bereits Gegenstand einer Prüfung durch den Medizinischen Dienst nach § 275 Abs. 1 Nr. 1 SGB V sind.

Die Entscheidungen des Schlichtungsausschusses werden nach Veröffentlichung in die SEG 4-Kodierempfehlungen eingepflegt. Die betreffenden Kodierempfehlungen werden nicht mehr weiter angepasst.

Ab 2022 werden die Entscheidungen des Schlichtungsausschusses zu externen Anträgen ebenfalls entweder an die thematisch passende Stelle in die DKR eingefügt oder in den Anhang C aufgenommen. Auch für diese gilt, dass die Verortung innerhalb der DKR keine Bedeutung für die Wertigkeit oder Aussage der jeweiligen Entscheidung hat.

Entscheidung des Schlichtungsausschusses zu dem Antrag S20230003 „Ist die Anlagerung von Knochenfragmenten an die Wirbelsäule eine Spondylodese", veröffentlicht am 10.08.2023

Entscheidung:

Die Spondylodese (OPS 5-836) kann sowohl als nicht instrumentierte als auch als sogenannte. Instrumentations-Spondylodese erbracht werden. Eine nicht instrumentierte Spondylodese setzt neben der Verwendung von Knochenersatzmaterialien oder Knochentransplantaten auch die Eröffnung und Anfrischung (Entknorpelung) der Wirbelgelenke voraus.

Entscheidung des Schlichtungsausschusses zu dem Antrag S20220015 „Kodierung Hauptdiagnose bei Wiederaufnahme zur Cholezystektomie nach ERCP bei Cholangitis oder Cholezystitis mit Gallenwegsobstruktion", veröffentlicht am 10.08.2023

Entscheidung:

Wenn bei einem Patienten in einem vorangegangenen Aufenthalt bei Gallengangstein mit Obstruktion eine ERCP zur Steinentfernung durchgeführt wurde und in einem zweiten Aufenthalt die stationäre Aufnahme zur Cholezystektomie erfolgt, ist für die Festlegung der Hauptdiagnose für diesen zweiten Aufenthalt der für den aktuell vorliegenden Befund (z.B. Gallenblasenstein ohne Gallenwegsobstruktion) zutreffende Kode aus K80.- *Cholelithiasis* zu verwenden.

Entsprechend ist bei diesen Fällen beim Aufenthalt zur Gallenblasenentfernung nicht mehr eine Obstruktion und/oder Entzündung zu kodieren, wenn diese nicht mehr vorliegen.

Die Regelungen zur Fallzusammenführung bleiben hiervon unberührt.

Entscheidung des Schlichtungsausschusses zu dem Antrag S20230002 „Kann bei einer Infektion mit SARS-CoV-2 der Kode B34.2 (Infektion durch Coronaviren nicht näher bezeichneter Lokalisation) angegeben werden?", veröffentlicht am 07.07.2023

Entscheidung:

Wird ein Patient wegen eines Symptoms oder mehrerer Symptome für COVID-19 aufgenommen und liegt keine organspezifische Manifestation vor, so ist das führende Symptom als Hauptdiagnose zu kodieren. Die Kodierung der ICD Schlüsselnummern B34.2 *Infektion durch Coronaviren nicht näher bezeichneter Lokalisation*, B34.88 *Sonstige Virusinfektionen nicht näher bezeichneter Lokalisation* und B34.9 *Virusinfektion, nicht näher bezeichnet* ist in Verbindung mit einem Kode aus U07.1! *COVID-19, Virus nachgewiesen* oder U07.2! *COVID-19, Virus nicht nachgewiesen* ausgeschlossen.

Entscheidung des Schlichtungsausschusses zu dem Antrag S20220001 „Thrombektomie ZE 133", veröffentlicht am 27.04.2022

Entscheidung:

Die vorliegende Konstellation wurde durch die Änderung des OPS-Kataloges 2022 abschließend geregelt. Demnach gilt ab 01.01.2022:

Sofern ein Stentretriever, zu kodieren mit den OPS-Kodes 8-83b.84 bis .86 und zusätzlich ein Thrombektomie-Aspirationskatheter, zu kodieren mit den OPS-Kodes 8-83b.87 bis .89 verwendet werden, können die jeweiligen Zusatzentgelte abgerechnet werden.

Bis zum 31.12.2021 gilt:

Sofern ein Stentretriever-System (bestehend aus mehreren Komponenten wie z.B. Führungsdraht, Katheter, weitere Komponenten), zu kodieren mit den OPS-Kodes 8-83b.84 bis .86, und zusätzlich ein Aspirationskatheter-System (bestehend aus mehreren Komponenten wie z.B. Microdraht, Aspirationskatheter, Vorrichtung zur Aspiration), zu kodieren mit den OPS-Kodes 8-83b.80 bis .83, verwendet werden, können für die Systeme jeweils die Zusatzentgelte ZE152 (für das Stentretriever-System) und ZE133 (für das Aspirationskatheter-System) abgerechnet werden. Die individuelle Zusammenstellung der Systeme aus zur Leistungserbringung erforderlichen und geeigneten Einzel-Komponenten ist möglich.

Entscheidung des Schlichtungsausschusses zu dem Antrag S20220004 „Sepsiskodierung", veröffentlicht am 27.04.2022

Entscheidung:

Der Antrag wird abgelehnt. Die Zuweisung der Hauptdiagnose ist in der DKR D002 umfassend geregelt.

KDE-47 (25.11.2020)

Frage:

Ein Patient wird mit pectanginösen Beschwerden unter Verdacht auf koronare Herzkrankheit aufgenommen. Die kardiologische Diagnostik einschließlich Linksherzkatheteruntersuchung ergibt keinen Hinweis auf eine kardiale Ursache. Rechtfertigt diese Symptomatik alleine die Kodierung der Angina pectoris als Hauptdiagnose?

Entscheidung:

Die Angina pectoris (I20- *Angina pectoris*) ist unter der Gruppe Ischämische Herzkrankheiten (I20-I25) eingeordnet und ist ein Missverhältnis zwischen Sauerstoffbedarf und-Angebot im Herzen (Ischämie). Die Diagnose kann basierend auf den Kriterien der ESC Leitlinie[1] klinisch gestellt werden bei Vorliegen von mindestens 2 der folgenden Kriterien:

- Retrosternale Schmerzen oder Schmerzen im Bereich von Hals, Kiefer, Schulter oder Arm; Voraussetzung ist, dass die Schmerzsymptomatik nicht auf andere in Frage kommende Ursachen zurückzuführen ist
- Hervorgerufen durch körperliche Anstrengung
- Besserung innerhalb von fünf Minuten durch Ruhe und/oder Nitrate.

[1] ESC Guidelines for the diagnosis and management of chronic coronary syndromes

KDE-129 (16.12.2020)

Frage:

Aufnahme wegen gastrointestinaler Blutung. Bei der Notfall-Gastroskopie Feststellung einer Magenblutung. 4 Konserven werden gekreuzt, aber während des stationären Aufenthaltes nicht gegeben. Laborchemisch Anämie gesichert, Hb-Kontrolle wird durchgeführt. Eine Behandlung der Anämie wird nicht durchgeführt, keine Eisenmedikation. Berechtigt das Kreuzen von Konserven die Kodierung von D62 *Akute Blutungsanämie* als Nebendiagnose?

Entscheidung:

In dem beschriebenen Fall (KDE-129), bei dem der Patient wegen einer vermuteten gastrointestinalen Blutung aufgenommen wird und bei einer Notfall-Gastroskopie eine Magenblutung festgestellt wird, für den Patienten 4 Blutkonserven gekreuzt, laborchemisch eine Anämie gesichert, eine Hb-Kontrolle durchgeführt, aber die Blutkonserven während des stationären Aufenthaltes nicht gegeben werden und auch sonst keine Behandlung der Anämie, z.B. keine Eisenmedikation erfolgt, kann u. a. der Kode D62 *Akute Blutungsanämie* als Nebendiagnose kodiert werden.

KDE-149 (21.07.2020)

Frage:

Bei Tumorverdacht erfolgte eine endosonographisch gesteuerte, transgastrale Punktion der Nebenniere. Welcher OPS-Kode ist für die erbrachte Leistung zu verwenden?

Entscheidung:

Eine endosonographisch gesteuerte transgastrale diagnostische Punktion der Nebenniere ist mit den folgenden Kodes

1-631.-	*Diagnostische Ösophagogastroskopie* (zutreffender Kode ist auszuwählen)
1-408.0 ↔	*Endosonographische Biopsie an endokrinen Organen, Nebenniere*
3-05a	*Endosonographie des Retroperitonealraumes*

zu kodieren.

KDE-174 (21.07.2020)

Frage:

Was ist eine tiefe Hypothermie im Sinne des OPS-Kodes 8-851.2 Operativer äußerer Kreislauf (bei Anwendung der Herz-Lungen-Maschine): Mit tiefer Hypothermie?

Entscheidung:

Der OPS-Kode 8-851.4 Operativer äußerer Kreislauf (bei Anwendung der Herz-Lungen-Maschine) mit tiefer Hypothermie ist nur bei Vorliegen einer Temperatur innerhalb des dort genannten Temperaturintervalls (zum Zeitpunkt der Schlichtung, Temperatur von 20 bis unter 26 °C) zu kodieren.

KDE-202 (19.08.2020)

Frage:

Wie wird die Biopsie an der Lippe kodiert? Handelt es sich um eine Biopsie mit Inzision oder um eine Biopsie ohne Inzision?

Entscheidung:

Eine Lippenbiopsie ohne Inzision ist mit dem Kode 1-420.0 *Biopsie ohne Inzision an Mund und Mundhöhle, Lippe* und eine Lippenbiopsie mit Inzision mit dem Kode 1-545.x *Biopsie an anderen Strukturen des Mundes und der Mundhöhle durch Inzision, Sonstige* zu kodieren. Die Inzision bezieht sich auf die Art des Zugangs und erfordert eine Freilegung des Biopsiegebietes durch Inzision. Eine Stichinzision, die ausschließlich der leichteren Einführung einer Biopsienadel dient, stellt keine Inzision im Sinne des OPS 1-545.x dar.

KDE-268 (15.10.2020)

Frage:

1. Nach welchen Kriterien wird ein akutes Nierenversagen (ohne Histologiebefund) verschlüsselt?
2. Wie wird ein prärenales Nierenversagen z.B. bei Exsikkose kodiert?
3. Wann wird von einer chronischen Niereninsuffizienz gesprochen?
4. Kann eine chronische Niereninsuffizienz als Nebendiagnose kodiert werden, wenn die glomeruläre Filtrationsrate (GFR) nur unter Verwendung der MDRD (Modification of Diet in Renal Disease)- oder Cockroft-Gault-Formel bestimmt wird ohne sonstige Maßnahmen?

Entscheidung:

Die Kodierung des akuten und chronischen Nierenversagens richtet sich nach dem Wortlaut des ICD-10-GM. Die chronische Niereninsuffizienz ist eine strukturelle oder funktionelle Auffälligkeit der Niere über mehr als 3 Monate mit Auswirkung auf die Gesundheit.

KDE-309 (11.11.2020)

Frage:

Ein Patient wird wegen Bandscheibenvorfällen und Spinalkanalstenose mit Radikulopathie C6/C7 und Parese des M. trizeps brachii im Krankenhaus operiert (Bandscheibenexzision, Spondylodese, Dekompression). Kann als Nebendiagnose aufgrund der Trizepsparese auch G83.88 (ab 2016 G83.8) *Sonstige näher bezeichnete Lähmungssyndrome* angegeben werden?

Entscheidung:

Wird ein Patient wegen Bandscheibenvorfällen und Spinalkanalstenose mit Radikulopathie C6/C7 und Parese des M. trizeps brachii im Krankenhaus operiert (Bandscheibenexzision, Spondylodese, Dekompression), kann die Trizepsparese mit dem Kode G83.2 *Monoparese und Monoplegie einer oberen Extremität* als Nebendiagnose kodiert werden.

KDE-354 (11.11.2020)

Frage:

Während einer Koronarangiographie bei Drei-Gefäßerkrankung wird eine RIVA-Stenose aufgedehnt und dann ein medikamentenfreisetzender Stent eingelegt. Anschließend wird versucht, eine weitere Einengung distal des Stents mit einem zweiten medikamentenfreisetzenden Stent zu versorgen. Dies gelingt nicht, weil sich der Stent an einer Gefäßbiegung verhakt. Der Stent wird verworfen. Ist die Stenteinlage mit

8-837.m0 *Einlegen eines medikamentenfreisetzenden Stents, ein Stent in eine Koronararterie*

oder

8.837.m1 *Einlegen eines medikamentenfreisetzenden Stents, 2 Stents in eine Koronararterie*

zu verschlüsseln?

Ist der Schlüssel 8-83b.0 *Zusatzinformationen zu Materialien, Art des medikamentenfreisetzenden Stents* ein- oder zweimal anzugeben?

Entscheidung:

Wird bei einem Patienten während einer Koronarangiographie bei Drei-Gefäßerkrankung eine RIVA-Stenose aufgedehnt und dann ein medikamentenfreisetzender Stent eingelegt, anschließend versucht eine weitere Einengung distal des Stents mit einem zweiten medikamentenfreisetzenden Stent zu versorgen, dies jedoch nicht gelingt, weil sich der Stent an einer Gefäßbiegung verhakt, so dass der Stent verworfen wird, ist gemäß Ziffer 4 der DKR P004 *Nicht vollendete oder unterbrochene Prozedur* auch der verworfene Stent bei der Kodierung der zutreffenden Kodes aus 8-837.m- *Einlegen eines medikamentenfreisetzenden Stents* und aus 8-83b.0- *Zusatzinformationen zu Materialien, Art der medikamentenfreisetzenden Stents oder OPD-Systeme* zu berücksichtigen. In dem Fall (KDE-354) ist das Einlegen der Stents daher mit dem Kode 8-837.m1 *Einlegen eines medikamentenfreisetzenden Stents, 2 Stents in eine Koronararterie* zu kodieren. Für die Art der medikamentenfreisetzenden Stents sind die zwei sechsstelligen Kodes aus dem OPS 8-83b.0- *Art des medikamentenfreisetzenden Stents* zu kodieren.

KDE-359 (06.10.2020)

Frage:

Ein 45-jähriger Patient wird mit einem spontan aufgetretenen Thoraxschmerz rechts stationär aufgenommen. Im Röntgen-Thorax wird ein Pneumothorax rechts nachgewiesen (mantelförmiger Pneuspalt von max. 2 cm). Im CT-Thorax Beschreibung von kollaptischen Lungenbezirken rechts ohne Hinweis auf einen Spannungspneumothorax. Anlage einer Thoraxdrainage rechts. Im Verlauf des stationären Aufenthaltes wird zusätzlich eine flexible Bronchoskopie mit unauffälligem Befund durchgeführt. Kann neben der Hauptdiagnose J93.1 *Pneumothorax, Sonstiger Spontanpneumothorax* als Nebendiagnose zusätzlich J98.1 *Sonstige Krankheiten der Atemwege, Lungenkollaps* kodiert werden?

Entscheidung:

Ein Lungenkollaps in Verbindung mit einem Pneumothorax darf nur dann mit dem Kode J98.1 *Lungenkollaps* zusätzlich zu dem zutreffenden Kode aus J93.- *Pneumothorax* kodiert werden, wenn es sich um einen vollständigen Lungenkollaps mindestens eines Lungenlappens handelt.

KDE-404 (11.11.2020)

Frage:

Bei einem Patienten wird während des stationären Krankenhausaufenthaltes durch Laserresektion ein Zungenkarzinom lokal in sano entfernt und es erfolgt eine Neck dissection links. Es ist nun eine adjuvante Radiatio geplant. Während des aktuellen Aufenthaltes wird der Patient dem Mund-Kiefer-Gesichtschirurgen vorgestellt, welcher eine "Abformung" von Oberkiefer und Unterkiefer für die spätere Anfertigung einer Strahlenschutzschiene vornimmt. Die Strahlenschutzschienen werden weder während des stationären Aufenthaltes noch nachstationär innerhalb der OGVD angefertigt. Der Patient soll sich 12 Tage nach Entlassung zum Planungs-CT vorstellen.
Ist die Kodierung des OPS 8-527.6 *Konstruktion und Anpassung von Fixations- und Behandlungshilfen bei Strahlentherapie, Behandlungshilfen* korrekt?

Entscheidung:

Wird bei einem Patienten während des stationären Krankenhausaufenthaltes durch Laserresektion ein Zungenkarzinom lokal in sano entfernt und eine Neck dissection links durchgeführt sowie eine adjuvante Radiatio geplant (der Patient soll sich 12 Tage nach Entlassung zum Planungs-CT vorstellen) und wird der Patient während des aktuellen Aufenthaltes dem Mund-Kiefer-Gesichtschirurgen zur "Abformung" von Oberkiefer und Unterkiefer für die spätere Anfertigung einer Strahlenschutzschiene vorgestellt, die Strahlenschutzschienen jedoch weder während des stationären Aufenthaltes noch danach vom Krankenhaus angefertigt, ist für die Abformung von Ober- und Unterkiefer in diesem Fall (KDE-404) der OPS 8-527.6 *Konstruktion und Anpassung von Fixations- und Behandlungshilfen bei Strahlentherapie, Behandlungshilfen* nicht zu kodieren.

KDE-410 (11.11.2020)

Frage:

Bei einer vaginalen Hysterektomie werden eine hohe Peritonealisierung und Scheidenecknähte als prophylaktische Maßnahme durchgeführt. Darf in diesem Fall zusätzlich 5-704.43 *Scheidenstumpffixation, vaginal* verschlüsselt werden?

Entscheidung:

Die Frage, ob der Kode 5-704.43 in dem genannten Fall (KDE-410) zusätzlich kodiert werden darf, kann nicht beantwortet werden, da der Kode nicht mehr existiert und im OPS der Kode-Bereich zur Abbildung von Scheidenstumpffixationen umstrukturiert wurde. Ob und welcher Kode für eine Scheidenstumpffixation zu verwenden ist, ergibt sich aus den einschlägigen Regelungen der DKR und den entsprechenden Kodes und Hinweisen im OPS.

KDE-428 (25.11.2020)

Frage:

Können die durch einen Seelsorger erbrachten Leistungen z.B. bei den OPS-Komplexkodes
8-982 *Palliativmedizinische Komplexbehandlung*
und
8-98e *Spezialisierte stationäre palliativmedizinische Komplexbehandlung* für die Therapiezeit berücksichtigt werden?

Entscheidung:

Die von einem Seelsorger/ einer Seelsorgerin erbrachten Leistungen sind nicht im Rahmen der OPS-Kodes 8-982 *Palliativmedizinische Komplexbehandlung* und 8-98e *Spezialisierte stationäre palliativmedizinische Komplexbehandlung* bei der Ermittlung der pro Patient erbrachten Leistungen/Therapiezeit zu berücksichtigen.

KDE-463 (06.10.2020)

Frage:

Bei Vorliegen eines inneren Rektumprolaps' wird eine zirkuläre Stapler-Vollwandexzision der überschüssigen Rektumwand mittels Contour® Transtar™ vorgenommen. Ist hierfür der OPS-Kode 5-484.27 *Rektumresektion unter Sphinktererhaltung, Tubuläre Resektion unter Belassen des Paraproktiums, Peranal* zutreffend?

Entscheidung:

Bei einer zirkulären Vollwandexzision von überschüssiger Rektumwand bei einem inneren Rektumprolaps mit Sphinktererhaltung unter Anwendung eines Staplers (peranale tubuläre Resektion) ist für die Auswahl des entsprechenden OPS-Kodes (in diesem Fall (KDE-463) entweder OPS 5-484.27 oder OPS 5-482.b0) die Länge der resezierten Rektummanschette ausschlaggebend.

Beträgt die Länge der resezierten Rektummanschette ≥ 4 cm, so ist der OPS-Kode 5-484.27 *Rektumresektion unter Sphinktererhaltung: Tubuläre Resektion unter Belassen des Paraproktiums: Peranal anzuwenden.*

Beträgt die Länge der resezierten Rektummanschette hingegen < 4 cm so ist der OPS-Kode 5-482.b0 *Peranale lokale Exzision und Destruktion von erkranktem Gewebe des Rektums: Vollwandexzision, mit Stapler, peranal: Zirkulär [Manschettenresektion]* zu kodieren.

KDE-545 (19.08.2020)

Frage:

Für die Berechnung der Aufwandspunkte im Rahmen der intensivmedizinischen Komplexbehandlung (8-980) werden für die „Neoplasie mit Metastase" täglich Punkte berücksichtigt. Gilt dies auch, wenn im Einzelfall Metastasen nach den Regelungen der DKR nicht zu kodieren sind?

Entscheidung:

Sind Metastasen gemäß den Deutschen Kodierrichtlinien entweder als Haupt- oder als Nebendiagnose zu kodieren, sind sie für die Ermittlung der SAPS-Punkte bei der Kodierung der intensivmedizinischen Komplexbehandlung unter der Kategorie *„Chronische Leiden, metastasierende Neoplasie"* entsprechend den *„Dokumentationsvorgaben zur Erfassung der Intensivmedizinischen Komplexbehandlung"* des BfArM zu berücksichtigen.

KDE-549 (16.12.2020)

Frage:

Ein Patient wird auf der Intensivstation von Beginn an diskontinuierlich (über Maske) nichtinvasiv stundenweise beatmet. Wie ist die Dauer der Beatmung zu berechnen?

Entscheidung:

Die Beatmung eines von Anbeginn an diskontinuierlich nichtinvasiv über Maske beatmeten, intensivmedizinisch versorgten Patienten richtet sich nach den Regelungen der jeweils gültigen DKR 1001 *Maschinelle Beatmung*. Diese schließen die Anrechnung von Zeiten mit Beatmung und beatmungsfreien Intervallen in dem dort geregelten Umfang mit ein.

KDE-558 (25.11.2020)

Frage:

Ist die tägliche Erfassung des Betriebs einer/s Extrakorporalen Membranoxygenierung (ECMO) / Extracorporal Life Support System (ECLS) als spezielle Intervention auf der Intensivstation im Rahmen der intensivmedizinischen Komplexbehandlung korrekt?

Entscheidung:

Die Extrakorporale Membranoxygenierung (ECMO) / Extracorporal Life Support System (ECLS) gehören zu den speziellen Interventionen auf der Intensivstation. Im Rahmen einer intensivmedizinischen Komplexbehandlung ist nur die Anlage der ECMO/ECLS bei der Ermittlung der diesbezüglichen Aufwandspunkte für den TISS zu berücksichtigen.

KDE-562 (11.11.2020)

Frage:

Eine strahlentherapeutische Behandlung bei Mammakarzinom erfolgt mit simultan integriertem Boost (SIB), d.h., dass der Drüsenkörper eine unterschiedliche Dosis während der Bestrahlung erhält, nämlich eine höhere im Boostgebiet. Die Patientin wird einmal gelagert, es wird nur eine unterschiedliche Dosisverteilung erzielt.
Vor Anwendung des SIB erfolgte die Boostbestrahlung klassischerweise im Anschluss an die Bestrahlung des primären Zielvolumens im Rahmen einer zweiten Strahlentherapeutischen Sitzung mit Umlagerung.
Wie ist die Bestrahlung mit SIB zu kodieren?

Entscheidung:

Gemäß OPS 8-52 *Strahlentherapie* ist jede Fraktion einer Strahlentherapie einzeln zu kodieren. Eine Fraktion umfasst alle Einstellungen und Bestrahlungsfelder für die Bestrahlung eines Zielvolumens. Ein Zielvolumen ist das Körpervolumen, welches ohne Patientenumlagerung oder Tischverschiebung über zweckmäßige Feldanordnungen erfasst und mit einer festgelegten Dosis nach einem bestimmten Dosiszeitmuster bestrahlt werden kann.

In dem vorliegenden Fall (KDE-562), in dem bei der Patientin mit Mammakarzinom während der strahlentherapeutischen Behandlung der Drüsenkörper mit simultan integriertem Boost (SIB) eine höhere Dosis im Boostgebiet erfährt, die Patientin für die eine Sitzung aber nur einmal gelagert wird und nur eine Dosisverteilung erzielt wird, ist der Boost in diesem Fall nicht gesondert zu kodieren, da der Aufwand pro Bestrahlungssitzung dem bei der Bestrahlung eines Zielvolumens entspricht.

KDE-584 (16.12.2020)

Frage:

Setzt ein Weaning eine Mindestdauer einer vorangegangenen Beatmung voraus?

Entscheidung:

Die Berücksichtigung des Weanings bei der Ermittlung der Gesamtbeatmungsdauer richtet sich nach den Regeln der jeweils gültigen DKR 1001 *Maschinelle Beatmung*. Diese schließen die Anrechnung von Zeiten mit Beatmung und beatmungsfreien Intervallen im Rahmen des Weanings in dem dort geregelten Umfang mit ein.

KDE-585 (25.11.2020)

Frage:

78-jährige Patientin kommt geplant zur Operation einer Aortenklappenstenose. Intraoperativ findet sich eine bikuspidale Aortenklappe mit Stenose.
Wie ist die Aortenklappenstenose in diesem Fall zu kodieren?

Entscheidung:

Bei der 78-jährigen Patientin (KDE-585), die zur geplanten Operation einer Aortenklappenstenose kommt und bei der erst intraoperativ eine bikuspidale Aortenklappe mit Stenose festgestellt wird, deren Vorhandensein nicht zu einer Änderung im geplanten Operationsablauf führt, ist der Kode I35.0 *Aortenklappenstenose* als Hauptdiagnose zu kodieren. Die bikuspidale Aortenklappe wird in diesem Fall nicht mit einem Kode aus Q23.- *Angeborene Fehlbildungen der Aorten- und der Mitralklappe* als Nebendiagnose kodiert.

KDE-586 (25.11.2020)

Frage:

Elektive stationäre Aufnahme zur geplanten Leistenhernien-Operation rechts. Intraoperativ Auftreten eines reanimationspflichtigen Herz-/Kreislaufversagens im Rahmen eines Myokardinfarktes (STEMI). Vorzeitiger Abbruch der Operation, notfallmäßige Durchführung einer Herzkatheteruntersuchung mit Stentimplantation und Aufnahme auf die Intensivstation. Welches ist der korrekte Aufnahmestatus bei der Berechnung für die Aufwandspunkte für die Intensivmedizinische Komplexbehandlung bei Erwachsenen?

Entscheidung:

Für die Berechnung der Aufwandspunkte für die intensivmedizinische Komplexbehandlung gilt für die Auswahl des korrekten Aufnahmestatus Folgendes:

Die Definitionen der Kategorien „geplant chirurgisch“, „nicht geplant chirurgisch“ und „medizinisch“ stellen nur auf den Zeithorizont zum Operationstermin ab. Eine nicht geplante chirurgische Aufnahme auf die Intensivstation liegt vor, wenn der Operationstermin erst in den letzten 24 Stunden geplant war oder postoperativ eine ungeplante Aufnahme auf Intensivstation erforderlich ist. Der OPS differenziert nicht nach den Gründen, die zur postoperativen Aufnahme auf die Intensivstation geführt haben. Demnach liegt in dem vorliegenden Fall (KDE-586) eine nicht geplante chirurgische Aufnahme vor.

KDE-588 (19.08.2020)

Frage:

Stationäre Aufnahme eines Patienten elektiv für drei Behandlungstage ausschließlich zur Kontrolle und Optimierung einer früher eingeleiteten noninvasiven häuslichen maschinellen Beatmung bei chronischer respiratorischer Insuffizienz.

Die Anpassung der maschinellen Beatmung erfolgt auf der Intensivstation.

Sind neben dem OPS

8-716.10 *Kontrolle oder Optimierung einer früher eingeleiteten nicht invasiven häuslichen maschinellen Beatmung*
auch die Beatmungsstunden zu erfassen?

Entscheidung:

Bei heimbeatmeten Patienten, die ausschließlich zur Kontrolle und Optimierung einer früher eingeleiteten noninvasiven häuslichen maschinellen Beatmung stationär behandelt werden, sind die Beatmungszeiten nur dann zu erfassen, wenn es sich im Einzelfall um einen „intensivmedizinisch versorgten Patienten" handelt. Die Definition der intensivmedizinischen Versorgung richtet sich nach der DKR 1001 *Maschinelle Beatmung*.

Der intensivmedizinisch versorgte Patient ist dort wie folgt definiert:

„Beatmungsstunden sind nur bei „intensivmedizinisch versorgten" Patienten zu kodieren, das heißt bei Patienten, bei denen die für das Leben notwendigen sogenannten vitalen oder elementaren Funktionen von Kreislauf, Atmung, Homöostase oder Stoffwechsel lebensgefährlich bedroht oder gestört sind und die mit dem Ziel behandelt, überwacht und gepflegt werden, diese Funktionen zu erhalten, wiederherzustellen oder zu ersetzen, um Zeit für die Behandlung des Grundleidens zu gewinnen. Das Grundleiden, das die intensivmedizinische Behandlung bedingt hat, muss in diesem Zusammenhang nicht mit der Hauptdiagnose identisch sein.
Diese intensivmedizinische Versorgung umfasst mindestens ein Monitoring von Atmung und Kreislauf und eine akute Behandlungsbereitschaft (ärztliche und pflegerische Interventionen zur Stabilisierung der Vitalfunktionen unmittelbar möglich)."

KDE-589 (15.10.2020)

Frage:

Aufnahme eines Patienten ins Krankenhaus nach schwerem Sturz. Nachweis einer Schmetterlingsfraktur des Beckens (nicht dislozierte Beckenringfraktur bds., d. h. Fraktur des Os ischii und des Os pubis, AO Klassifikation: A2).
Wie sind die Frakturen zu kodieren?

S32.89 *Fraktur der Lendenwirbelsäule und des Beckens, Sonstige und multiple Teile des Beckens*

oder

S32.81 *Fraktur der Lendenwirbelsäule und des Beckens, Os ischium* i.V.m.
S32.5 *Fraktur der Lendenwirbelsäule und des Beckens, Fraktur des Os pubis*

Entscheidung:

Es gelten die Regelungen der DKR 1911 Beispiel 1 und die Hinweise im Anhang B der DKR Version 2020.

SCHLAGWORTVERZEICHNIS

C

D

E

F

G

H

I

K

L

M

N

O

P

R

S

T

U

V

W

Z

SCHLÜSSELNUMMERVERZEICHNISSE

ICD-Kode-Index

OPS-Kode-Index

SAB-ENTSCHEIDUNGSVERZEICHNIS

Verzeichnis der Entscheidungen des Schlichtungsausschusses auf Bundesebene (SAB) zur Klärung strittiger Kodier- und Abrechnungsfragen nach § 19 KHG (Krankenhausfinanzierungsgesetz)

Notizen